ドクター・タカシナの
心臓病患者の
診察ガイドブック

髙階經和

インターメディカ

はじめに

　「鉄腕アトム」(故・手塚治虫作)が一世を風靡した頃、誰もそれは空想の話であると思っていた。手塚氏が大阪大学出身の医師であったことは周知の通りだが、私の兄「髙階經昭」と同級生でもあった。彼が学生時代に描いたノートの表紙には、1匹のウサギがインク壺にインクを付けようとペン先を入れたが、インクが壺から溢れ出てテーブルに広がっている有様が描かれていたのを今でも覚えている。彼の漫画に登場する動物たちや、晩年の作品「ブラック・ジャック」には、独特のヒューマニズムに溢れた優しさがあった。

　彼の漫画の世界に描かれていた夢のような話が現実となり、過去半世紀の間に一昔前では考えられなかったようなハイテク機器が次々に開発され、今ではそれがあたりまえであるかのように人々に受け入れられている。1950年代初頭に放送を開始したNHKテレビに続き、民間放送テレビが次々と参入し、過去半世紀の間に放送技術は長足の進歩を遂げた。また通信手段も、パソコン(PC)を使ったホームページやe-メール、デジタル・カメラや、携帯電話に代表される新しい情報伝達技術により、個人や団体に関する文字や映像の情報を一瞬にしてオンラインで世界中に送ることができるようになり、日常生活のあらゆる分野におけるハイテク技術の応用が、人々の思考過程や生活をも大きく変えた。

　現在、このハイテク技術を応用した電子機器はあらゆる企業において使われている。医療分野においても、全国の大学病院など大病院で電子カルテをはじめ、各疾患に対する臨床診断にエコー図検査やCTスキャン(コンピュータ断層撮影法)、MRI(磁気共鳴画像)、PET(ポジトロン・エミッション断層法)、ヘリカルCTによる立体的画像診断法などが取り入れられている。
　その結果、わずかな症状のある患者に対しても、ハイテク機器を確定診断目的に使うことがあたりまえだと考える、いわゆる「ハイテク依存症」と呼ばれる医師が増えてきたことは残念だ。
　臨床心臓病学の分野においてもしかりである。私はこれらのハイテク技術を決して軽視しているわけではないが、綿密な診察を行う前に高価なハイテク検査を先行させることが、はたして正しいかどうかについて、大いに疑問をもっている。

　一般人の常として、設備の整った医療機関のほうが開業医よりも診療内容がよいと考えている向きがある。しかし、医療レベルの優劣は建物や器械ではなく、そこに働く医師や医療関係者のレベルによって評価されるべきものである。ハイテク診断装置により患者の診断を的確につけることも大切だが、医療はあくまでも患者である人間を対象にしたものであることを忘れてはならない。
　「医患共尊」とは、私が1972年に提唱した医療理念であるが、常に医師は社会人の一人として患者と対等の立場でお互いに尊敬の念を払い、対応すべきであると考えている。アメリカ医師会は「全ての職業は社会に対するサービスであり、医師もまたその職業の一つである」と

いう医療理念をもち社会のために貢献しているが、私もまさにその通りだと思っている。

　1970年代頃まで臨床の現場では、医師が患者に対して病歴を詳しく聴取し、身体診察を行い、胸部レントゲン検査、心電図検査、時には血液化学検査などを行い、そして最後に必要な特殊検査を行うことが順序であった。だが前述したように、今では簡単な問診の後、当時は特殊検査と考えられていた画像診断法、CTスキャンやMRIなどによって得られた結果を、ドクターは卓上にある電子カルテのコンピュータ画面を見ながらデータを出入力し、患者の話を聞く。そのため患者とのアイ・コンタクト（視線を合わせること）がほとんどない。患者も、何とか自分の症状を訴えたい気持ちをドクターに伝えることができない。患者は不愉快なもどかしさを感じている。

　それに加えて多くのドクターたちが、これらの画像診断やハイテクを駆使した検査法の結果を見ることが先決だとの認識から、患者の綿密なベッドサイド診察を行うことを軽視するか、もしくは無視してしまうという、本末転倒の現象が起きている。これでは、医療現場での人間的なコミュニケーションは存在しない。残念ながら、この現象は臨床医学の先進国であるアメリカでも起こっている。最近、このことがあまり話題にならなくなったのは、恐らく慣れの現象が患者側にも起こったからではないだろうか。

　これら臨床における矛盾点について機会あるごとに話していたところ、インターメディカ社の赤土正幸社長から私に、「医学教育に携わってこられた経験から、先生の心臓病患者の診察法や、今後の臨床医学教育のあり方について書いていただけませんか」との申し出をいただいた。

　私は一人の臨床心臓病医として54年間に経験した数々の出来事や問題を振り返り、常に感じていることや、今後の臨床教育における提言を行ってみようと思う。私が臨床心臓病医として歩んだ様々な道程や、診察のノウハウを披露することが読者の方々へのガイドとなり、少しでも本書がこれから医師になろうとしている方々や、大学や研修病院で研修医として研鑽しておられる方々、また臨床教育指導に携わっておられる方々の参考になればと思っている。

　本書は、どの章から読んでいただいてもよい。「第5章 ベッドサイド診察法の実践」では、実際にベッドサイドで患者を診察する臨床手技をDVDの中で解説している。読者の方々は本書を読みながら、またDVDを参考にすれば心臓病患者の診察手技が自然と身についてくることだろう。

2008年8月

髙階經和

ドクター・タカシナの 心臓病患者の診察ガイドブック
CONTENTS

はじめに ……………………………………………………………………………… 2

第1章 私が歩んだ半世紀の道
My cardiology in a half century

臨床医とは、「3つの言葉」を理解する一人の社会人 …………………………… 10
患者をよく見る、観察することから、全てが始まる ……………………………… 12
観察する時、いちばん嘘をつかない情報とは? …………………………………… 15
なぜ、あなたは医師の道を選んだのか? …………………………………………… 17
ドクターは、ベッドサイド教育で育まれる ………………………………………… 20
心臓病患者シミュレータ「イチロー君」の誕生 …………………………………… 23

第2章 心臓病患者にどうアプローチすればよいか
How to approach to your cardiology patients?

医療面接は、「日常語」と「身体語」によるコミュニケーション ……………… 28
病歴聴取のアプローチは、問診票から始まる ……………………………………… 29
医療面接は、どのように進めたらよいのだろう? ………………………………… 31
① 患者への挨拶　　　⑥ 共感する　　　　　　⑪ 性生活歴
② 質問の開始　　　　⑦ 症状に直面させる　　⑫ 心臓症状に関する質問
③ 話を円滑にする　　⑧ 患者の気持ちを察する ⑬ 過去歴および家族歴
④ 話の反復　　　　　⑨ 1度に1つずつ質問する
⑤ 話を明確にする　　⑩ 心理・社会的病歴

系統歴により、聞き落としを防ぐことができる …………………………………… 41
① 皮膚　　　⑤ 眼　　　⑨ 頸部　　　⑬ 消化器系　⑰ 神経系
② アレルギー ⑥ 耳　　　⑩ 乳房　　　⑭ 泌尿器　　⑱ 筋肉系
③ リンパ腺　 ⑦ 鼻　　　⑪ 呼吸器系　⑮ 生殖器　　⑲ 質問の終了
④ 頭部　　　⑧ 口　　　⑫ 心臓循環系 ⑯ 性病

第3章 心臓発作を起こした男性の症例
A case of man who developed a heart attack

患者の記述から、詳細な病歴を見ていこう ………………………………………… 52
Y.M.氏の症例で、POSによる診療録を書いてみよう ……………………………… 56
① 基礎データ　　　　　　　　　③ 初期計画(初回の入院に関するもの)　⑤ 総括
② 問題リスト(初回の入院に関するもの)　④ 臨床経過

第4章 臨床教育で指導医が心がけるべきこと
To be a good medical teacher in clinical education

臨床教育で、医療面接を指導するには? …………………………………………… 64
① 医療面接のVTR記録　② 模擬患者の活用
指導医が、臨床実習で心がけるべきことは? ……………………………………… 67
① 学生の学習状況を見る　② よい教育環境を提供する　③ 研修医の姿勢と指導医の態度

指導医には、教育能力を高める研鑽が必要 …… 70
優秀な臨床指導医の資質とは、何だろう? …… 71
臨床教育は、どのように実施すればよいのか? …… 72
① 教育プランを立てる　② 臨床教育をどこで行うか　③ 学生にも準備させる

臨床実習は、患者の問題解決に重きをおく …… 78
① 教育内容には十分な準備が必要　③ 指導医の立場を明らかにする
② 学生中心学習の導入　④ 臨床問題解決をどう実践するか

これからの臨床教育は、どうあるべきか? …… 81
実践的臨床教育のための様々なテクニック …… 82
① 医療機器の使用法を指導　③ シミュレーション学習法
② コンピュータ利用学習法　④ 新しい教育プログラムを始めるにあたって

第5章 ベッドサイド診察法の実践
Practice of bedside physical examination

心臓病学の基本は、一心周期における心臓の血行動態 …… 88
① 一心周期における左心系の血行動態を理解しよう
② 一心周期における右心系の血行動態を理解しよう

どのような順序で、患者を診たらよいだろう? …… 94
① 苦痛のサイン(外観)…心不全や冠疾患の可能性　⑧ 顔面・頸部…先天性心疾患やホルモン分泌異常の可能性
② 血圧…心機能異常の可能性
③ 脈拍…心機能異常の可能性　⑨ 胸部の視診
④ 呼吸…心肺不全の可能性　⑩ 頸静脈の視診…右心不全の可能性
⑤ 意識…ショック状態や脳血管系に異常の可能性　⑪ 心尖拍動の触診…左室拡張・右室肥大の可能性
⑥ 皮膚の色…心不全や先天性心疾患の可能性
⑦ 体格…先天性心疾患の可能性

胸部の視診は、何をどのように見たらよいのか? …… 97
① 胸郭の変形の有無　② 心臓の解剖学的位置　③ 心尖拍動の変化　④ 胸郭の呼吸性変動

頸静脈の視診は、ポケットライトを当てて行う …… 99
頸動脈拍動は、左心系の血行動態の変化を表している …… 102
① 正常拍動　② 大動脈弁閉鎖不全　③ 大動脈弁下部狭窄　④ 大動脈弁狭窄　⑤ 左室機能低下

全身の動脈拍動を触知する際のポイント …… 103
① 脈拍数　④ 脈拍の左右差と上下肢の差　⑦ 動脈の硬さと走行
② 不整脈の有無　⑤ 二峰性脈
③ 脈拍の大きさと立ち上がりの速さ　⑥ 交互脈

心尖拍動は、仰臥位では触れないのが正常である …… 105
頸動脈拍動と心尖拍動を同時に触れる …… 108
頸動脈と橈骨動脈の拍動を同時に触れる …… 109
血圧の測定 …… 110
胸壁の触診 …… 111
聴診は、ベッドサイドにおける最も大切な臨床手技 …… 112
① 頸動脈の聴診　④ 三尖弁部位の聴診　⑦ 種々の体位による聴診
② 大動脈弁部位の聴診　⑤ 僧帽弁部位の聴診　⑧ 背部の聴診
③ 肺動脈弁部位の聴診　⑥ 側臥位による聴診　⑨ 眼底検査

第6章 各心疾患患者に対するベッドサイド診察
Bedside physical examination to cardiology patients with heart disease

視診・触診の後、聴診を行う習慣を身につける ･････････････････････････ 122
　① 視診を行う　② 触診を行う　③ 聴診を行う

- **A-1** S2分裂(−)：S2分裂のない症例 ････････････････････････････････ 124
- **A-2** S1分裂(+)：S1分裂のある症例 ････････････････････････････････ 126
- **A-3** S2分裂(+)：S2に呼吸性分裂のある症例 ･･････････････････････････ 128
- **A-4** S2異常分裂：S2に異常分裂のある症例 ････････････････････････････ 130
- **A-5** S3：S3ギャロップが聴かれる症例 ･･････････････････････････････ 132
- **A-6** S4：S4ギャロップが聴かれる症例 ･･････････････････････････････ 134
- **A-7** 肺動脈駆出音：肺動脈駆出音が聴かれる症例 ･････････････････････ 136
- **A-8** S3・S4ギャロップ：S3・S4ギャロップ音が聴かれる症例 ････････････ 138
- **A-9** クリック音：収縮中期クリック音の聴かれる症例 ･････････････････ 140
- **A-10** 無害性雑音：無害性雑音の聴かれる症例 ･････････････････････････ 142
- **B-1** 大動脈弁狭窄(AS)：大動脈弁部位に駆出性雑音の聴かれる症例 ･････ 144
- **B-2** 僧帽弁閉鎖不全(MR)：全収縮期逆流性雑音の聴かれる症例(1) ･････ 146
- **B-3** 三尖弁閉鎖不全(TR)：全収縮期逆流性雑音の聴かれる症例(2) ･････ 148
- **B-4** 僧帽弁狭窄(MS)：拡張中期ランブル雑音が聴かれる症例 ･･･････････ 150
- **B-5** 大動脈弁閉鎖不全(AR)：拡張早期逆流性雑音の聴かれる症例 ･･･････ 152
- **B-6** 大動脈弁下部狭窄(HCM)：三尖弁部位に収縮中期駆出性雑音の聴かれる症例 ･･･ 154
- **B-7** 肺動脈弁狭窄(PS)：肺動脈弁部位に収縮中期雑音の聴かれる症例 ･･･ 156
- **B-8** 僧帽弁狭窄閉鎖不全(MSR)：収縮期・拡張期に心雑音の聴かれる症例 ･･ 158
- **B-9** 心房中隔欠損(ASD)：肺動脈弁部位にS2の固定性分裂が聴かれる症例 ･ 160
- **B-10** 心室中隔欠損(VSD)：傍胸骨縁で、スリルと共に全収縮期雑音の聴かれる症例 ･ 162
- **B-11** 急性僧帽弁閉鎖不全(AMR)：心尖部で急に、全収縮期逆流性雑音が聴かれた症例 ･ 164
- **B-12** 動脈管開存(PDA)：肺動脈弁部位にスリルを触れる症例 ････････････ 166
- **B-13** 僧帽弁逸脱(MVP)：心尖部に、収縮中期クリック音と収縮後期雑音が聴かれる症例 ･ 168
- **B-14** 拡張型心筋症(DCM)：心拡大と全収縮期逆流性雑音とS3、S4を伴う症例 ･･･ 170

第7章 不整脈のマネージメント
Management of cardiac arrhythmia

外来患者の不整脈807例の解析結果を紹介しよう ･････････････････････ 174
　① 不整脈の定義・概念　③ 不整脈の管理・治療　⑤ 経過・予後
　② 不整脈の診断　　　　④ マネージメント　　　⑥ 患者・家族への説明のポイント

おわりに ･･ 182
参考文献 ･･ 183

付録DVD「ベッドサイド診察法」
CONTENTS

―― ベッドサイド診察法の実施 ――
- 視診：胸壁、頸静脈
- 触診：頸動脈、橈骨動脈、正中動脈、心尖拍動
- 聴診：頸動脈、大動脈弁、肺動脈弁、三尖弁、心尖部と眼底検査

―― 心音擬似法による聴診の解説 ――
- 臨床の診察について
- 心音発生のメカニズム
- 聴診器とI音、II音の説明

健常者に聴かれる心音変化と心雑音
（カーディオフォネティックス：心音擬似法）

- **A-1** S2分裂のない症例
- **A-2** S1分裂のある症例
- **A-3** S2に呼吸性分裂のある症例
- **A-4** S2に異常分裂のある症例
- **A-5** S3ギャロップが聴かれる症例
- **A-6** S4ギャロップが聴かれる症例
- **A-7** 肺動脈駆出音が聴かれる症例
- **A-8** S3・S4ギャロップ音が聴かれる症例
- **A-9** 収縮中期クリック音の聴かれる症例
- **A-10** 無害性雑音の聴かれる症例

心疾患患者に聴かれる心雑音
（カーディオフォネティックス：心音擬似法）

- **B-1** 大動脈弁部位に駆出性雑音の聴かれる症例
- **B-2** 全収縮期逆流性雑音の聴かれる症例（1）
- **B-3** 全収縮期逆流性雑音の聴かれる症例（2）
- **B-4** 拡張中期ランブル雑音が聴かれる症例
- **B-5** 拡張早期逆流性雑音の聴かれる症例
- **B-6** 三尖弁部位に収縮中期駆出性雑音の聴かれる症例
- **B-7** 肺動脈弁部位に収縮中期雑音の聴かれる症例
- **B-8** 収縮期・拡張期に心雑音の聴かれる症例
- **B-9** 肺動脈弁部位にS2の固定性分裂が聴かれる症例
- **B-10** 傍胸骨縁で、スリルと共に全収縮期雑音の聴かれる症例
- **B-11** 心尖部で急に、全収縮期逆流性雑音が聴かれた症例
- **B-12** 肺動脈弁部位にスリルを触れる症例
- **B-13** 心尖部に、収縮中期クリック音と収縮後期雑音が聴かれる症例
- **B-14** 心拡大と全収縮期逆流性雑音とS3、S4を伴う症例

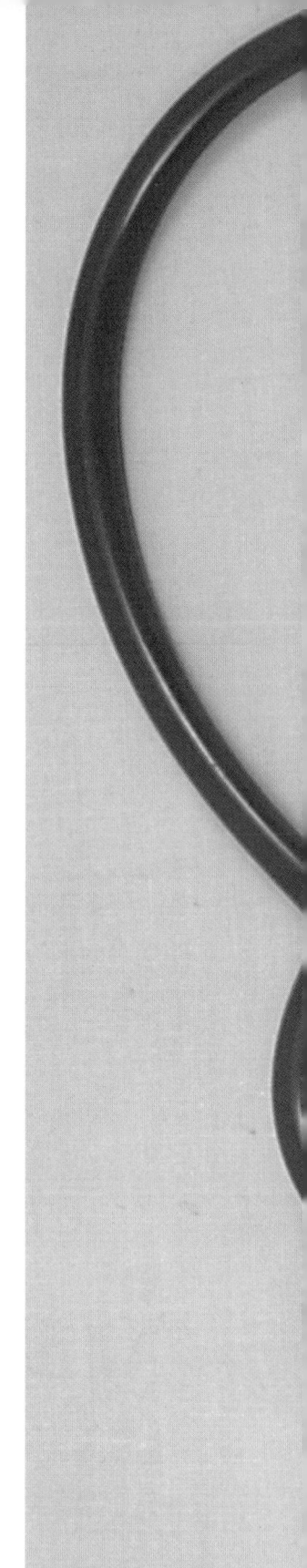

私が創った花梨（かりん）の木彫り聴診器です。

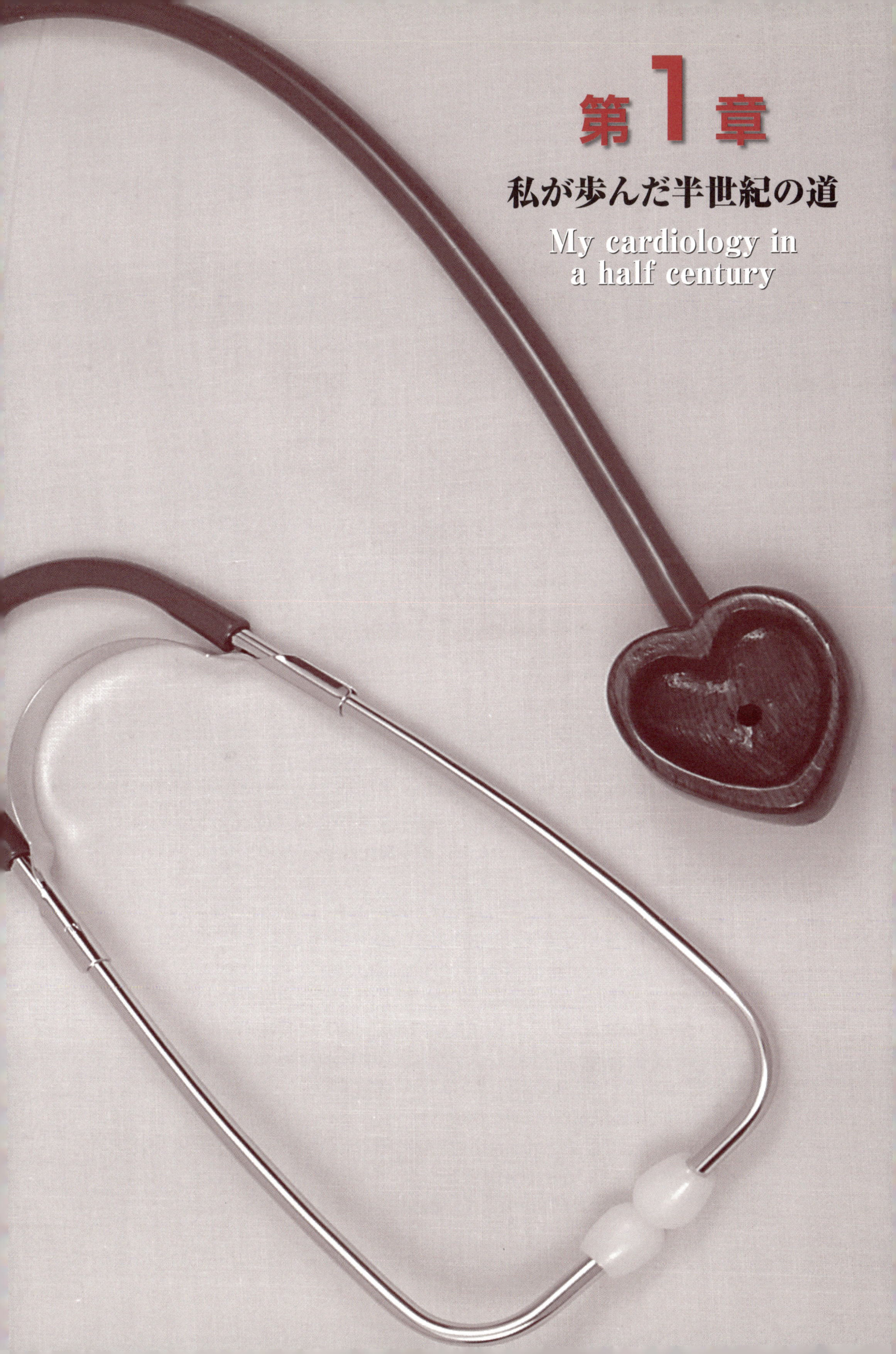

第1章
私が歩んだ半世紀の道
My cardiology in a half century

第1章

私が歩んだ半世紀の道
My cardiology in a half century

臨床医とは、「3つの言葉」を理解する一人の社会人

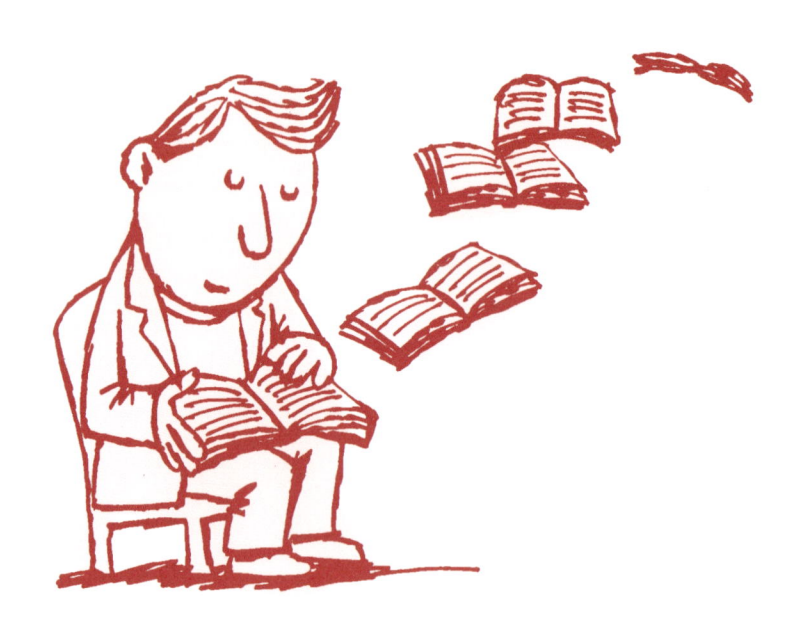

　私が臨床心臓病学を専攻するようになったのは1954年、インターンとして、当時大阪にあった米国陸軍病院で、Dr. Thomas N. Jamesの臨床医としての卓越した技量に魅せられたことに始まる。その後、1958年から4年間、アメリカ・ルイジアナ州のニューオーリンズ市にあるチュレーン大学医学部内科（The Tulane University School of Medicine）に留学した。主任教授のジョージ・バーチ教授（Prof. George E. Burch）は、熱心なカトリック信者であり、人間的にも包容力のある人物であったが、彼はまた世界的にも卓越した臨床心臓病学の権威であった。

　バーチ教授は、大学病院における診療・教育・研究のほか、心電図学の権威として全米の医学生や若いドクターたちのために書かれた「心臓病学入門」（A Primer of Cardiology）、「心電図学入門」（A Primer of Electrocardiography）、「空間ベクトル心電図学」（Spacial Vectorcardiography）など、多くの教科書を出版し、国際的な循環器学専門雑誌である「Journal of American Cardiology」の編集者（editor）として活躍していた。これらの教科書を読み、また"人間バーチ"に触れたことが、私を臨床心臓病学の道へと進ませたといって過言ではない。

　私が1962年に帰国した時に耳にしたことは、アメリカに留学した結果、素晴らしい臨床経験や教育技法を身につけ、臨床医学教育に役立てようとしていた若

い医師たちの希望を、日本の大学医学部は容易に受け入れようとしないという噂であった。そんな雰囲気の中に自分をおくことは、私自身が経験してきた臨床医学教育の方向を変えてしまうことになると考え、あえて大学の内科医局に戻ろうとはしなかった。

当時の大学医学部は、依然として保守的で権威主義的な医師たちが実権を握っていたため、研究実績よりも臨床経験を重んじるアメリカ流の医学教育を容易に受け入れる雰囲気ではなかったし、いまだにその傾向が残っていることは残念なことだ。

臨床医とは、自らが社会人の一人として患者と対等に話ができる医師であることが前提となる。また、臨床における「3つの言葉」を理解できる医師のことをいう。

その第一は「日常語」(spoken language)であり、主訴や現病歴、過去歴、家族歴、どんな日常生活を送っているか、また酒やタバコなどの嗜好品などについても、患者のプロフィールを詳しく聞き出していく日常会話である。

第二は「身体語」(body language)であり、胸痛や腹痛のために顔をゆがめる表情や顔色、皮膚の色、呼吸の状態、胸や腹部を押さえるしぐさなど、患者の示すジェスチャーである。

そして第三は「臓器語」(organ language)であり、臓器が語りかける言葉、すなわち心音・心雑音を聴き、心臓の訴えを聞く技術である。

心臓の発する電気生理的言語「臓器語」を記録したものが心電図である。私は、現在に至るまで数冊の心電図に関する本を書いたが、心電図は現在でも重要な診断技術の一つである。近年、さらに心エコー図、CTスキャン、MRI、PETスキャンなどの画像診断法が導入されてはきたが、これは診察法としては最終段階にくるべきものである。

臨床医とは、「日常語」「身体語」「臓器語」という3つの言葉を理解し、診断へ結びつける人間性豊かな医師のことを指すのである。残念ながら、多くの大学医学部では、臨床医である前に「一人の社会人」として患者と対等に話すべき常識的訓練が行われていない。ハイテク技術に興味を示す若い医学生や医師たちに「臓器語」を理解させようとするあまり、「臨床医」としてではなく「医療技術者」を育てている傾向がある。

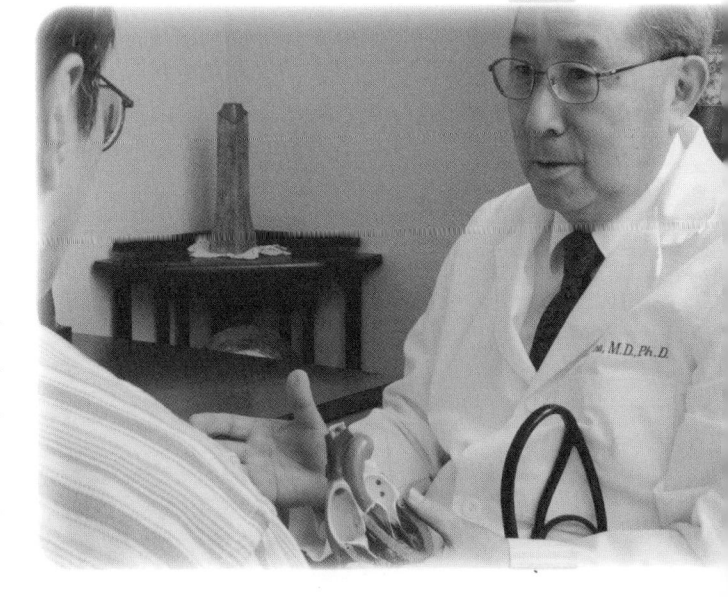

第1章

私が歩んだ半世紀の道
My cardiology in a half century

患者をよく見る、観察することから、全てが始まる

さて一般論として考えてみたいのは、私たちは初対面の人に対して、どれだけコミュニケーションが図れるだろうかということである。

最近、「人は見た目が9割」（竹内一郎著・新潮新書）という本の中に興味のある文章を発見した。アメリカの心理学者アルバート・マレービアンは、人が他人から受け取る情報（感情や態度など）の割合について観察実験を試みたが、言葉によるコミュニケーションは7％に過ぎないという意外な結果となった。

話し言葉の内容
7％

顔の表情
55％

声の質（高低）、大きさ、テンポ
38％

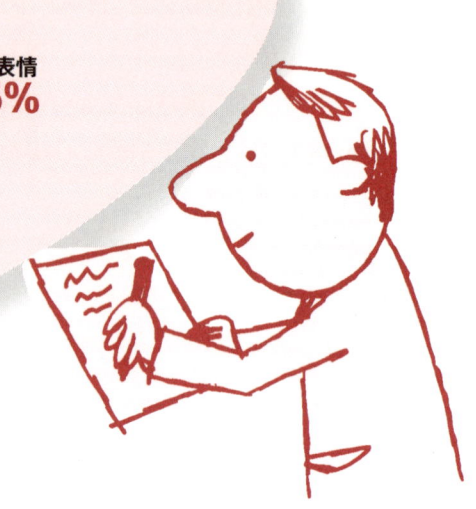

なぜ、話し言葉が通じないのか？　世界中で声高によく喋るアメリカ人は自分の話を主張し、相手の話を聞かない対立（confrontation）姿勢のため、そうなったのであろう。

一般に人が他人から情報を得る場合と、医師が患者から情報を得る場合では、病気の原因を探り出そうという姿勢に違いはある。しかし、マレービアンの観察結果は非常に興味深い。実はこの実験結果が、医療面接の際の「視診」にも当てはまるからである。

顔の表情や声の質などの93％がルックス（身体語＝視診）によって得られる非言語コミュニケーションであり、わずかに7％が言語（日常語＝問診）によるものだと知らされて驚いた。これは上に述べたアメリカ人の気質がそうさせたのかもしれないし、日本人の場合に当てはまるかどうかは疑問だが、「目は口ほど

にものを言う」ということわざがあるくらいだから、案外マレービアンの観察結果は当たっていると私は思った。

　かつて、コナン・ドイルが名作「シャーロック・ホームズ」をシリーズで書いたことは周知の通りである。その処女作「緋色の研究」の中で、ホームズが友人の医師であり助手であるワトソンに、自分が諮問探偵であることを打ち明ける有名なシーンがある。私が覚えている範囲では、次のようなものであった。
「初学者は、これら至難の業たる精神的方面の研究に入るに先立ち、まず初歩の問題から習熟すべきである。かかる習練はばかばかしく見えるかも知れぬが、一面、これにより観察力を鋭敏にし、またいずこに目をそそぎ、何物を探りみるべきかを教えるものである。指の爪、服の袖、靴、ズボンの膝頭、示指、拇指などの胼胝、表情、カフス、これらのものはいずれの一つをとっても、それぞれの人物の職業を明示してくれる。これらのものを全て総合するときは、必ず何らか啓発されるものであることを、筆者は固く信じて疑わない。」
「なんという戯言だ！」
とワトソンは、その雑誌でテーブルをぴしゃりと叩きながら叫んだ。
「こんなくだらない記事を読んだことがない。」(中略)
「その記事なら私が書いたんだけれど。」
とホームズが答える。
「君が?」
とワトソン。(中略)
そしてホームズは、友人であり、助手でもあるワトソンに向かって言う。
「これが推理分析だ。」

　ホームズが語るこの一節を、W・ハーストとJ.シルバーマン (Willis Hurst & J. Silverman) が、1968年のアメリカン・ジャーナル・カーディオロジー (American J. Cardio) に「手と心臓」という論文に掲載し、その冒頭で引用していた。彼らは「医師も患者を診るうえでは探偵のような観察眼が必要である。」と述べている。私が大学時代に、ある教授が、「医師は患者が診察室に入ってきた時から診察を始め、患者が自分の前の椅子に座った時に診断がついている」と話していたことを思い出す。臨床医にはドクター・ハーストたちが言うまでもなく、患者を観察する視診において探偵のような眼が必要なのである。

　実は、その2年前の1966年に私は、「心疾患における掌紋学」と題する論文をアメリカ医師会雑誌 (The Journal of the American Medical Association=JAMA) に発表した。それは先天性心疾患では掌紋の「軸三角」の変化の発生率が、後天性心疾患に比べて3倍の頻度で見られることを

報告したものである。もし患者に心雑音が聴かれ、先天性心疾患の疑いのあるときは掌紋を一目すれば、判定ができると私は報告した。胎生期の3か月までに母体が風疹にかかった場合には、半数以上の胎児に心房中隔欠損が起こることはよく知られているが、その場合にも掌紋の「軸三角」に変化が起こる**(図1)**。

　心臓の中胚葉形成不全による変化が体表面に変化を起こすのだが、これが「身体語」なのである。このように患者の診察には、綿密な観察眼を必要とするが、心臓病に限らず、内分泌疾患や神経系疾患などではほとんど病巣を特定できるほどの所見が身体に現れてくるのだ。このように臨床における「3つの言葉」を十分に理解することが、先ほども述べたように臨床に携わる者にとって大切なのである。

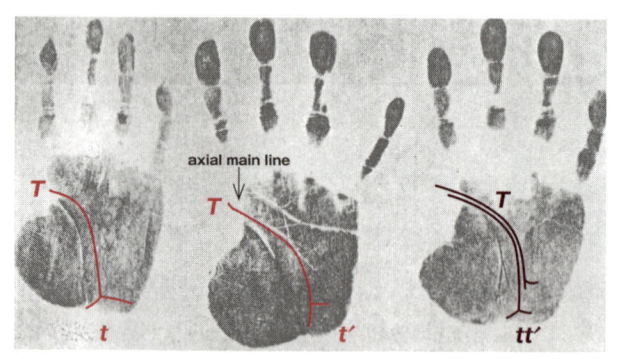

図1　掌紋：左と中央は正常の日本人の掌紋を示しており、軸三角の位置がtとt'である。右は24歳の男性で先天性心疾患があり、軸三角はtt'の位置にある。

COLUMN

ある日、全身の脱力感に襲われた64歳の婦人が来院した

　最近、私が経験した患者である64歳の婦人は突然全身の脱力感に襲われ、顔面が腫れ上がってきた。そして、心拍数が120回/分となった。某病院で診察を受けたが、診断がつかず私のクリニックに紹介されて来られた。診察室の椅子に座ってもらったが、一見して外頸静脈が怒張し、しかも収縮期に一致して頸静脈が虚脱していることがわかった。

　仰臥位で、ペンライトの光を内頸静脈の拍動部位に当ててみると、典型的な静脈拍動の異常をみることができた。さらに胸部の触診を行い、前傾位で前心臓部を聴診すると、収縮期・拡張期に一致して、明らかにⅢ音・Ⅳ音、収縮中期に一致した心膜摩擦音が聴取でき、すぐに「心膜水腫」であると判断できた。

　その結果、心エコー図をとってみると、明らかに心膜水腫を証明することができたのである。これは患者の訴える「日常語」と「身体語」と、そして「臓器語」から直ちに診断できた症例であった。

観察する時、いちばん嘘をつかない情報とは？

第1章
私が歩んだ半世紀の道
My cardiology in a half century

　さて先ほど、心理学者アルバート・マレービアンが、観察によって他人から受け取る情報について、外見（身体語）による情報が55％であることを指摘したが、この実験結果とは別にデズモンド・モリスは、「マンウォッチング」の中で人の動作の信頼尺度という興味ある基準を作っている。

　もちろん、この観察は健康者であることが前提だが、興味深いのは他人から受け取る情報の中で「いちばん嘘を言わないのは何か」ということである。モリスによれば、人間の動作を信頼できる順に並べると以下のようになる。

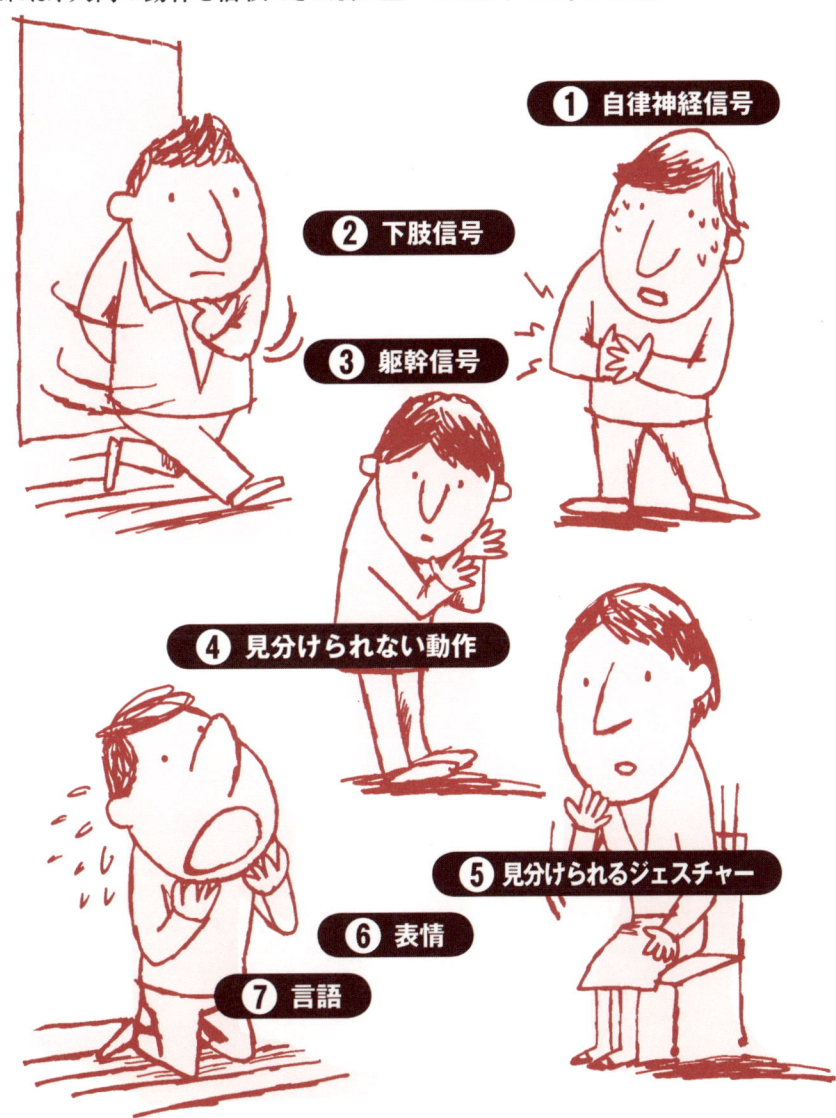

❶ 自律神経信号
❷ 下肢信号
❸ 躯幹信号
❹ 見分けられない動作
❺ 見分けられるジェスチャー
❻ 表情
❼ 言語

❶ 自律神経信号というのは、言うまでもなく交感神経緊張によって脈拍数が増加したり、血圧が上昇したりすることである。もちろん、全身に発汗する場合もある。これは容易にコントロールされるものでなく、最も信頼のおけるものである。これを利用したのが警察で犯人の取り調べに使う嘘発見器である。誰もが経験した面接試験前の緊張もそれであろう。

❷ 次に、下肢が緊張によって小刻みに震えたり、じっと一定の位置を維持できなくなるのも、信頼できる所見である。むやみに部屋の中を歩き回るのはその表れである。

❸ 背筋を真っ直ぐに伸ばしているのは、尊大な態度にも取れる。逆に肩を落としてうつむき加減になっていれば自信のない証拠であるが、絶対にそうだとは言えない。

❹ じっと手を組んで座っていても、何となく指先が動いている場合は精神的に落ち着きがない場合である。口頭試問の時に多くの方々が経験したことだろう。これも演技的に行えるので信頼度は薄くなる。

❺ 椅子に座っていても絶えず、落ち着きがなく、立ったり座ったりするのは、明らかに精神的に不安定な状態を表しているが、意識的に変えられる。

❻ 顔の表情は「身体語」であり、病気で熱のある場合には、顔面も赤くなり、痛みのある場合は、苦痛の表情を示す。しかし、表情は訓練によって平静を保つこともできるので、あまり信頼できない。俳優などは絶えず別の人間になりきる訓練をしている。

❼ 最後に、最も信頼のできないのは言語であり、近頃、テレビでも報道されているように平然と嘘をつく人間がいる。これは「日常語」ではあるが、警察の取り調べでもやすやすと警察官をだます犯人がいるし、臨床の現場では、患者によってはかなり実際の所見よりもオーバーに訴える人がいる。まれに「麻薬患者」や、保険金詐欺目当てで医師に診断書を要求する患者もいるので注意が必要だ。

こうしてみると、日常診療ではいったい何を信頼すればよいのかと思われるかもしれないが、これはモリスの健康人に対する「マンウォッチング」の結果であって、患者の観察ではない。しかし、毎日の日常生活においても、かなり身体所見の変化や異常サインのある人を発見し驚くことがある。まして、病院を訪れる患者に対して、医師は病気の徴候やサインである「身体語」や「臓器語」を見逃してはならない。臨床現場における患者の観察には、シャーロック・ホームズ探偵のような推理分析の能力が必要になることは言うまでもない。

第1章

私が歩んだ半世紀の道
My cardiology in a half century

なぜ、あなたは医師の道を選んだのか？

　医師になろうとしている学生たちに「なぜ、あなたは医師の道を選んだのか?」と聞いてみると、おそらく次の返事が返ってくる。「病める人々を助けるために私は医師になろうと決心しました」という平均的な答えである。
　しかし、ひょっとするとモリスが述べている人間の信頼尺度とは、意外に口頭試問で試験官が医師を目指す若者の人物評価をするうえで、重要な役割を果たしているかもしれない。

　現在でも高校生が進路を決める基準として、全国大学入試センター試験で高得点を取得し、偏差値の高い生徒が、先生や親たち、あるいは先輩に励まされて、自分では確たる信念もないままに「将来、医師になれば社会的にも信頼される地位に立って生活することができるだろう」と考え、大学医学部に進んでくるのではないだろうか？
　アメリカの例が全てよいわけではないが、私が知る限りでは、全米の各大学医学部や医科大学へ進学するためには、理科系・文科系を問わず4年制の大学を卒業していなければ入学資格はない。また一般社会人であっても、大学入試の資格がある。

　現在、私がいつも自主自戒の言葉として自分に言い聞かせていることがある。それは、次の8つの言葉である。

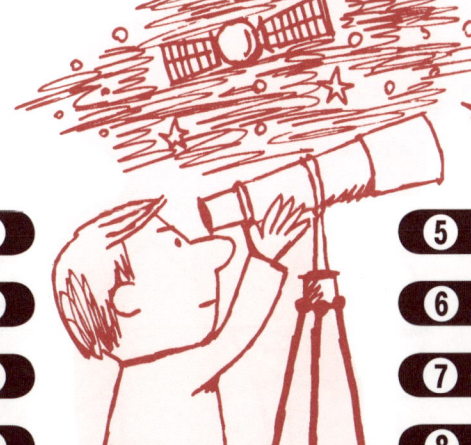

- ① 活動的であること (be active)
- ② 忍耐強くあること (be patient)
- ③ 思慮深くあること (be thoughtful)
- ④ 正直であること (be honest)
- ⑤ 謙虚であること (be humble)
- ⑥ 協調性をもつこと (be cooperative)
- ⑦ 時間に正確であること (be punctual)
- ⑧ 国際的であること (be international)

今や日本は好むと好まざるにかかわらず、政治、経済、文化、学問などの分野で国際交流が行われ、またロボット技術では世界第1位の国となった。IT技術により世界化が進んでいる今日では、従来の習慣を守り、前例のないことには手を出さないという保守的な考え方は最早通用しなくなっている。日本人の中にはいまだに旧来の弊習を守ろうとしている人もいるにはいるが、これはまさに時代遅れといわざるを得ないだろう。

　私は先に述べた通り、医師になる資質とは「社会人」としての良識を持っていることに尽きると考える。それは医療の現場では、患者に対する診断や治療のみならず、まず社会人として医療者間のコミュニケーションを十分に図る能力が要求される。そして様々な事態に直面しても、冷静に素早く判断を下す能力も必要となってくる。

　確かに医療の最前線で日夜過酷な勤務についているのは、大病院の「救急救命室」（ER=emergency room）に勤務する医師や看護師、そして医療チームである。しかし、災害ばかりではなく、事故の現場にいあわせた場合は、いかなる医師も迅速に対応しなければならない。半世紀前に留学した際にも、大学や研修病院の内科・外科にかかわらず、レジデントの最初の研修が「救急救命室」から始まったことを今でも鮮明に覚えている。

　救急現場では、患者と「日常語」で話す余裕はない。意識の確認、呼吸や心拍の有無、体温や発汗、外傷の有無、緊急血液検査の結果によって直ちに輸血や輸液が必要かどうかの判断をしなければならない。まさに「身体語」と「臓器語」の世界である。

　そのためには、患者の生命徴候「バイタルサイン」（vital sign）を的確に把握する訓練が必要となるのだ。患者の生命を救うため、一刻の猶予も許されない血みどろの救急医療は、まさに戦場だ。

　レジデントが救急医療現場に嫌々ながら加わっているようでは、ドクターの資格はない。このような訓練を経て初めて、レジデントとしての第一歩を踏み出したことになるのだ。患者の命を救うために自らの命の危険をも顧みず、医療を行う姿勢と資質が医師には求められているのだ。

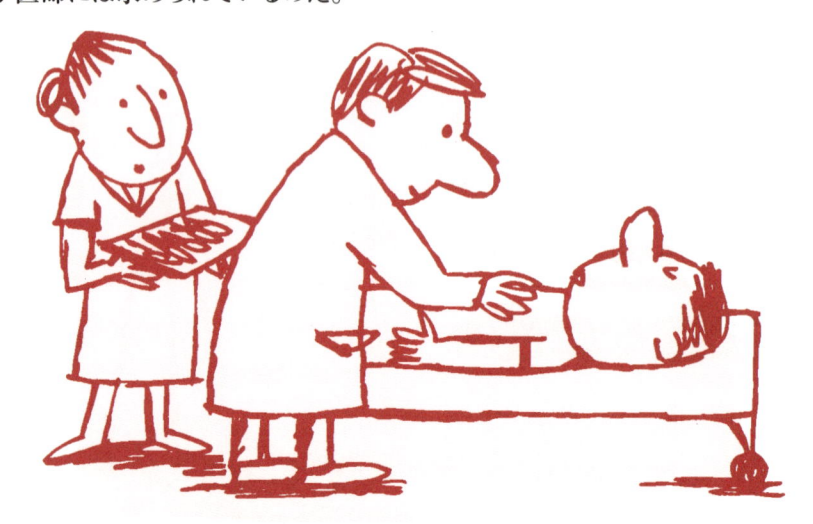

COLUMN
同僚ドクターは、元ヤンキースの名三塁手

　私がチュレーン大学医学部内科病棟で勤務していた頃、仲間の1人であったドクター・チャーリー・ブラウン（Dr. Charles Brown）は、元ニューヨーク・ヤンキースの名三塁手であった。

　なぜ、彼が大リーガーからドクターになったのか、その理由を聞いてみると、彼は「初めから医師になる学費を稼ぐため、野球選手の道を選んだ。そして貯金が十分にできたので、医学部に入った」と話してくれた。

　彼が社会人として経験した、現役の大リーガーとして発揮したスポーツマン魂が、チュレーン大学医学部を卒業した後にも、素晴らしいドクターとしてのキャリアに見事に生かされ、患者にもドクターやナースにも敬愛された。

　私は彼と病棟で一緒に過ごした1年間を私の留学時代のさわやかな思い出として、今でも誇りに思っている。

COLUMN
ドクターである前に、よき社会人でありたい

　日本でも、ようやく学士入学や社会人入学のドクターが増えてきたことは、喜ばしいことである。2005年春、私のクリニックに1週間地域医療研修のため、淀川キリスト教病院から研修医として来られた女性のドクター（尾坂咲弥花さん）は、元毎日放送アナウンサーであった。

　彼女は子供の頃、両親とアメリカで生活していたため、ネイティブに近い素晴らしい英語を話し、またテレビのアナウンサーとしての経験があり、社会人として洗練されたセンスのよさと、エチケットをわきまえ、患者への接遇態度はソフトで非常に高い評価を受けていた。

　また、全国各大学医学部にも社会人入学でドクターになった人々が増えてきたことによって、ようやく日本も国際的なセンスのあるドクターが誕生し、彼らの活躍する場所ができたことを嬉しく思っている。しかし、その反対の若い研修医などがいることは残念だ。

第1章 ドクターは、ベッドサイド教育で育まれる

私が歩んだ半世紀の道
My cardiology in a half century

　私は留学中、バーチ先生をはじめ、多くのドクターから実に多くのベッドサイド教育のノウハウを指導してもらったことを誇りに思っている。

　当時のチュレーン大学医学部での臨床カリキュラムの内容は、半世紀たった現在もなお新鮮である。特に医学部3年生後期から4年生前期にわたって行われる「ベッドサイド診察法」の内容は、ステップワイズに患者の一般全身所見を把握するためのガイドブックとして、『メイジャーの診察法』（Major's Physical Diagnosis）をもとに、基本的な全身の診察法を項目ごとに予習するよう克明にプログラムが組まれていた。

　また、バーチ先生が書かれた『心臓病学入門』（A Primer of Cardiology）から、頸静脈波の診かた、全身の動脈触診、胸部触診、心尖拍動そして聴診に至る診察法も、時間をかけて十分に修得できるプログラムになっていた（p74参照）。

　総回診の際、ベッドサイドで患者に優しく話しかけ、完璧な診察を手際よく行っていくバーチ教授の姿に、インターンやレジデントの目は釘付けとなっていたことを思い出す。それは芸術的でさえあり、それが私のベッドサイド診察法を確立させる基礎となった。

　私は1962年から現在に至るまで、淀川キリスト教病院を皮切りに、神戸大学医学部、各大学医学部の学生たちや、全国各地の医師会の方々や、看護師の方々に臨床心臓病学について講義や講演を行ったが、診療手技を伝えようという私の意図が参加者のドクターに伝わらないというもどかしさがあった。診療手技を修得するためには、実際の患者を診察するのと変わらない心臓病患者シミュレータの開発が必要であると考えていた。

　1971年10月、私はアメリカの首都ワシントン郊外のベセスダ市に開設されたばかりのアメリカ心臓病学会本部「ハート・ハウス」で、3日間にわたるこけら落としのセミナーに参加した。このセミナーの主宰者であるハーヴェイ教授（Prof. Proctor Harvey）は、アメリカ心臓病学会から「マスター・ティーチャー」（master teacher）の称号を持つ、全米でも10指に入る臨床心臓病学の権威である。また、あらゆる心音や心雑音を口真似で表現する「心音擬似法」

（cardiophonetics）では、先生の右に出る人はいないほどの名人であることは、世界中の心臓病専門医の間で知られていた。

ハーヴェイ先生の長時間にわたる講義は、クラシックをはじめ、ジャズ音楽あり、聴診技術の修得に欠かすことのできないリズム感溢れるダイナミックな楽しい講義であった。そして何よりも驚いたのは、マイアミ大学医学部のゴルドン教授（Prof. Micheal S. Gordon）をプロジェクト・リーダーとして開発された、人間と等身大の心臓病患者シミュレータ「ハーヴェイ君」が、この研修コースに初めて使われたことである。ハーヴェイ教授と「ハーヴェイ君」の競演により、研修参加者は実際の患者の身体所見と、シミュレータのそれとをその場で比べることができた。私がこの研修に参加したことは最高の医学教育的エンターテイメント（medutainment=medical educational entertainment）となった。

1974年に、ベイツ先生（Dr. Barbara Bates）の書いた教科書が出版された。ベッドサイド診断法のバイブルとして、今日に至るまで全米はもちろん、日本でも医学生に人気があり、まさに世紀を超えた名著である。

COLUMN
喜劇俳優ダニー・ケイが、若きドクターに贈る言葉

1980年3月、サンフランシスコで開催されたアメリカ心臓病学会の年次学術総会において、私は「フェロー」（FACC=fellow of American college of cardiology）の1人に選ばれ、賛美歌の静かな調べと共に厳粛な授与式が始まった。

牧師の「今日の素晴らしい日に新しいフェローが誕生したことを神に感謝する」という祈りの言葉に続き、ブランデンバーグ会長が、今回の授与式の記念講演の演者として、ハリウッド映画の大喜劇俳優であるダニー・ケイを紹介した。彼が演壇に立つと会場から拍手の渦が巻き起こった。そして映画のダニー・ケイとは、別人のように一語一語ゆっくりと話を始めた。

●

私は長い間、ユニセフの大使として世界中の子供に"笑い"を振りまいてきました。タイのバンコクを訪れたある日のことです。たくさんの子供たちが私のおどけた仕草に笑い転げていましたが、その中で1人どうしても笑わない少年がいました。私がその少年を笑わそうといくら努力しても笑ってくれません。とうとう私はポケットから2つのチューインガムを取り出し、1つを自分の口に、もう1つをその少年の口に入れました。

しばらくチューインガムを嚙んだ後、私は指先でそのチューインガムの端をつかみ、口からピューと伸ばして見せました。するとその少年も同じように自分の口からチューインガムを引っ張り出した途端、少年の顔は本当におかしさ一杯で満面の笑顔に変わっていたのです。私はその時の少年の顔が天使に見え、"本当にタイに来てよかった"と思いました。

　それからちょうど10年後、私はユニセフの大使の仕事ではなく、映画俳優として再びバンコクを訪れる機会がありました。その時、私のポケットには10年前にあの少年と撮った1枚の写真がありました。その写真を映画関係者に見せ「何とかこの少年を捜してほしい」と頼んだのですが、1日たっても2日たってもどこからも連絡がありません。3日目の朝、出発のために荷物をまとめて、ホテルのロビーでソファに腰かけていました。

　その時です。1人の青年が私に近づいてきました。

「おじさん、僕のこと覚えているかい？」

　私はその青年を見ましたが、

「いや、覚えていないよ。君のようなハンサムな青年に会ったのは今日が初めてだよ」

「本当に覚えていないの？」

　私が「まさか!?」と思った時、その青年は自分の洋服のポケットからチューインガムを取り出して、1つを自分の口に、そしてもう1つを私に差し出したのです。私は魔法にかかったようにそのチューインガムを口に入れました。そして青年が自分の口の端からチューインガムを引っ張り出した時、ちょうど10年前とは反対に、私も口からチューインガムを引っ張り出していました。

　その青年の顔はちょうど10年前の、あの少年の笑顔に返っていたのです。まるで突然真っ黒な雲が切れ、その切れ目から眩しい陽の光が差してきたように思えたのです。あの少年が私のことを覚えていてくれたことは、私にとって何物にも替えがたい心の宝物でした。

　私は世界中の子供に"希望"と"勇気"を与えるために今まで仕事をしてきました。それは"笑い"と"愛情"を共に分かち合うことが、私の仕事だと思っているからです。私は喜劇俳優で、ドクターたちのように賢くはありませんし、年齢もはるかに上です。しかし、今日、フェローになられたドクターは、どうか医師である前に1人の人間として、いつも"愛情"を持って"病める人の心に触れる"立派な心臓病専門医になってください。" Laugh with love is my life."（愛情で笑いを誘うのが私の人生さ）。

●

　この言葉を残して演壇を下り、おどけた仕草で口笛を吹きながら会場を後にしたダニー・ケイの姿は、今もフェロー授与式の感動と共に脳裏に焼きついている。

心臓病患者シミュレータ「イチロー君」の誕生

第1章　私が歩んだ半世紀の道
My cardiology in a half century

　1989年4月にマイアミ大学医学部から導入されたばかりの「ハーヴェイ君」を使い、大阪府医師会館でその年の8月、2日間にわたる「アメリカのベッドサイド教育」と題する研修を行ったが、ここで問題が発生した。それは、ほかならぬ「ハーヴェイ君」の体重が350kgと重く、身長も2mとあっては、研修のための移動にも莫大なコストがかかることがわかったのである。また、機械的なトラブルが相継いで起こり、メンテナンスにも膨大な出費を強いられたのである。

　この問題を解決するため、アナログ技術によって開発された「ハーヴェイ君」とは異なり、あらかじめ実際の心臓病患者から記録された生体情報をコンピュータに入力し、コンピュータ技術とデジタル技術を駆使し、心臓病患者の身体所見（頸静脈波、全身動脈拍動、心尖拍動、心音・心雑音）を再現できる、心臓病患者シミュレータを作ることになった。私がプロジェクト・リーダーとして、東京工業大学の清水優史教授らと共同開発研究に取り組み、ついに1993年、(株)京都科学から開発に成功したのである。
　そして、4年後の1997年春、カリフォルニア州アナハイム市で開催されたアメリカ心臓病学会年次学術総会において、この心臓病患者シミュレータ「イチロー君」（英文名：Simulator "K" ＝私のニックネーム：Kay）が展示され、全世界から集まった心臓病専門医の注目を集めた。

　最近の工学的診断機器による診断の精度が、同時に今まで見逃されていた心疾患患者の身体所見の病態生理学的な意義を新しいものに変えてきたことも事実であり、各身体所見の変化を見るだけで心疾患の病態を推理することが可能となったのだ。

　特に、プライマリケアでの患者の診察や、高齢者に対する在宅医療の現場ではハイテク機器を使うことは難しく、我々が五感を使って診察をすることがいかに重要であるかは言うまでもない。ベッドサイドにおける診察法には「高度の手技」（high skills）が必要であるが、この手技により85％の正確な臨床診断をつけることが可能である。そして、この診察法は誰でもわずかの注意力と研修を続けることによって、容易に身につけることができる。

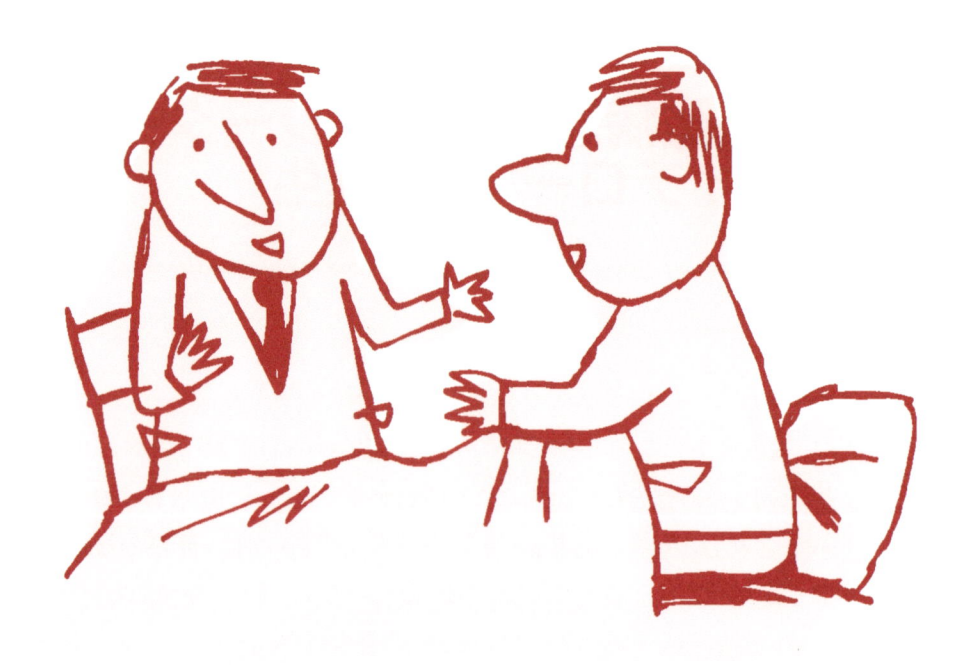

「イチロー君」が開発された経緯はすでに述べてきたが、医学生や若い研修医の方々が短期間にあらゆる種類の心疾患患者に遭遇することは不可能であり、また若い医師が長時間、1人の患者を診察することは患者にとっては苦痛である。

　読者の方々も周知の通り世界中の航空会社で、ジェット機の操縦席シミュレータ（cockpit simulator）が、パイロットの操縦訓練のため使用されている。このバーチャルなシミュレーション技術は単に航空会社ばかりではなく、米国航空宇宙局（NASA）が1969年に、人類を最初に月面に送ることができたのも、このシミュレーション技術があったからだ。

　すでに半世紀にわたって、バーチャルな技術が現実の世界にも使われてきたのである。各企業が顧客との接遇に対して独自のシミュレーション技術を開発し、マニュアルを作成していることは読者も周知の通りであろう。私が心臓病患者のベッドサイド診察法の手技を自学自習できるシミュレータ「イチロー君」を創ろうと考えた意図もそこにあった。

　「イチロー君」は、私が過去十数年間に診察してきた心疾患患者から記録された心電図、頸静脈波、頸動脈及び全身の動脈波、心尖拍動などを人体と等身大のマネキンの上に再現するもので、シミュレータの身体所見を視診、触診によってみることができ、また各疾患の心音・心雑音の変化を自分の聴診器を使って聴くことができるものである。

　心臓病患者のベッドサイド診察法は、これから述べる順序に従って心疾患患者を診察するのがよい。本書は「イチロー君」の身体所見を説明するものではなく、実際の患者の診かたを紹介するものである。

「第2章 心臓病患者にどうアプローチすればよいか」の最初に「医療面接」について述べるが、今日では日本に滞在する外国人が多くなり、彼らが病院や診療所を訪れる機会が多くなった。

最近ではアメリカやヨーロッパの大学に留学し、語学に堪能な若い医師が多くなってきたことは大変嬉しいことだが、まだ日本の医師はアジア近隣諸国の医師に比べると、日常会話において見劣りする。これは今までの語学教育、特に英語教育が受験英語に偏り、大学医学部でも実践に役立つ臨床英語を学生に教える大学が少ないことが、語学修得の大きなネックになっているためだろう。

私は長年、外国人患者の診療も行っているので、この機会に心臓病患者にかかわらず問診を行っていく際の注意点や、系統歴を聞く際の例文を日英両言語で紹介してみよう。また臨床教育を行ううえで指導医が心がけるべきことについて述べ、どう学生や研修医を指導していくのかについて、新しい臨床教育法をもとに解説してみよう。

次に、心臓病患者にどうアプローチするか（How do you approach to your cardiac patients?）の方法であるが、その基本は何が正常所見であるかを把握することがもっとも大切である。

本書では、心臓病患者を診る前に健常者の「正常の心臓における身体所見のとらえかた」を写真や動画を提示しながら読者に披露し、続いて「各心疾患」の身体所見（頸静脈波、全身動脈拍動、心尖拍動、各聴診部位における心音・心雑音の特徴など）や病態生理のポイントが一見してわかるよう、左右のページでベッドサイド診察法や心電図の特徴、他の検査方法についてもステップワイズに解説し、立体的に心臓病患者へのアプローチができるよう構成してみた。そして、最後に「不整脈のマネージメント」について解説した。

臨床の基本姿勢はあくまでも自分の五感をもとに視診、触診、聴診を行い、臨床診断を立てていくことにある。毎日のわずかの時間でも集中力を高め、物事を観察し理解する能力を磨き、そして、これを実際の患者の診察に応用する習慣を身につければ、不必要で高価な臨床検査を行わずにすみ、また医療費の削減にもつながるのだ。

本書を読んでいくに従って、読者は知らず知らずのうちに「ベッドサイド診断法」の高度な手技が身につき、さらに心臓病の臨床診断への自信と興味がわいてくることだろう。

私の祖父・高階經本がドイツで
購入したWalsh型の象牙製の
聴診器です。

第2章

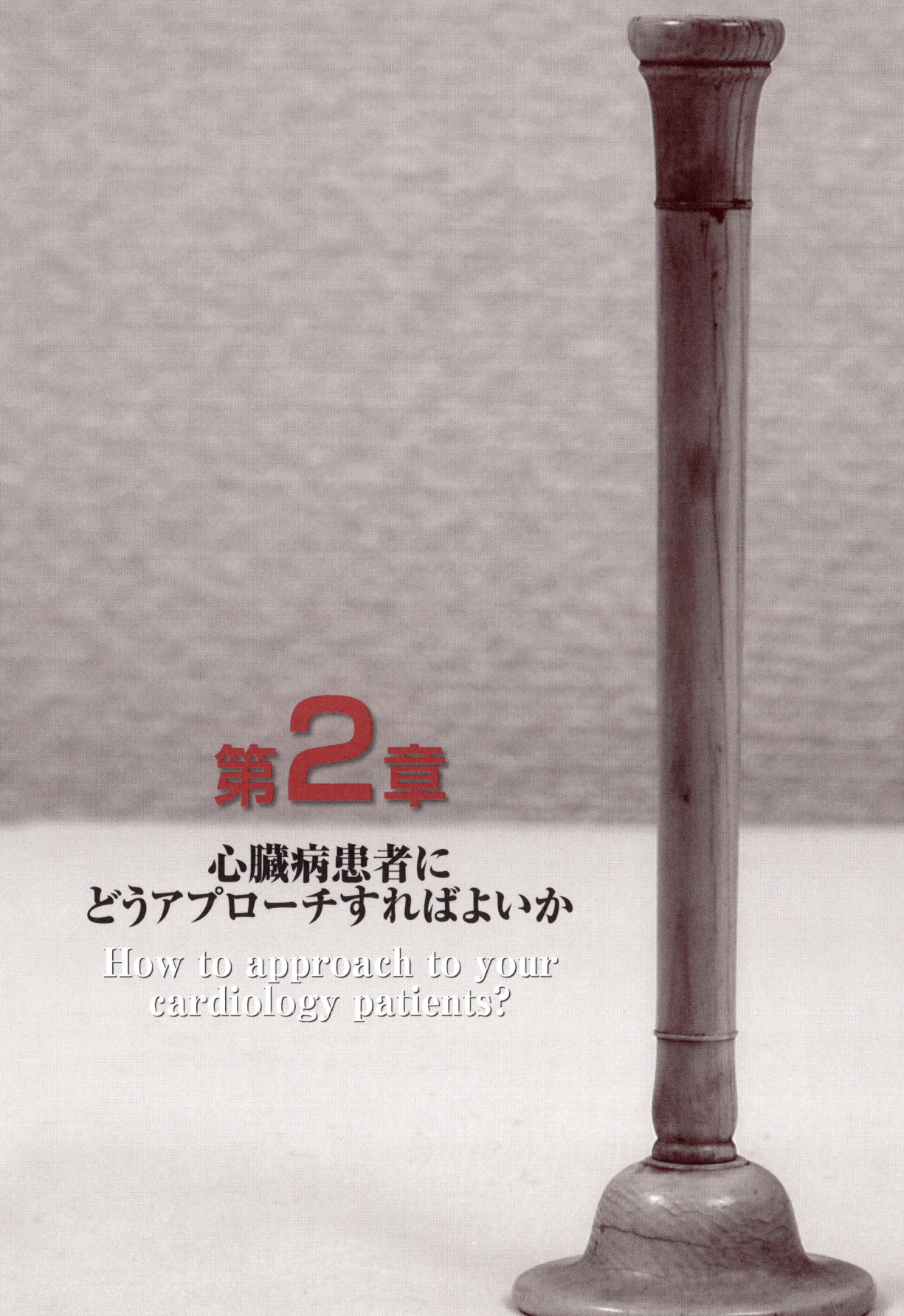

心臓病患者に
どうアプローチすればよいか

How to approach to your
cardiology patients?

第2章

心臓病患者にどうアプローチすればよいか
How to approach to your cardiology patients?

医療面接は、「日常語」と「身体語」によるコミュニケーション

　ほとんどの大学医学部では4年生の終わり頃、あるいは5年生から臨床実習となり、医療面接から始まる。初めての人とスムーズに面談する方法を会得することは、いかなる分野でも行っている新人教育に最も必要な第1のステップだ。これは医学部の場合も同じである。経験的に言って明らかに、子供の頃から教育がよい家庭に育った学生たちは、患者（patient）に対して、ごく自然に挨拶を行ってから面接を始めることができるようだ。

　一般的に、病院で対応する相手は健常者ではない。また初めて会う患者も多い。こうした患者に対する言葉使いや対応の仕方に不慣れで、ぎこちない学生が少なくない。これは内科診断学の基本ともいうべき事項だが、現在の多くの大学では、多忙な日々の業務に追われて、指導医が十分な時間を割いて学生や研修医に指導ができないでいることも事実である。

　医療面接とは「問診」のことであり、これは周知の通りである。医療面接で用いられる言葉は、私の言う「日常語」である。我々が毎日の生活で使う言葉で、患者が医師に体の不調を訴える。医師は、その訴えをもとに頭の中で臨床診断を組み立てていく。これは言うまでもなく「言語コミュニケーション」（verbal communication）であり、だれも話すことの重要性を否定する人はいないだろう。

　しかし、私が先に紹介したアメリカの心理学者アルバート・マレービアンの言う「非言語コミュニケーション」（nonverbal communication）が、他人から受け取る情報の約90%を占めるということを思い出していただきたい（p12参照）。

　患者は自分の体の不調を訴えるために病院やクリニックを受診するため、何とか現在の症状を医師に訴え、速やかに解決してもらいたいという願望でいっぱいである。その患者の顔の表情や仕草などから、我々医師は診断の糸口を探り当てることになる。これはほかならぬ「非言語コミュニケーション」であり、「身体語」である。おそらく健常者に比べて、患者の場合は「日常語」と「身体語」を駆使して、医師とコミュニケーションを図ろうとしていると考えるのが妥当であろう。

第2章

病歴聴取のアプローチは、問診票から始まる

心臓病患者に
どうアプローチすればよいか
How to approach to your cardiology patients?

　私のクリニックでは、37年前から初診患者の全ての方々に対して、問診票を診察の20分ほど前に渡している。患者本人や家族にも協力してもらって、その問診票に必要事項を書き込んでもらうことにしている。その内容は現病歴や過去歴、家族歴、酒・タバコなどの嗜好品や、以前の医療機関での治療などであるが、この問診票を見ながらまず看護師が病歴を聞き、診察時に改めて私が質問することを前提としているので、あまり質問を忘れるということはない。

　また、患者が初診時に忘れていた病歴を思い出しても、再診時に書き込むことができるので、病院や診療所に「電子カルテ」を具備しなくても、貴重な診療記録となりうると考えている。

NO.2

5. 今までに血圧が高いと言われたことがありますか （ はい ＿＿年前から・いいえ ）
   治療を受けられましたか （ はい ・ いいえ ・ 途中でやめた ）

6. 現在他の病・医院でかかっている病気がありますか （ はい ・ いいえ ）
   どんな病気で、どこで治療されていますか

7. 今までにかかった病気やケガについておかき下さい。
   1. ＿＿才の時（＿＿年前）病名（　　　　　　　　）入院・通院・手術
   2. ＿＿才の時（＿＿年前）病名（　　　　　　　　）入院・通院・手術
   3. ＿＿才の時（＿＿年前）病名（　　　　　　　　）入院・通院・手術
   4. ＿＿才の時（＿＿年前）病名（　　　　　　　　）入院・通院・手術

8. 次の検査を受けたことがありますか
   血 液 検 査（＿＿年＿＿月） 結果（　　　　　　　　　　　）
   胸部レントゲン（＿＿年＿＿月） 結果（　　　　　　　　　　　）
   心　電　図（＿＿年＿＿月） 結果（　　　　　　　　　　　）
   そ　の　他（＿＿年＿＿月） 内容（　　　　）結果（　　　　）

9. 食物や薬などで発疹が出たことがありますか （ ある ・ ない ）
   具体的に

10. アルコールは１日に
    日本酒＿＿合 ・ビール（大・中・小）＿＿本 ・ウイスキー＿＿杯（　　　　）
11. タバコは ------ １日に＿＿本
12. 嗜好品は ------ コーヒー＿＿／日 ・紅茶＿＿／日 ・その他（　　　）
13. 常用薬は ------ ない ・ ある（薬剤名　　　　　　　　　）
14. 食欲は -------- ある ・ まあまあある ・ ない
15. 食事時間は ------ 規則的 ・ まあまあ規則的 ・ 不規則
16. 味つけは ------ 濃い味 ・ うす味 ・ 普通
17. 外食は -------- 多い ・ 少ない
18. 偏食は-------- ない ・ ある（　　　　　が好き　　　　　が嫌い）
19. 刺激物（ワサビ・からし・カレー等）は ------ 好き ・ 嫌い ・ 控えている
20. 夜は＿＿＿時頃に床につき、朝は＿＿＿時頃に起きる
21. 寝つきは --------- 良い ・ 悪い ・ 良い日悪い日がある
22. 睡眠剤は --------- のまない ・ のむ（薬剤名　　　　　　　　　）
23. 短時間でも熟睡することが ------ できる ・ できない ・ よく夢をみる
24. 夜中に何回位目がさめますか ＿＿＿回位
25. 夜中に目がさめる理由は ---- 排尿・胸が苦しくて・怖い夢をみて・なんとなく
26. 便通は --------- ＿＿日に＿＿回位 ・ 便秘気味 ・ よく下痢する・ 普通
27. 下剤は -------- のまない ・ のむ （薬剤名　　　　　　　　　）

NO.3

28. ・両親は健在ですか
     　　　　　　　　　　　その原因　　現在の病名
     実父 ＿＿才で 健在・死亡（　　　　）（　　　　）
     実母 ＿＿才で 健在・死亡（　　　　）（　　　　）

    ・きょうだいは何人で、あなたは何番目ですか

    ・親族の方で次の病気にかかったことのある方はありませんか
　　　　　　　　続　柄　　　　　　　　　　　続　柄
    心臓病（　　　　） 腎臓病（　　　　）
    高血圧（　　　　） 肝臓病（　　　　）
    狭心症（　　　　） 糖尿病（　　　　）
    心筋梗塞（　　　　） がん　（　　　　）
    脳卒中（　　　　） その他（　　　　）

同居家族氏名	年令	続柄	職業

・現在同居はしていないが
　　他に子供 ＿＿＿人

・住まいは ＿＿＿階
　　エレベーター（ 有 ・ 無 ）

＜その他の事項＞

医療面接は、どのように進めたらよいのだろう？

第2章 心臓病患者にどうアプローチすればよいか
How to approach to your cardiology patients?

　では、医療面接はどう始めたらよいのだろうか？　国際的に認められている医療面接の方法を順序立てて話を進めていこう。まず、いくつかの例文を挙げてみるのが効果的だと思う。実際に患者の診察を始めるには、どんな順序でアプローチすればよいかを示してみよう。

①患者への挨拶（greeting the patient）

　患者に対して、医学生や研修医は自分がだれであるかを伝えるのが礼儀である。患者にはていねいに挨拶するのが医師として当然のことだが、年輩の患者に対する場合は特に配慮すべき事柄である。外国人患者を診察する際も、日本人の患者に対するのと同様、自己紹介を行う。その際、患者の名前を呼んでから診察室に入ってもらうのがよい。しかし、握手をするかしないかは、その時に雰囲気によって判断すればよい。

ジョンソンさん、どうぞお入りください。私は医学生の井上です。
Mr. Johnson, won't you come in please? I am a student doctor, Inoue.

もし研修医であれば、落ち着いて患者の目を見ながら、
どうぞお入りください。私は研修医の山下です。
Won't you come in please? I am a trainee, Dr. Yamashita.

と言えばよい。
医師の場合は臆せずに、笑顔で患者を診察室に招じ入れ、
ジョンソンさん、どうぞ、お入りください。私が医師の吉田です。
Mr. Johnson, won't you come in please?　I am Dr. Yoshida.

と挨拶した後で、
どうぞ、この椅子にお座りください。
Please have a seat on this chair.

と言ってから、質問を開始するのがよいだろう。

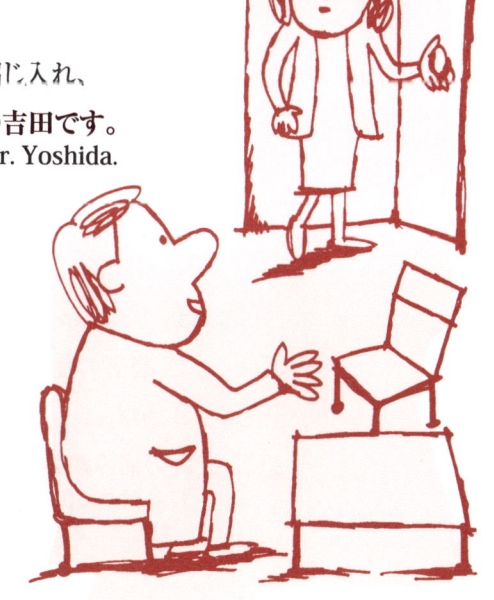

② 質問の開始（opening questions）

　質問は、なぜ患者が病院やクリニックを訪れたのか、その理由を知ることから始まる。おそらく主訴は何か、また現病歴はどんなものかを知りたいであろう。時には会社の健康診断や家族の健康相談の目的で訪れる場合も想定されるが、まず次のように聞くのがよい。

どうなさいましたか？
What brings you here?

どこが悪いのでしょうか？
What seems to be the trouble?

この病院やクリニックをどうしてお知りになりましたか？
How did you find out this hospital or clinic?

最後の健康診断を受けられたのは、いつですか？
When did you have a last physical check-up?

ご主人の健康状態はいかがですか？
How is the physical condition of your husband?

患者が一応話し終わった時点で、ほかに問題がないかを聞く。

ほかに何かありますか？
Anything else?

③ 話を円滑にする（facilitation）

　患者の緊張をほぐすために、医学生や医師は穏やかな態度で、患者の目を見詰めながら（eye contact）、ていねいな言葉遣いで接し、患者の話を聞くようにすることが大切である。

そうですか、どうぞ続けてください。
Is that right? Please go on.

なるほど。（そうですか。）
I see.(Is that right?)

④ 話の反復（reflection）

　これはfacilitationと同じような患者への接遇であるが、相手の言葉を繰り返すことで、患者の症状についてさらに詳しく話ができるようになる雰囲気を作ることができる。

患者　：　胸の痛みが強くなり広がりました（間）。
　　　　　The chest pain got worse and began to spread.(pause)

医師 ： 広がっているのですか？
　　　　Does it spread? (It spreads?)

患者 ： ええ、左肩から上腕へと広がりました。
　　　　Yes, it went to my left shoulder and down to upper arm.

医師 ： 左肩から上腕へ走りましたか？
　　　　Does it go to left shoulder and upper arm?

⑤ 話を明確にする（clarification）

　　患者の言葉の意味がハッキリしないことがある。狭心症の痛みか、肋間神経痛のような痛みなのかわからない時には、患者にもっと詳しく症状を説明するように誘導する。

あなたが胸痛とおっしゃるのは、どんな痛みなのか話してください。
Could you tell me what kind of chest pain, you have?

痛みはどれくらい続きましたか？
How long did the pain last?

自分で触っても痛かったですか？
Did you feel pain, when you pressed?

⑥ 共感する（empathic responses）

　　患者が自分の病状を話している時、何となく医師に話しにくい雰囲気の場合には、それを察するように共感していることを伝える。

あなたのおっしゃることはわかりますよ。
I understand what you said.

あなたは非常に心配されたことでしょう。
You must have been so worried.

あなたは気分が悪くなったことでしょう。
You must have been very upset.

⑦ 症状に直面させる（confrontation）

　　患者が自分の言葉でなかなか表現できないような場合には、その症状を医師が指摘し、患者自身に納得させることも必要になってくる。

動悸を感じる時、脈が飛んでいますよ。
Your heart beat is skipping when you feel palpitation.

おっしゃる通り、ここが痛いでしょう？
You feel pain right here, as you said, don't you?

⑧ 患者の気持ちを察する（interpretation）

　これはconfrontationより一歩進んだもので、患者の身体的症状よりむしろ、患者の気持ちを察した話し方である。

胸痛が急に起こったので、驚かれたことでしょう。
You must be surprised, when you got the chest pain all of sudden.

⑨ 1度に1つずつ質問する（ask one question at a time）

　高齢の患者では病歴を取ることが困難なこともあり、その際には、初めに述べた問診票を利用すれば家族が患者に代わって病歴を詳しく話してくれる場合が多い。特に過去歴に関しては、特定の疾患名を聞いていけば、患者がどんな病気をしたのかがわかる。例を挙げてみると、

以前に重い病気をしたことは?
Any severe illness previous before?

心臓の病気は?
Any heart disease?

肺炎は?
Pneumonia?

結核は?
Tuberculosis?

怪我をしたことは?
Any injury?

手術を受けたことは?
Any previous operations?

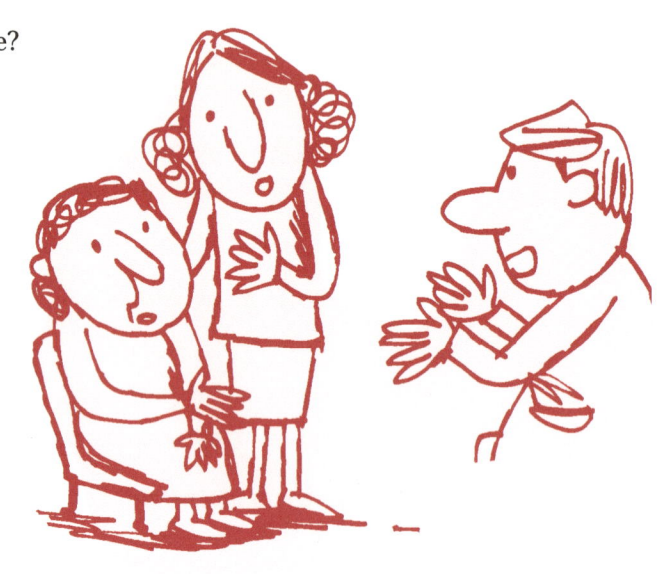

⑩ 心理・社会的病歴（the psychosocial history）

　患者の日常生活や心理的側面を知るうえで、一般的な質問をするのがよい。

どこの国から来られましたか?
What country did you come from?

あなたの住んでいる州はどこですか?（アメリカ人の場合）
In which state do you live?　or　Which state do you live in?

どなたが、あなたと一緒に住んでおられますか?
Who lives at home with you?

普段の日常生活についてお話しください。
Please tell me what your typical day is like?

お生まれはどこですか?
Where were you born?

子供の時はどうでしたか?
How did you spend your childhood?

どんなお仕事ですか?
What is your job?

今のお仕事が気にいっていますか?
Are you satisfied with your work?

仕事の面でストレスが多いですか?
Do you have much stress in your work?

人間関係はうまくいっていますか?
Do you have a good relationship?

健康保険に入っていますか?
Do you have medical insurance?

定年後は何か計画がありますか?
Do you have plan for your retirement?

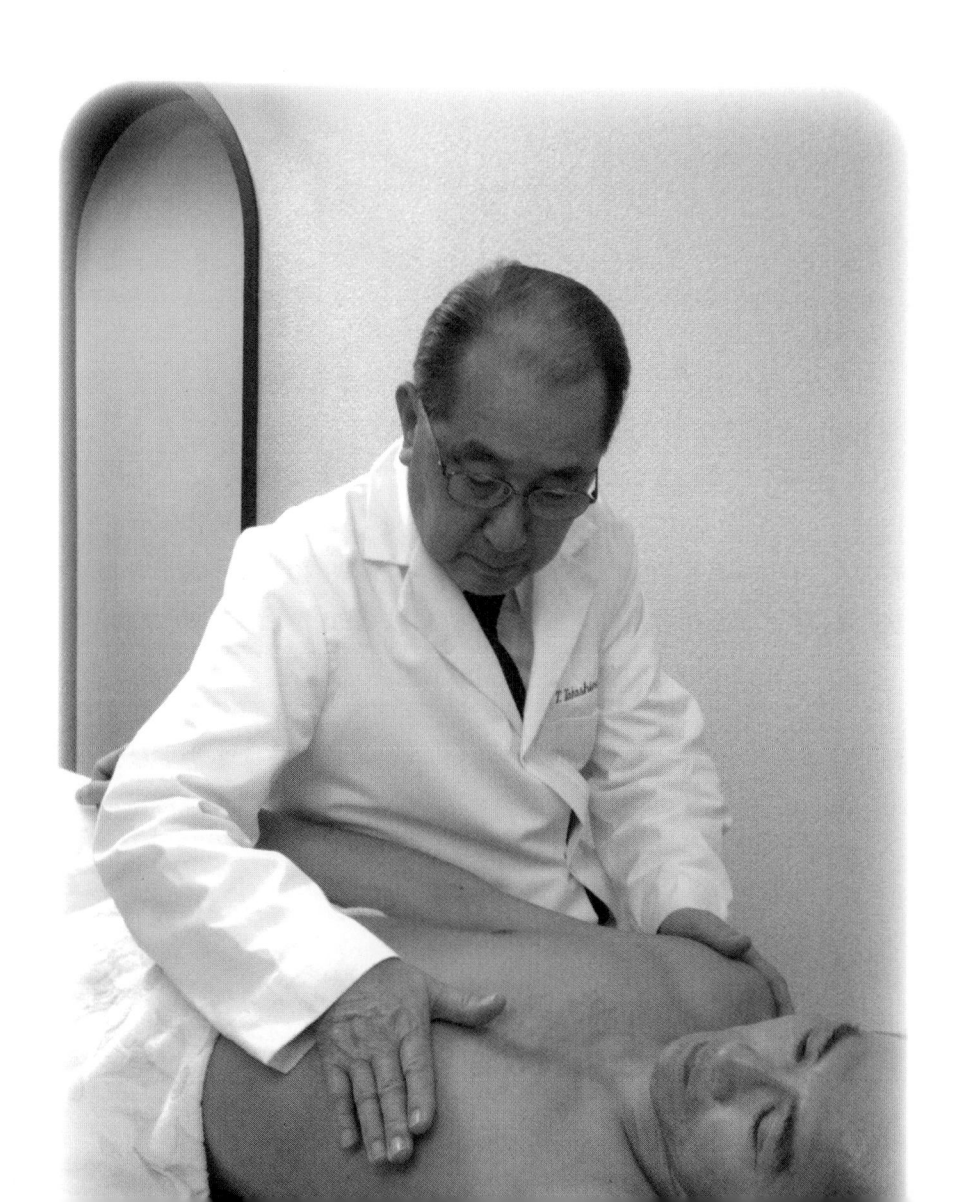

COLUMN
ある心理学者のユーウツ：ドクターが説明してくれない？

　私の友人の精神科医から聞いた話である。精神科の場合は、特に家族歴や職場環境、友人関係をはじめ、金銭的なことや性生活面での不満などを詳しく聞くことで、心理的な問題が背景になり、精神状態に影響を及ぼしていることが判明することが多い。

　ある高名な心理学者が、他の病院を受診した。ところが彼が心理学者であるために、主治医は病気に対する詳しい説明を行わなかった。心理学者は不安を解消するため主治医に説明を求めたが、相変わらず主治医の態度は変わらなかった。たまたま、彼が友人から私の書いた『ドクターに質問できますか？』を借りて読み、大変感銘を受けたと聞いた。

　彼が不満を持つに至ったのは、主治医の態度に問題があったことは明らかである。主治医は、患者が医師に質問したくてもできないという、ジレンマを持つことを知らなければならない。

COLUMN
ある主治医のユーウツ：あらゆる精密検査の結果は？

　これも、精神科でのエピソードである。ある患者の主治医が、専門医療機関に必要な精密検査だけを依頼した。精神科を受診する多くの患者は、裕福な方々は少ない。しかし、紹介された医療機関は、この患者に対してあらゆる検査を行ったのである。患者の金銭的負担は大きなものとなった。さらに、精密検査の結果、専門医療機関から知らされた診断名は、主治医が考えていた診断を裏付けるものでしかなかった。

　この話を聞いて私は、専門医療機関が医療収益をあげるためにあらゆる検査を行ったのだとすれば、やはり医療倫理に反するのではないかと感じた。医師は自らの理念を持ち、医療現場において常識的に正しい判断を下すべきだと思っている。

⑪ 性生活歴（sexual history）

　一般的に欧米人は、性生活に対する考え方が日本人よりもオープンであり、女性に対しても直接的な質問をしてもよいが、国によっては宗教や人種も異なり、臨機応変の対応が望まれる。
　これらの質問は重要だが、しばしばドクターが質問をしないことがある。男性患者に対しては、次のように質問すればよい。

今もセックスをしておられますか？
Are you sexually active?

週に回数はどれくらいですか？
How often a week?

以前と比べて多いですか、少ないですか？
Is that more or less than in previous years?

勃起しないことがありますか？
Do you have any trouble getting erection?

セックスの前にバイアグラを服用しますか？
Do you take Viagra before sex?

早漏ではありませんか？
Do you have any trouble coming (ejaculation) too soon?

最近、性交への興味が薄れましたか？
Have you lost interest in sex recently?

心筋梗塞の発作を起こして入院した患者が退院する時に、主治医として知っておかなければならないのは、遠慮がちに必ず、

退院してから、セックスしてもよいでしょうか？
Can I sex with my partner, after my discharge?

という質問があることである。その場合は、セックスができないことがかえってストレスになるので、次のように答える。

もし激しくなければ、行っても構いません。
Yes, you can do it, but not hard.

女性の患者に対しては、年齢にもよるが、男性患者に対するのと同じように、

オルガスムに達しますか？
Do you reach a climax?

性交中に痛みや不快感を感じますか？
Do you have any pain or discomfort during intercourse?

などである。
最近、成人男性には複数のセックス・パートナーを持っている患者もいるので、

この場合には、

HIVの血液検査を受けたことがありますか?
Have you ever received a blood test for HIV (human immunodeficiency virus)?

と聞く必要もあるだろう。

⑫ 心臓症状に関する質問
(direct questions about cardiac symptoms)

　心臓病患者の訴えには易疲労感、胸部圧迫感、動悸、不整脈、呼吸困難、眩暈、頭痛、胸部不快感、胸痛、嗄声、下肢・全身浮腫、冷汗など様々なものがある。もし、患者の訴えが疼痛 (pain) であれば、次のように聞くのがよい。

どこに痛みを感じますか?＝場所 (location)
Where do you feel the pain?

広がりますか?＝放散 (radiation)
Does it radiate?

どんな痛みですか?＝性質 (nature)
What is it like?

ひどく痛みますか?＝重症度 (severity)
How bad is it?

いつから痛みが始まったのですか?＝発症時期 (onset)
When did it start?

どのくらい長く続いていますか?＝持続時間 (duration)
How long does it last?

しばしば痛みますか?＝頻度 (frequency)
How often does it come?

　これは医学以外の他の分野でも問題の解決法として使われる"5W ＋ 1H"として知られている。(5Wとは when ＋ where ＋ what ＋ why ＋ who. 1Hとは how である。)

体を曲げても痛いですか?
Did you feel the pain, if bending?

深呼吸をすると痛いですか?＝関連性 (relationship)
Does the pain get worse, if you take a deep breath?

どうして痛みが起こったのですか、理由はおわかりですか?＝原因 (cause)
How did you get pain, can you figure out any reason?

その時、何をしておられたのですか?＝行動（activity）
What were you doing at that time?

どうすれば痛みが軽くなったり、強くなったりしますか?＝対処（manage）
What makes the pain better or worse?

どこに痛みを感じましたか?
Where did you feel the pain?

私に見せていただけませんか?
Could you show me, please?

何階まで、息を切らさずに階段を上れますか?
How many steps can you climb before stopping for breath?

階段を上ると息が切れますか?＝労作呼吸困難（DOE＝dyspnea on exertion）
Do you get short of breath climbing stairs?

咳と痰が一緒に出ますか?
Do you bring up any phlegm with your cough?

⑬ 過去歴および家族歴
（past history and family history）

　質問表（p29,30）でも示しているように、過去に経験した病気や外傷などで、どこの病院で治療を受けたことがあるか、どんな薬を服薬しているか、食品や薬剤にアレルギーがないか、婦人の患者の場合には出産・妊娠経験の有無、両親や兄弟姉妹の健康状態、かかった病気や死亡原因などについて詳しく聞く。

今までに入院したことがありますか?
Have you ever been hospitalized?

特別な食べ物か、薬にアレルギーがありますか?
Are you allergic to any particular foods or drugs?

妊娠中、問題はありましたか?
Did you have any trouble during your pregnancy?

ご兄弟は健康に過ごしておられますか?
Are your brothers or sisters doing well and healthy?

ご両親の死亡原因は何ですか?
What is the cause of death of your parents?

COLUMN

がれきの下で、素晴らしい医師と出会った——YKさんの体験より

　偶然に見た新聞記事に私は注目した。平成19年1月21日の朝日新聞朝刊で「がれきの下、医師の人柄に感激」という見出しであった。2年前に起きたJR福知山線での事故の時に、1両目に乗っていて約5時間後に救出された大阪府の会社員YKさんが1月20日、名古屋市で開催された日本集団災害医学総会で講演し、国内で初めて「がれきの下の医療」（CSM）を受けた体験を話した。

　YKさんは通勤途中に事故に遭遇し、気がつくと壊れた車体に両足を挟まれていた。事故発生から5時間近くになった時、緊急医療チームで駆けつけた済生会滋賀県病院の医師が現場にもぐりこんできた。医師は最初に自分の名前と病院名を言った後、がれきに挟まれた人は下肢などの圧迫により血流が低下し、救出後に急性腎不全に陥る危険性「圧挫症候群」（crush syndrome）があると判断し、「クラッシュ・シンドロームを予防するために点滴を行ってもよろしいですか？」とていねいに説明した。そして「服を切らせていただいてよろしいですか？」と聞かれ、低姿勢な対応に感激したという。まもなく救出され、左足の骨折で2か月入院した。

　YKさんは、医師の態度や言葉遣いにどれだけ勇気付けられたことか。
「何をするにもていねいで、目線が一緒だと感じた。最前線では挟まれた人と医師が1対1で接する。人柄も含めた医師個人の能力が問われる」という新聞記事に、そのドクターのとった態度とプロとしての技量に頭が下がる思いであった。こうして医療チームに加わったドクターたちが、車両に閉じ込められた多くの方々の命を救った。

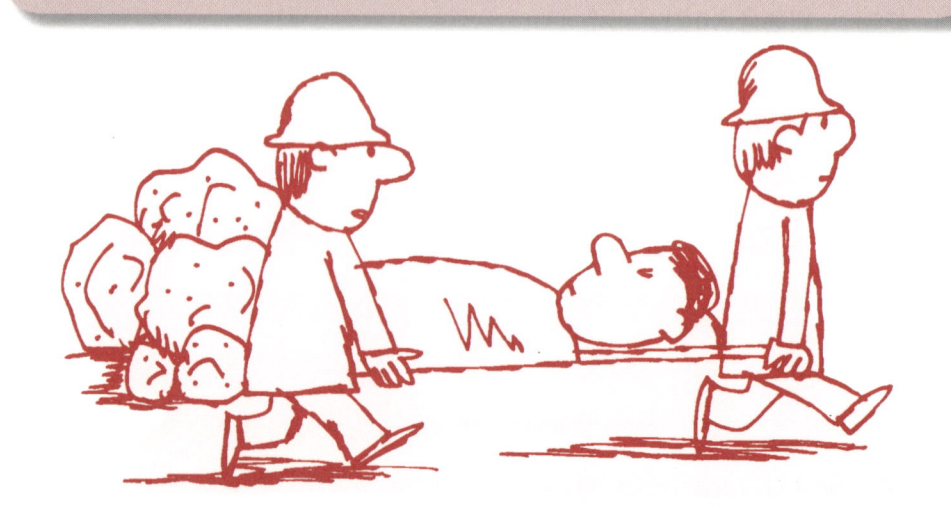

系統歴により、聞き落としを防ぐことができる

第2章 心臓病患者にどうアプローチすればよいか
How to approach to your cardiology patients?

　全身症状を聞き落としのないように、皮膚から始めて全身の症状を系統的に聞いていくのが、「系統歴」(ROS＝review of systems) である。この系統歴によって、最初の問診時には得られなかった貴重な病歴が得られることがある。特に泌尿器や生殖器の問題は、患者が積極的に自分から話したがらない傾向があるので、医師が問診の一環として行っているという印象のほうが、患者はすんなりと質問に答えてくれるようだ。

　読者の方々は自分のペースに合わせ、本書をどの項から読んでいただいてもよいが、系統歴により全身の系統的な質問の仕方を身につけていただければ幸いである。

① 皮膚（skin）

皮膚に発疹が出たことがありますか?
Have you ever experienced any skin eruption on your body?

皮膚の色素沈着の変化や、異常な発汗に気付いたことがありますか?
Have you noticed any change in the pigmentation of your skin or abnormal sweating?

毛髪の分布や性質はどうですか?
How about the distribution and character of your hair?

爪はどうですか、何か変わったことに気付きましたか?
How about your nails, have you noticed any change?

② アレルギー（allergy）

喘息や薬物過敏によるアレルギーを起こしたことがありますか?
Have you ever had asthma, or an allergy caused by sensitivity to drugs?

漆にかぶれたことがありますか?
Have you ever had any reaction to poison ivy?

③ リンパ腺 (lymph nodes)

鼠径部や腋窩、頸部のリンパ腺の腫れに気付いたり、主治医に指摘された
ことがありますか?
Have you ever noticed, or pointed out by your family doctor that you had enlarged lymph glands in groin or under armpits or in your neck?

④ 頭部 (head)

頭部に怪我をしたり、腫瘤ができたことがありますか?
Have you ever had any injury or abnormal mass on your head?

ときどき頭痛がしますか?
Do you have frequent headaches?

頭痛のために薬を飲みますか?
Do you take medicine for your headache?

どんな薬で頭痛がとれますか?
What kind of medicine do you take to relieve your headache?

⑤ 眼 (eyes)

今まで、あるいは最近に視力が変わったことに気付きましたか?
Have you ever noticed any change in your vision?

眼瞼の炎症や腫れを起こしたことはありませんか?
Have you had any infection or swelling of your eyelids?

眼鏡なしで、ものがよく見えますか?
Can you see things well without glasses?

あなたは近視ですか、遠視ですか?
Are you nearsighted, or farsighted?

眼が痛くなったり、友人から眼球が突出しているとか、陥没していると言わ
れたことがありますか?
Have you noticed any pain in your eyes, or did anyone point out or say that they were protruding (exophthalmos), sunken-in (enophthalmos)?

⑥ 耳 (ears)

聴力はよいほうですか?
Do you have good hearing?

耳鳴りに気付いたことはありますか?
Have you noticed ringing in you ears (tinnitus)?

時々、めまいを起こしますか?
Do you ever have dizzy(vertigo) spells?

耳が痛かったり、耳道から分泌物が出たことがありますか?
Have you ever had pain in your ears, or draining from ear canal?

⑦ 鼻 (nose)

ときどき鼻血が出ますか?
Do you have frequent nose bleeds?

よく風邪をひきますか?
Do you catch cold quite often?

鼻腔の後部に鼻汁が出たり、また鼻が詰まったりしますか?
Do you have a postnasal drip or nasal congestion?

⑧ 口 (mouth)

口唇や口腔内に潰瘍ができたことがありますか?
Have you ever had ulcers on your lips, or inside mouth?

現在、歯の具合はどうですか?
How about your teeth, are they in good condition?

扁桃腺はとりましたか?
Your tonsils out?

よく咽喉が痛みますか?
Do you get a sore throat often?

今までに物を飲み込みにくくなったことがありますか?
Have you ever had any difficulty in swallowing(dysphagia)?

声が変わったことに気付いたことはありますか?
Have you noticed any change in your voice?

⑨ 頸部 (neck)

今までに主治医から甲状腺に異常があると言われたり、あるいは首の腫れに自分で気付いたことがありますか?
Have you ever been told by your doctor that you had thyroid trouble, or have you ever noticed a swelling in your neck?

バセドー病という名を聞いたことはありますか?
Have you ever heard the name of Basedow disease?

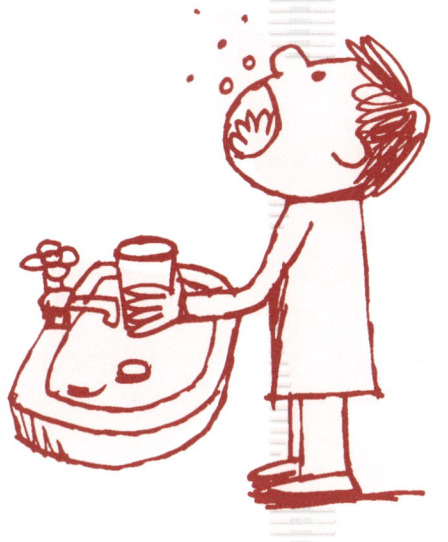

⑩ 乳房 (breasts)

乳房に塊（腫瘤）ができたことがありますか？
Have you had any lumps in your breasts?

子供さんは母乳栄養、あるいは人工栄養ですか？ 何か問題はありましたか？
Did you breast-feed or bottle-feed your children? Was there any problem?

⑪ 呼吸器系 (respiratory system)

胸部（胸郭）に異常があると言われたことがありますか？
Has anyone found any abnormalities in your chest (deformity of chest)?

よく咳をしますか？
Do you cough a lot?

咳と共に、痰がよく出ますか？
Do you have a lot of phlegm when you cough?

今までに痰に血が混じったことがありますか？
Did you ever notice any blood in the phlegm(sputum)?

胸部のどこかに痛みを感じますか？
Do you have any pain in your chest?

夕方になると発熱したり、寝汗で目が覚めたことがありますか？
Have you ever had evening fever or waked up at night sweating?

咳はどれくらい続いていますか？
How long does cough last?

結核にかかったことがありますか？
Have you ever had TB(tuberculosis)?

⑫ 心臓循環系 (cardiovascular system)

歩くと息切れがしますか？
Do you have shortness of breath when you walk?

よく恐い夢をみますか？
Do you have nightmare often?

夜中に息が苦しくて、ベッドの上に起き上がりますか？
Do you have to sit up in the bed when you have a short wind (or shortness of breath = dyspnea)?

休む時、いくつ枕を使いますか？
How many pillows do you use when you sleep?

下肢や腹部にむくみが出たことがありますか？
Have you ever noticed any swelling in your lower legs or lower abdomen?

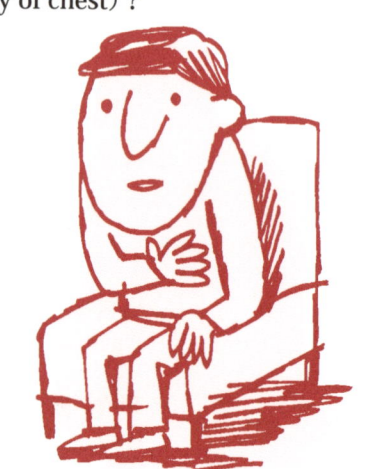

軽い運動はできますか？　階段を息もつかないで上れますか？
Can you tolerate mild exercise? Can you climb a flight up stairs without pausing for breath?

動悸がしたり、脈が速くなったりすることがありますか？
Do you sometimes have a pounding or fast heart beat?

リウマチ熱や関節リウマチを起こしたことはありますか？
Have you ever had a rheumatic fever or rheumatism of joints?

先生から心臓が悪いと言われたことがありますか？
Have you ever been told by your doctor that you have a heart disease?

心臓に雑音があると言われたことがありますか？
Have you ever been told that you have a heart murmur?

ご兄弟や姉妹で心臓の悪い方がおられますか？
Do you have any brothers or sisters who have a heart trouble?

あなたの血圧はいかがですか？　正常ですか、それとも少し高めですか？
How about your blood pressure? Is it normal or higher than normal?

心臓発作を起こしたことがありますか？
Have you ever had a heart attack?

毎日、心臓の薬を服用していますか？
Do you take some medicine for your heart everyday?

心臓のためにどんな食事をとっていますか？
What kind of diet are you taking for your heart?

心電図をとったことがありますか？
Have you ever had an electrocardiogram test?

主治医に診てもらわれた時の診断は何でしたか？
What was the diagnosis when you were examined by your doctor?

⑬ 消化器系（gastrointestinal system）

食欲はありますか？
Do you have a good appetite?

消化不良を起こしたことがありますか？　もしあれば、どんな時？
Do you have indigestion, and if so, when?

むかつきや、ときどき吐き気を起こしますか？
Do you feel nauseated or vomit sometimes?

どんな食物がお好きですか？
What kind of food do you like best?

黄疸にかかったことがありませんか？
Have you ever had jaundice?

腹部に痛みや塊ができたり、お腹の大きさが変わったことがありますか？
Have you ever had any pain, mass or change in the size of your abdomen?

毎日便通がありますか？
Do you have a bowel movement everyday?

便はどんな色ですか？　最近、色が変わったことに気付きましたか？
What color is your stool? Have you noticed any change in the color recently?

淡い色ですか、黒っぽいですか？
Are they light or dark?

時々、便秘しますか？
Are you constipated frequently?

血便に気付いたことがありますか？
Have you ever noticed a bloody stool?

⑭ 泌尿器（urinary）

毎日、何回トイレに行かれますか？
How many times do you urinate everyday?

夜中にトイレに起きますか？
Do you have to get up to urinate at night?

排尿時に焼けるような感じがありますか？
Have you noticed any burning when you urinate?

尿に糖がおりたことは？
Did you have any sugar in your urine(glycosuria)?

排尿時に力んだり、尿が出る前に時間がかかりますか？
Do you have to strain to urinate, or do you have to wait before the urine starts?

尿が細くなったり、途切れたりするのに気付いたことがありますか？
Have you noticed any change in the size or the force of stream of urine?

排尿時に痛みますか？
Do you feel pain when you urinate?

⑮ 生殖器（genital）

　先に病歴聴取の項でも説明したので、多少の重複があるが、次のように質問していく。
【男性】
今もセックスをしておられますか？
Are you having sex, now?

週に回数はどれくらいですか?
How often a week?

以前と比べて多いですか、少ないですか?
Is that more or less than in previous years?

勃起しないことがありますか?
Do you have any trouble getting erection?

セックスの前にバイアグラを服用しますか?
Do you take Viagra before sex?

早漏ではありませんか?
Do you have any trouble coming (ejaculation) too soon?

最近、性交への興味が変わりましたか?
Has your interest in sex changed recently?

【女性】

オルガスムに達しますか?
Do you reach a climax?

性交中に痛みや不快感を感じますか?
Do you have any pain or discomfort during intercourse?

生理は順調ですか?
How about your periods, are they regular?

生理が始まったのは何歳ですか?
At what age did you begin to menstruate?

毎回、量が多いですか?
Do you have much flow each time?

1日にいくつパッドを使いますか?
How many pads do you use a day?

最終月経はいつでしたか?
When was your last period?

生理痛がありますか?
Do you have a pain with period (dysmenorrhea)?

お子様は何人おられますか?
How many children do you have?

最後のお産はいつでしたか?
When was your last delivery?

2人とも満期で自然分娩でしたか?
Were they both full term and spontaneous delivery?

分娩の際、合併症を起こしましたか?
Did you have any complications with your delivery?

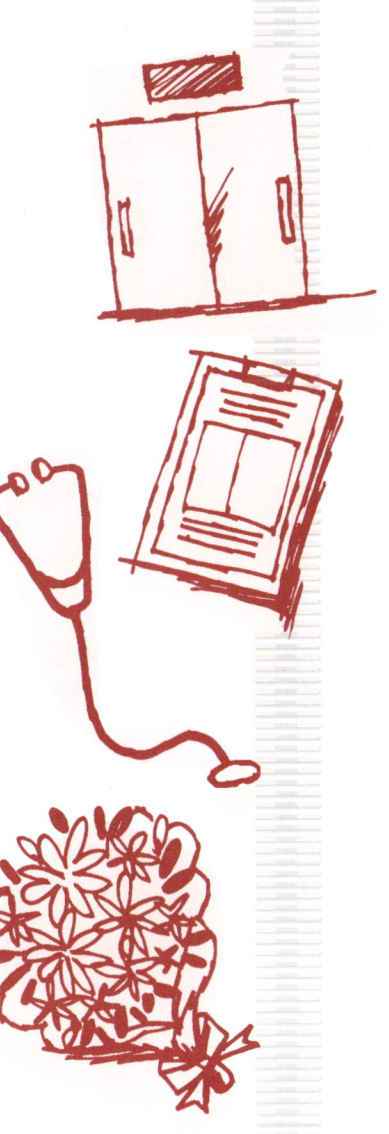

⑯ 性病（venereal）

生理の間に性器出血や、下り物がありますか?
Do you have any vaginal bleeding or discharge between your periods?

性病にかかったことがありますか?
Have you ever had a venereal disease?

最後の性交はいつでしたか?
When was your last contact (sexual intercourse)?

エイズの血液検査を受けたことがありますか?
Have you ever received a blood test for HIV (human immunodeficiency virus)?

最後の血清梅毒反応検査の報告書はお持ちですか?
Do you have a last report to show that the blood serology test was negative for syphilis?

⑰ 神経系（nervous system）

どこか筋肉の麻痺や筋力の低下に気付いたことがありますか?
Do you have any paralysis, or have you noticed any muscle weakness?

意識を失ったり、失神しそうになったことがありますか?
Have you ever lost consciousness or fainted?

痙攣を起こしたことがありますか?
Have you ever had a convulsion (epileptic seizure)?

原因がわからずにバランスを失ったことがありますか?
Have you ever lost your balance without knowing the cause?

あなたは最近物忘れがありませんか?
Do you have occasional forgetfulness lately?

今までに頭部に重大な外傷を受けたことはありますか?
Have you ever had serious injury to your head?

精神科医や神経外科医に、診てもらったことがありますか?
Have you ever been consulted by a neurologist or neurosurgeon?

⑱ 筋肉系（muscular system）

関節痛や関節が曲がらなくなったりしたことがありますか?
Have you ever had joint pains or limited motions?

筋肉痛や脱力感はありますか?
Do you have muscular pains or weakness?

最近、体重の増減がありますか?
Have you lost or gained your body weight recently?

最近、食事制限をしているのですか？
Are you on diet recently?

⑲ 質問の終了 (closing questions)

　初診患者では面接が終わった際に、病歴の聴取に協力してもらったことに対して礼を述べる。また、全て話したとは限らないので、もう一度患者に聞いてみるのがよい。

ありがとうございました。これでお聞きすることは終わりです。
Well, that will be all. Thank you.

何かほかにお話しすべきことがありますか？
Is there anything else we should talk about?

何か話し忘れたことは？
Have we omitted anything?

もし、話し忘れたことがあれば、この次の診察の時に話してください。
If you omitted anything, please tell me about it at your next visit.

　私がいつも注意していることは、患者が一見現在の症状に関係がないように思われる家族との心理的な問題などについて話している内容も、チャートに記載しておくということだ。案外、後になってそれが契機となって症状が出てきたということがあるからだ。

　特に情緒面での問題がある場合、患者は内面的なてらいもあり、初めから心療内科や精神神経科を受診することは少ない。心疾患者や慢性疾患患者に多くみられる「仮性うつ状態」は、何回かの受診を通し、また時間をかけて面接を行うことによって患者のプロフィールを把握し、情緒面での問題を見出すことができる。

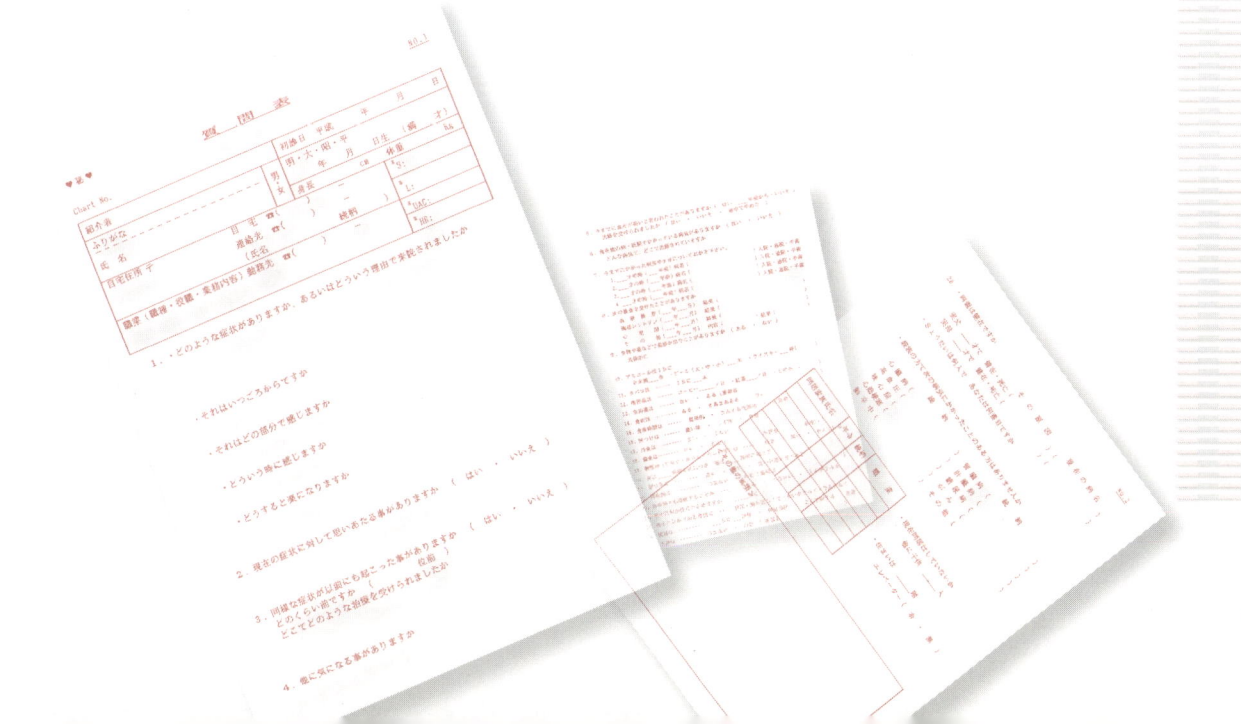

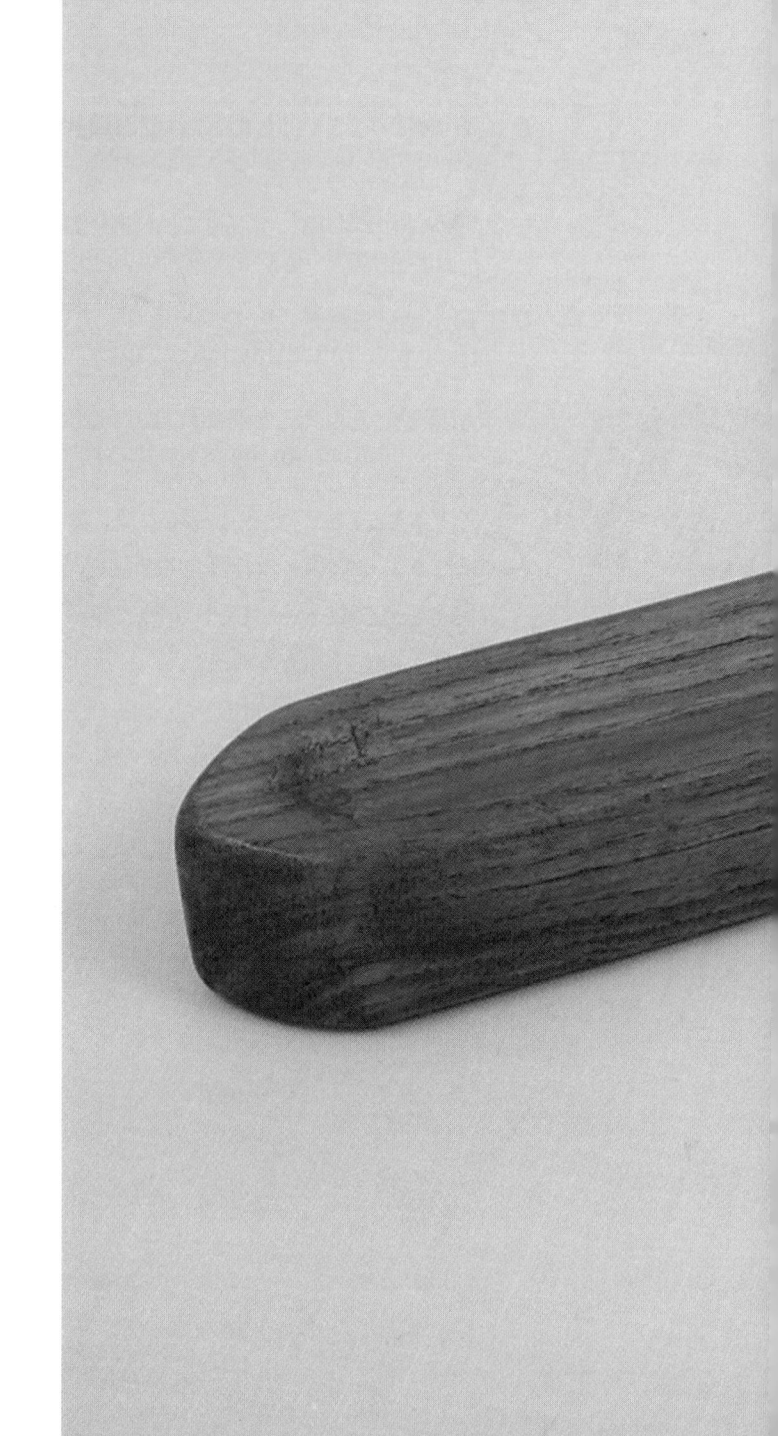

私が木彫りで作った打腱器です。日々の診療の場で活躍しています。

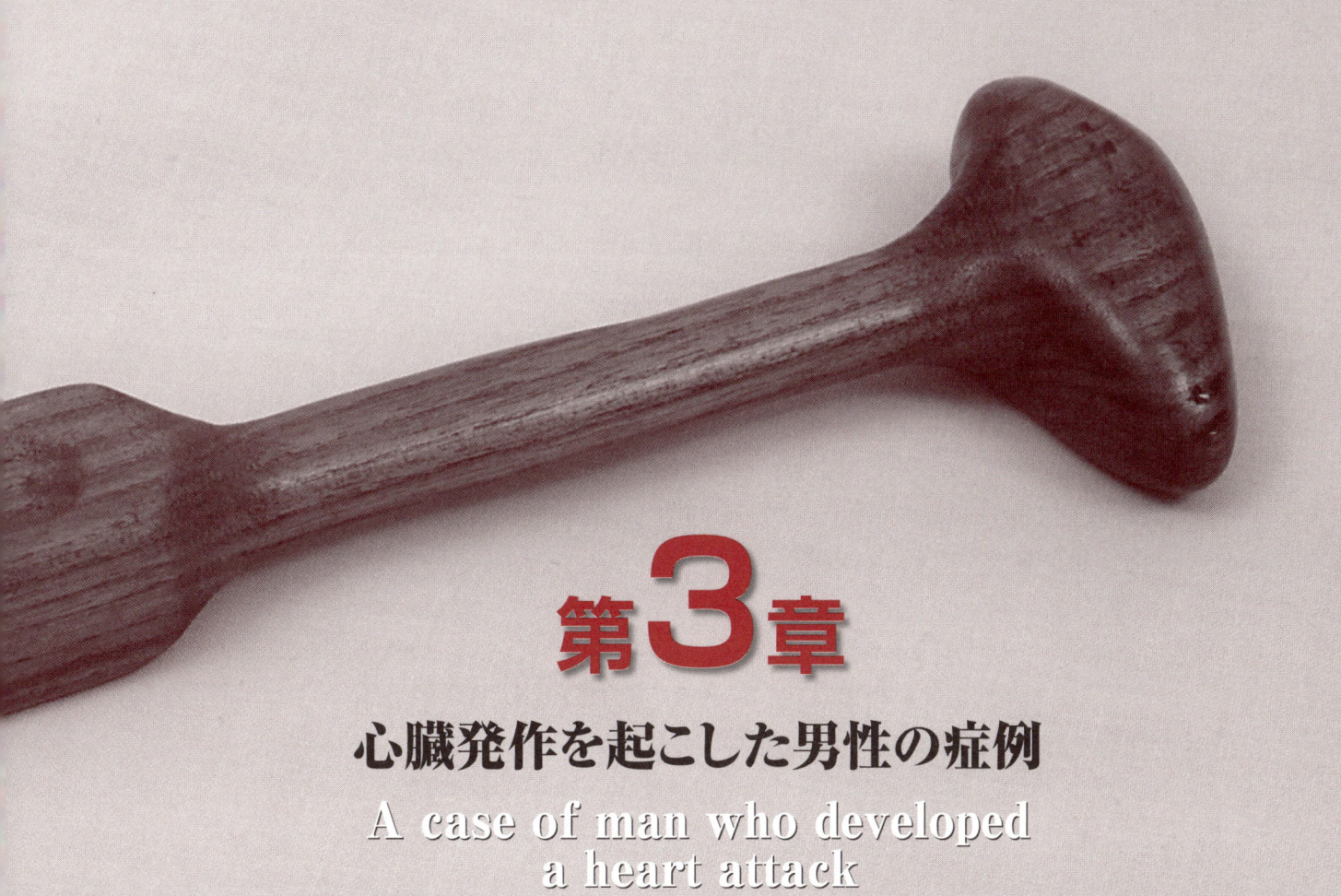

第3章
心臓発作を起こした男性の症例
A case of man who developed a heart attack

第3章

心臓発作を起こした男性の症例
A case of man who developed a heart attack

患者の記述から、詳細な病歴を見ていこう

　ここで心筋梗塞発作を経験した私の友人の症例を読者に提示したいと思う。

　私は2007年2月に『ドクターに質問できますか?』(インターメディカ)という小著を出版したが、その契機となったのは、友人から「私が経験した心筋梗塞の病歴をもとにして、自分と同じような病気にかかった方々のためのガイドブックを書いてほしい」と依頼されたことである。

　以下がY.M.氏自身によって記述された詳細な病歴である。

　75歳になるY.M.氏は大阪に住むエンジニアである。若い頃から健康で大きな病気もなく、所属していた会社で行われる年2回の健康診断で、高コレステロール値、高脂血症、糖尿病には至らない境界型糖尿病、洞徐脈と呼ばれる不整脈の一種を指摘された。特に自覚症状も、医師からの忠告もなかったため、自分は健康だと信じて、70歳を過ぎても相変わらず激務をこなしていた。

　2000年11月11日(土)、Y.M.氏はスポーツジムへ行くため、朝9時頃家を出た。7〜8分歩いたところで突然、両腕に脱力感を覚え、胸全体を締め付けられたような胸苦しさを感じた。今まで経験したことのない症状だったため「これは、どうもただごとではない」と判断し、自宅にゆっくりと引き返した。ソファに横になってしばらく休んでいるうちに、胸の痛みもとれて楽になった。

　夜は奥様の誕生日を祝うため、レストランに出かけた。アルコールもほどよく回り、おいしい食事でお腹いっぱいとなってすっかり満足して家に帰ったが、その直後、再び胸苦しくなった。その時フッと、心筋梗塞で倒れた父親のことを思い出した。Y.M.氏の父親は68歳の時、夕食後に心筋梗塞を起こされ、そのまま自宅で亡くなった。2番目の姉は脳梗塞を起こされた後、3年後に60歳で亡くなられた。またいちばん上の姉は、72歳のときに人工ペースメーカー挿入術を受けられ、84歳で亡くなった。

　Y.M.氏は、家族の発病年齢を考えると、この胸苦しさもなにかの予兆かもしれないと、午後9時過ぎ、かかりつけのI病院へ電話した。救急外来で診ても

らえるということで、すぐに病院に駆けつけた。しかし、週末の時間外のため、いつも診てもらっているK医師は不在で、その晩の当直医はあいにく循環器の専門医ではなかった。

　Y.M.氏の病歴から、当直医は狭心症と診断し、直ちに入院となったものの、救急処置も行われず、翌日曜日になっても心電図の検査をすることもなく、単に点滴注射を受けただけで1日を過ごした。胸の苦しさもとれず、Y.M.氏はこの病院に対して非常に不安を感じ始めた。

　Y.M.氏が胸の不調を感じて2日後、2000年11月13日（月）の午後になってようやく、かかりつけのK医師に診てもらうことができた。それまでベッドで安静にしていたY.M.氏は、その頃には胸の苦しさもだいぶ和らいでいたが、K医師は心電図をとるや否や、「これは大変なことだ」と判断した。K医師の指示でただちに大阪にある循環器専門のS病院に、救急車で搬送された。

　翌日、同病院で心臓の冠動脈撮影を行った結果、右冠動脈に血栓による閉塞部位（#3）が発見された。そのため、直ちに「経皮的冠動脈形成術」（PTCA）が行われた。PTCAにより血栓を取り除き、その部分にステントが挿入され、さらに血栓溶解剤を注入した。その結果、翌日には血栓が溶解したことが確認された。
　S病院では「胸痛発作を起こしてから36時間も無処置であったために、心筋の15％が壊死に陥っていた」と告げられた。手術後、11月20日からリハビリ運動が開始され、気になる症状もなく順調に経過したため、手術から3週間後の12月5日に同病院を退院することができた。

　Y.M.氏は総コレステロール値が高かったので、退院時にはコレステロール低下剤のメバロチンと、冠動脈拡張のため経皮的にニトロ剤テープを毎日1回胸部に貼付するようにとの指示を受けた。さらに、再び発作が起こった時のため、頓服としてニトロ剤舌下錠と、入院中不眠が続いていたので、睡眠導入剤であるハルシオン（0.25）を処方された。しかし、退院時にはリハビリについての指導は特になかった。

　その後、Y.M.氏の体力も回復し、仕事にも復帰した。アスレチック・ジムに通えるほど元気になったが、手術からほぼ3か月後の2001年2月2日、自宅で階段を上ったときに、再び胸痛が起こった。すぐにニトロ剤を服用し、一時的に胸痛はとれたものの、不安になったY.M.氏は、今までの経過や今後の治療方針などについて、十分納得のできる説明を受ける必要があると考えた。S病院を退院したが、主治医が交代していたため、かかりつけのI病院のK医師に相談し

た。

　K医師はすぐにS病院に連絡をとり、その結果、S病院のY部長からY.M.氏に対して、電話で「PTCAを受けた患者では、術後3か月以内にいったん広げた血管の部分が、もう1度狭くなる人が約30％あり、再び狭心症発作を起こすことがあるので、その場合はもう1度PTCAを行うことになる」という説明を受けることができた。
　ところが2月4日の午後12時、再び胸痛が増悪し、救急車で前出のS病院に再入院し、心臓の冠動脈撮影を受けた。今度は前回とは反対側の左前下行枝に狭窄部位（#6）が認められたため、再度、PTCAを受けた。術後1週間の2月10日に退院できたが、新たな主治医のW先生からは、今回の病状について詳しい説明はなかった。

　退院後も経過は順調で元気に過ごしていたが、4月6日、晴天の太陽光の強い朝、庭の除草を行っている最中に狭心症発作を起こし、救急車でS病院に入院した。4月8日に、左冠動脈前下行枝（#6）に再度PTCAを行ってステントを挿入し、4月16日に退院した。

　5月12日、晴天の朝から自宅で庭の手入れのために、枝を鋸で切ったり、スコップで穴を掘ったりしている最中、狭心症の発作が起こった。すぐにニトロ剤を舌下に入れたが発作は治まらず、S病院のY部長に連絡。「昼過ぎても胸痛が治まらなければ大阪に帰られ、できれば入院したほうがよい」と指示を受けた。やがてベッドの上に体を横たえて安静にしていると発作は治まり、胸痛もとれ普通の状態に戻った。

　そして2日後の5月14日に、滋賀県の別荘から電車で大阪に移動し入院となった。冠動脈造影の結果、左冠動脈前下行枝（#9）部位に狭窄を認め、PTCAとステント挿入を行い、5月22日に退院した。

　7月10日、S病院で診察を受け、Y.M.氏は繰り返される発作について、不安であったため、K医師に相談し、S病院のU院長から、説明を聞く機会を得た。Y.M.氏は「自分はエンジニアだから、ある程度のことは理解している。今年6月から主治医が交替したことを機に、過去の治療方針や病状の見通しについて説明をしてほしい」と相談した。その結果、院長から今までの担当医もできるだけのことは行っているが、Y.M.氏への説明不足が不安を招いたと思う旨の説明があった。
　なお、内服薬としてコレステロール低下剤は「メバロチン」、冠動脈拡張用「ミ

リスロール・テープ」、ニトロール内服薬、睡眠導入剤「ハルシオン」を処方されている。

10月24日、冠動脈造影のために入院し、左冠動脈前下行枝(#6)の手前に瘡蓋があり、この堆積物除去のために、DCA (direct coronary angioplasty)を勧められた。

11月21日、S病院に再入院し、左冠動脈の(#6)に対してDCAが行われ、(#9)に対してPTCA、さらに(#7)部位にはPTCAを行い、ステントが挿入された。

2002年6月3日に再入院し、血液検査、心電図、心エコー図検査、胸部X線、運動負荷試験(Ergo)を行い、さらに冠動脈造影を行った結果、(#6)と(#7)の間で、前回DCAを行った箇所が細くなっているため、再度、DCAを勧められ、6月10日にDCAを再度行った。

S病院の医師団は、Y.M.氏はたび重なる心筋梗塞後、狭心症で5回も入院を繰り返しているため、最終的にバイパス形成術の治療法を提案してきた。それまでの自分の冠動脈の病理的な変化について、医師以上に詳しく調べていたY.M.氏は、今回提案された手術が大手術であることから、「バイパス手術によって得られるメリットと、手術をしない場合と比べてどうなのか」という点について、友人でもある私の意見を聞くために受診した。

私は、一般に同一血管に対して3回もPTCAが行われた場合には、それ以上同じ治療を行うことができないことを説明し、最終的な治療の方法としてバイパス手術しか残っていないと判断し、手術を勧めた。

2003年3月31日にY.M.氏は、某心臓センターでバイパス手術を受けた。このセンターでは、希望者に対して食事、運動、薬などについて説明会を行っており、Y.M.氏もそれに参加して有意義だったと話していた。体力も回復し経過も順調で、無事に退院した。

しかし、Y.M.氏は、退院の直後から胃部不快感と痛みが出てきたため、他の消化器専門病院に搬送され、胃カメラ検査の結果、潰瘍ができていることがわかった。幸いに潰瘍に対する適切な治療が行われて胃の調子もよくなり、狭心症の発作が出てから2年半ぶりに、ようやく気になる様々な症状から解放された。現在は、6か月ごとに私のクリニックで心電図をとり、術後の経過を観察しているが、全く問題はない。

第3章

心臓発作を起こした男性の症例
A case of man who developed a heart attack

Y.M.氏の症例で、POSによる診療録を書いてみよう

　POS（問題志向システム）とは、患者の持つ問題点を明らかにし、その問題点の解決のため計画を立て、それに基づいて行った結果を合理的に処理し、診療を行う一連のシステムである。これは1950年代にLawrence L. Weedが卒後教育の一環として、若い医師たちに病歴の取り方や、身体所見の観察結果、彼らの考えをすべてPOSで記載することによって、正確な患者の全体像を知ることができ、今後の医学教育には不可欠の方法であると考えたことに始まる。

　このシステムは、経営管理学や基礎科学においてすでに使われていたもので、Weedはこれを臨床医学に応用したのである。Weedが述べているPOSとは、全人的に患者を診るという概念に基づいた診療録のことであり、POMR（problem oriented medical record）と呼んだ。POMRは、①基礎データ（base data）、②問題リスト（problem list）、③初期計画（initial plan）、④経過記録（progressive note）、⑤退院時の総括（discharge summary）の順に記録する。

　Y.M.氏の症例をもとに、POSによる診療記録をWeedが提唱した単語的な記述ではなく、時間の経過を追って書き直してみよう。

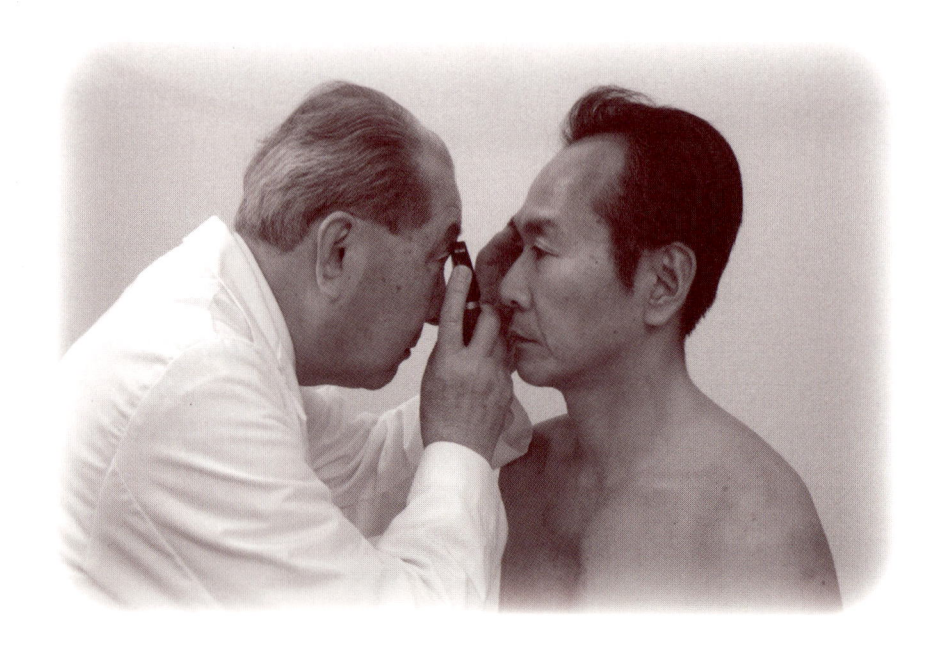

① 基礎データ

1	2000年11月11日(土)、早朝に歩行中、突然、両腕に脱力感を覚え、胸全体が締め付けられるように感じた。自宅に帰り、症状は治まった。
2	その夕方、外食し、妻とアルコールも飲み、食事の後、再び同様の症状を経験した。
3	近くのI病院に緊急で入院したが、循環器の医師も不在であったため、心電図検査も行わず点滴注射のみで、翌週の朝まで1日半、特に処置を行わなかった。
4	11月13日(月)、かかりつけのK医師がY.M.氏を診察し、心電図をとるや否や、心筋梗塞と診断、直ちに大阪の循環器専門のS病院に搬送された。
5	11月14日(火)、冠動脈造影を行った結果、右冠動脈の血栓による閉塞部位(#3)が発見された。PTCAを行ったのち、さらに血栓溶解剤を注入し、翌日、血栓が溶解したことを確認した。
6	11月20日(月)、リハビリ運動が開始され、入院3週間後の12月5日に退院した。
7	2001年2月2日に自宅で胸痛は再発し、2月4日にS病院に再入院した。前回とは反対の冠動脈左前下行枝に狭窄部位(#6)を発見され、PTCAが行われた。2月10日に退院したが、主治医からは特別な指示や、詳しい説明がなかった。
8	4月6日、晴天の太陽光の強い朝、庭の除草を行っている最中に狭心症発作を起こし、救急車でS病院に入院した。4月8日に左冠動脈前下行枝(#6)に再度PTCAを行い、ステントを挿入し、4月16日に退院した。
9	5月12日、晴天で庭の木をノコギリで切ったり、スコップで土に穴を掘っている最中に胸痛が起こった。S病院のY部長に連絡をとったができるだけ早く病院に来るようにと指示を受けた。
10	2日後の5月14日に再入院となった。冠動脈造影の結果、左冠動脈前下行枝(#9)部位に狭窄を認め、PTCAとステント挿入を行い、5月22日に退院した。
11	10月24日、冠動脈造影のために入院した。左冠動脈前下行枝(#6)の手前に瘡蓋があり、この堆積物除去のために、DCA(direct coronary angioplasty)を勧められた。
12	11月21日、S病院に再入院し、左冠動脈の(#6)に対してDCAが行われ、(#9)に対してPTCA、さらに(#7)部位にはPTCAを行い、ステントが挿入された。
13	2002年6月3日に再入院した。血液検査、心電図、心エコー図検査、胸部X線、運動負荷試験(Ergo)を行い、さらに冠動脈造影を行った結果、(#6)と(#7)の間で、前回DCAを行った箇所が細くなっているため、再度、DCAを勧められた。6月10日にDCAを再度行った。 2年の間に6回も入院。最終的にバイパス形成術の治療法を提案された。
14	2003年1月17日、Y.M.氏は医師団から手術しか治療法が残っていないと告げられ、私のクリニックにセカンド・オピニオンを求めた。今までの臨床経過から冠動脈バイパス手術が最善の方法であると判断され、私のアドバイスを受け、手術を受ける決断をした。
15	2003年3月31日、某心臓センターでバイパス手術を受けて成功し、退院することができた。
16	退院後、ストレスによる潰瘍と診断されたが、治療により症状はなくなり、最初の発作から2年半ぶりに健康を取り戻し、経過は順調である。

② 問題リスト（初回の入院に関するもの）

1. ──2000年11月11日、初めて両腕に脱力感と胸全体が締め付けられるような発作を2回起こし、近くの病院に入院した。
2. ──入院したが、心電図などの検査も行われず、未診断のまま点滴のみで、1日半経過。
3. ──2日後の2000年11月13日、心電図検査で「下壁心筋梗塞」と初めて診断された。
4. ──初回の発作で入院した際、専門医不在のため、血栓溶解療法が行われなかった。

③ 初期計画（初回の入院に関するもの）

a) 診断的計画

2000年11月11日の初回の胸痛発作後、直ちに専門病院に搬送する必要がある。

b) 治療的計画

1. ──2000年11月13日、心電図検査の結果、直ちに専門のS病院に搬送された。冠動脈造影により右冠動脈の血栓による閉塞が発見され、PTCAを施行し、血栓溶解剤を注入。
2. ──入院中はリハビリ運動を行い、徐々に退院のための体力を回復させる。

c) 教育的計画

1. ──PTCA後、約30％は3か月以内に再狭窄の可能性があることを患者に伝え、また6か月の間は激しい運動などは避けるよう指示する必要がある。
2. ──高脂血症や境界型糖尿病に対する食事療法が必要である。

④ 臨床経過

Ⓢ：叙述的記録（初回入院から2年間に6回に及ぶ入院を経験）

　会社での健康診断で、高コレステロール値、高脂血症、糖尿病には至らないものの、血糖値の高い境界型糖尿病、洞徐脈と呼ばれる不整脈の一種を指摘された。特に自覚症状もないため、毎日激務をこなしていた。

　2000年11月11日、朝、歩行中に突然、両腕に脱力感を覚え、胸全体を締め付けられたような胸苦しさを感じた。夕方にも外で食事をして帰宅後、再び胸苦しくなった。近くのI病院に入院したが、救急処置も行われず、翌日曜日になっても心電図の検査をすることもなく、単に点滴注射を受けただけで1日を過ごした。

　2日後、11月13日（月）の午後、心電図検査により急性心筋梗塞と診断され、直ちに大阪にある循環器専門のS病院に、救急車で搬送された。翌日、同病院で冠動脈造影を行った結果、右冠動脈に血栓による閉塞が発見された。直ちに「経皮的冠動脈形成術」（PTCA）が行われた。ステントが挿入され、さらに血栓溶解剤を注入した。その結果、翌日には血栓が溶解したことが確認された。手術後、11月20日からリハビリ運動が開始され、気になる症状もなく順調に経過したため、手術から3週間後の12月5日に同病院を退院した（これが第1回目の入院経過の記録である）。しかし、退院時に特に日常生活での注意や説明を受けなかった。

　しかし、その後、左冠動脈の数箇所に狭窄が起こり、2年間に胸痛発作を繰り返し、毎回、PTCAおよびステントの挿入、そして5回目の入院ではDCAを受けるなどの入退院を繰り返した。S病院でも最終的に冠動脈バイパス手術を勧められたために、手術の是非につき、私のセカンド・オピニオンを聞くため、外来を訪れた。

Ⓞ：客観的記述（初回の入院に関するもの）

1.——高脂血症、境界型糖尿病を指摘されており、危険因子があった。
2.——家族歴では父親が心筋梗塞、長姉が人工ペースメーカー挿入術を受け、次姉が脳梗塞にかかった。
3.——毎日、激務をこなし、年齢的にもストレスが多かった。
4.——初回の発作は1日に2回、胸部圧迫感と胸部不快感が起こった。
5.——その日に入院したが、2日後に心電図検査が行われ、心筋梗塞と診断された。

6.──直ちに循環器専門のS病院に搬送され、冠動脈造影の結果、右冠動脈の血栓閉塞による心筋梗塞と診断された。直ちにPTCAを行い、血栓溶解剤を注入された。
7.──3週間の入院後、退院した。

Ⓐ：評価（初回の入院に関するもの）

　これら一連の臨床経過から、家族歴、高脂血症や仕事上の激務など、冠動脈危険因子が認められた。これが要因となって心筋梗塞を起こしたものと考えられる。

Ⓟ：計画（初回の入院に関するもの）

　初回の心筋梗塞を起こした患者の場合は、PTCA後も3か月以内に冠動脈の再狭窄が認められることが多く、血栓溶解剤や抗血小板凝集剤（ワーファリン、アスピリンなど）を経口的に服用し、狭心症などの再発予防を行う。

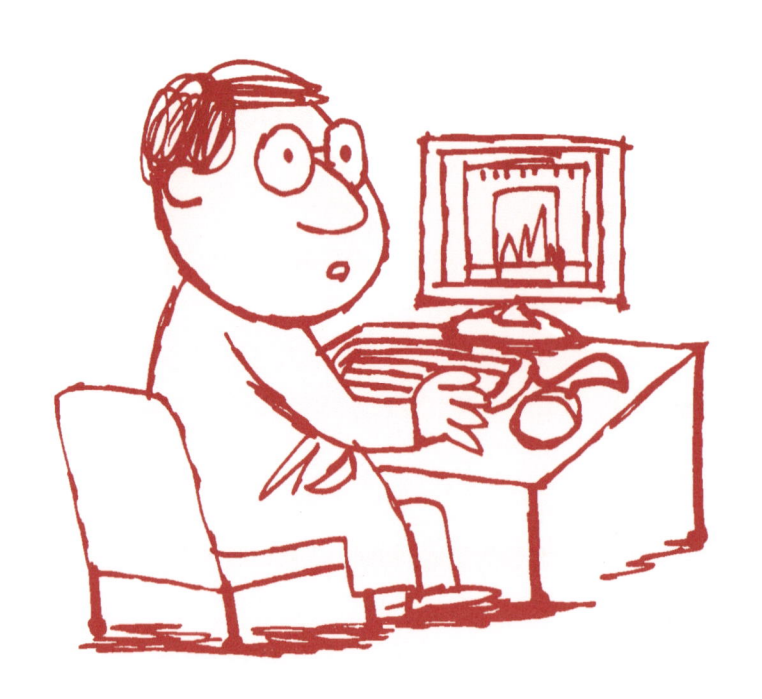

⑤ 総括
（初回の入院から7回目の入院により治癒した経過）

　本症例は2000年11月11日に最初の狭心症の発作を起こしたが、同日に2度目の発作により、病状が悪化した。近くの病院に入院後、2日後に心電図検査が行われ、急性心筋梗塞と診断された。直ちに循環器専門のS病院に搬送され、冠動脈造影の結果、右冠動脈の血栓閉塞による心筋梗塞と診断された。直ちにPTCAを行い、血栓溶解剤が注入された。3週間入院後、退院した。

　2001年2月2日に起こった2回目の発作や、4月6日の3回目の発作は十分な休養をとらずにすぐに活動を開始したことや、太陽の下での作業が誘因となった。太陽の光線刺激により狭心症の発作を誘発する可能性のあることを示唆すべきであった。

　その後、胸痛の再発のため3回PTCAが行われ、ステントを挿入され、2年間に6回の入院を経験した。DCAも行われたが、最終的な治療の方法としてバイパス手術しか残っていないと判断された。某心臓センターに7回目の入院を行い、冠動脈バイパス手術を受け、無事終了した。その後、ストレス潰瘍を起こしたが、治療により症状はなくなり、現在まで経過は順調である。

　以上、私が経験した症例をもとに、POSに基づいて診療録を書き直したものである。診療録は医師のみならず、医療者のだれがみてもわかる明確で、平易な言葉で書く必要がある。それよりも、大部分の大学医学部における臨床実習のなかで、視診、触診、聴診から始まる一連の臨床手技の訓練が積極的に行われていないため、卒業して一人前の医師になっても救急患者への対応ができず、初期治療が行えなかったことが、今回の症例でも明らかである。

　現在も、従来どおりの大学での臨床実習が、観察のみの受動的学習に終わっていたのでは、誤診や医療事故の発生する可能性は十分にあり、一般社会からも「医療の質」を問われることになるだろう。

　それを未然に防ぐためにも、また医師は自分の将来の専門を選ぶ前に、一般医としての総合的な判断ができる能力を身につけなければならない。そして医師は自らの行動にプライドと責任を持って診療に当たることが、最も大切なことである。

　では次章で、どうすれば医療面接の技術を向上させることができるかについて、具体的な方法を紹介しよう。

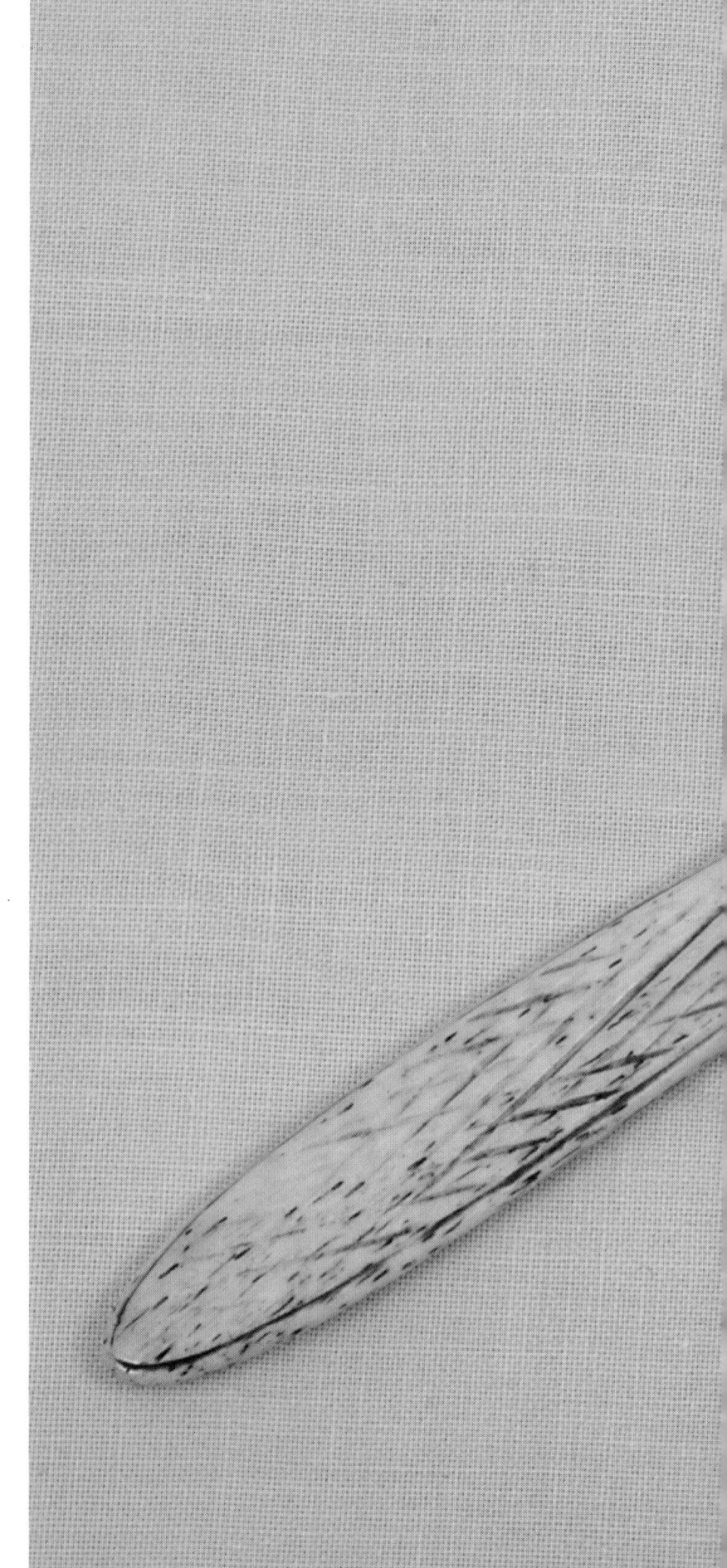

第2章で紹介した聴診器と同じく
象牙製の打腱器で、私の祖父が
ドイツで購入したものです。

第2章で紹介した聴診器と同じく
象牙製の打腱器で、私の祖父が
ドイツで購入したものです。

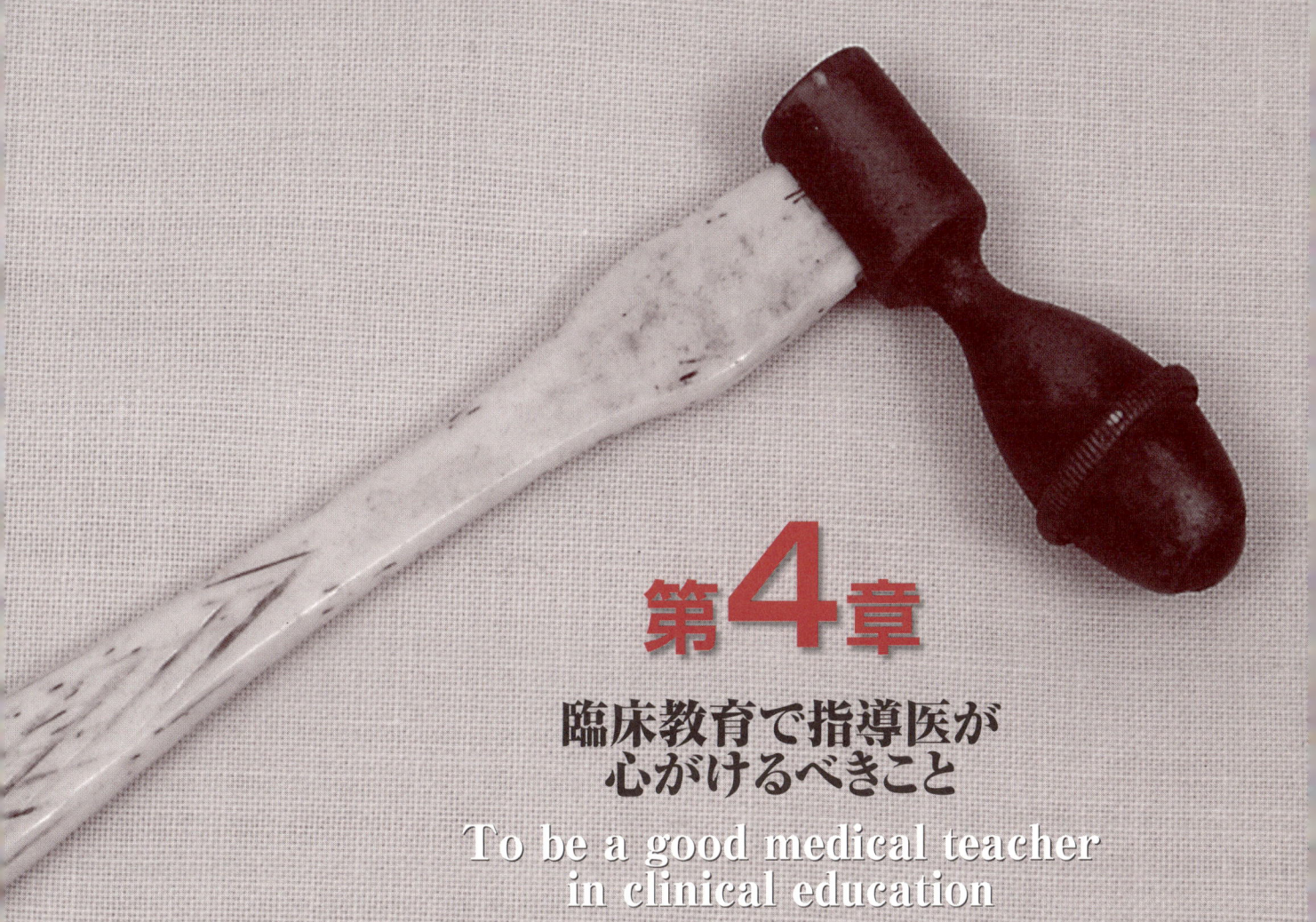

第4章
臨床教育で指導医が心がけるべきこと

To be a good medical teacher in clinical education

第4章 臨床教育で、医療面接を指導するには？

臨床教育で指導医が心がけるべきこと
To be a good medical teacher in clinical education

　前章まで医療面接の仕方、系統歴のとり方や、POSによる診療録の書き方などについて述べてきた。従来の医学教育に関する文献や書籍には、理論的なことは触れられていたが、具体的な実施内容の方法は紹介されていなかった。

　私は今まで神戸大学医学部での講義や全国各地の医師会などの講演会、あるいは社団法人臨床心臓病学教育研究会の研修センターなどで、臨床教育に携わってきた。その経験から、この章では指導医の方々が、学生や研修医に対する実際の臨床教育において、医療面接でどんなことを心がけて指導するのがよいかについて、私の考えを述べてみたいと思う。

① 医療面接のVTR記録

　臨床のあらゆる分野で完璧な病歴をとることは基本だが、面接手技を向上させるためには、会話を録音するだけではなく、実際に学生が患者と面接している状況を視覚・聴覚的に捉えるためにVTRに記録しておくのがよい。もちろん、面接の場面をVTRに記録してもよいかどうかについて、あらかじめ患者の了解をとることが前提となる。

　初めのうち、学生・患者の双方ともにVTRで医療面接を記録されることにストレスを感じるかもしれないが、普通、数分もすればVTRに録画されていることに慣れてしまう。学生の面接時間は30分以内にするのが理想的で、これは後になって貴重な教育資料となる。

　学生が初めての医療面接を行う前に、指導医がVTRに記録した面接のよい例と悪い例を見せることは、面接手技を向上させるためには極めて有効だと思う。その後で、実際に学生が面接したVTR記録を見せると、教育用VTRの面接者の態度と自分の態度を比較することができ、反省すべき点や、患者にどんな質問をすればよいのかというコツがわかることになる。

　特に学生にとって有効なのは、主治医が日常的に行っている診察所見についての説明や、患者が納得のいく治療上の細かい注意など、いわゆる「インフォームド・コンセント」の場面を見せることである。VTRによる説明のほうが、マニュアルを読んだりするよりもはるかに有効なのは周知のとおりである。

VTRに記録された面接内容については、その後で指導医が時間をとり、面接を行った学生や、彼のいるグループの学生たちと一緒に見るのがよい。この際、指導医は学生たちが率直にオープンに話せるような雰囲気を作っておくことが必要だ。

　次に指導医は、患者の主訴を聴くことから始まり、現病歴、過去歴、家族歴、職業歴、日常生活、趣味や嗜好品、その他一連の流れにそって、学生なりに質問する順序を組み立てておくこと、「私は医学生の〇〇ですが、ご病気についてお話を伺わせていただきます」と、ていねいな態度と言葉遣いで挨拶した後で話し出すことが、社会人としてのマナーの基本であると説明すればよいと思う。

　医療面接の指導の際は、VTRによる面接記録を初めから終わりまで学生に見せてから、面接の方法についてディスカッションするのは適切ではないと思う。最近ではビデオカメラ本体に長時間の記録が可能となり、記録された映像を容易にプレイバックできるので、画面を見ながら、指導医が気付いた時点でVTRを止め、どこを改善すればよくなるかということを、学生たちとフランクに討議するのが適切な指導法だと思う。

　患者の表情や態度などを観察することによって、非言語サイン (non-verbal cue) を把握し、医師・患者関係についても理解することだ。前にも紹介したように、人とのコミュニケーションは約9割が非言語サインであるというアルバート・マレービアンの研究結果からも明らかである。面接にはできるだけ専門用語を避け、適切な質問、関連のある質問や様々な状況を設定して行う。そして面接した学生と、VTRを見ていた他の学生を交えて討議するとよい。この教育方法は5年生や6年生にとっても非常に価値があると思われる。

　VTR記録による研修法には、次のような利点がある。

1)　指導医は実際の面接の場に同席しなくてもよい。
2)　学生との討議は都合のよい時間に設定することができる。
3)　記録されたVTR記録を何回でも必要に応じて中断できる。
4)　最も重要な点として、学生自身が自分の面接を見ることができる。

　この方法によって予想以上のインパクトを学生に与え、急速に面接技術を向上させることができる。

② 模擬患者の活用

　次に、どんな方法が医療面接の向上に有効であるかについて述べてみよ

う。第一に、模擬患者を利用することである。模擬患者で訓練を行うことは、初めて医療面接を行う学生にとっては、実際の患者よりも有効である。

　周知の通り、シミュレーション技術が他の分野で実際に応用されている例として、ジェット機のパイロットの訓練がある。パイロットは、昼夜を問わず、世界中のどんな空港にも着陸できるように訓練されている。かつて故ケネディ大統領の指示により、米国航空宇宙局のアポロ宇宙船11号が、シミュレーション訓練を繰り返した結果、1969年に月面着陸に成功したことを思い出していただきたい。

　「模擬患者」に対しては、どんな問題についても自由に討論することができる。本当の患者のように相手を怒らせたり、感情を害することもない。指導医が具体的な説明をせず、学生に医療面接を行わせると、学生は医療面接に不慣れなため、年長の患者に対して不適切な言葉遣いをしたり、ぎこちない態度で単刀直入に患者や家族に接してしまい、相手に不快感を与えてしまうことがある。まず、模擬患者によって訓練することが何よりも大切である。

　「模擬患者」を面接訓練に利用する場合は、何回でも「患者」を訓練することができるし、特に医師・患者関係の面ではこれが大切となってくる。臨床実習の始まった段階で、学生同士が患者役や医師役になり、相互に研修を行うのが極めて高い研修効果をもたらしている。この教育効果を私は2006年春、滋賀医科大学を訪れた時にも実感した。

　「模擬患者」により医療面接技術が急速に向上することが、欧米では約30年前から実施され証明されてきたが、日本ではごく最近になるまで導入されなかった。その理由は、実際の患者でもない健常者を模擬患者として臨床医学教育に使うことは、学問的にも適切な教育方法ではないという保守的な考えによるものであり、模擬患者を養成することへの認識不足によるものであったと思う。この現象はあらゆる分野で見られるようだ。

　医療面接手技の向上が目標であれば、模擬患者になってくれる人材をもっと養成すべきだと、私は考えている。2006年春に、関西の各大学の学生たちとベッドサイド研修を行う機会があったが、多くの学生が自分たち同士で面接実習を体験し、緊張しながらも自分が体験することができた訓練であり、非常に効果的だったと話していた。それは学生が模擬患者になった場合には、「ジェスチャー」（非言語のサイン＝non-verbal cue）を含めて、やがて「医師」あるいは「患者」として、自分の役割を学ぶことになる。私はこの方法が「学生中心学習」を使った臨床教育の最初の段階として、学生が積極的に興味を持って参加できる極めてよい方法だと思っている。

指導医が、臨床実習で心がけるべきことは？

第4章
臨床教育で指導医が
心がけるべきこと
To be a good medical teacher
in clinical education

① 学生の学習状況を見る

　私が察するに、多忙な臨床現場では、学生と患者が面接している状況を指導医があまり見ていないのではないだろうか。指導医は、学生が医療面接を終わった後で症例報告をさせるが、学生が報告している身体所見を実際に診察して得たのか、また学生が個人的に作り上げたのかを、正確にフォローしていないのではないだろうか。

　もし指導医が学生の指導を行わなかったとすれば、卒業間近の学生はベッドサイド診察法を身につけるよりも、国家試験対策用のテキストを丸暗記することを優先し、その結果、卒業して医師国家試験に合格することだろう。実際には、大学中に当然身に付けるべき臨床手技を身に付けていない研修医が、多く見られることになる。

　私はある研修医から、彼が卒業した大学では卒業するまでに聴診に関する授業はわずか3時間くらいで「自分たちで実習するように」と学生の自学自習に任され、聴診の実習がなかったと聞き、驚いた。また、新聞紙上である大学医学部の指導医が、学生に聴診の実習を行わせるには「大学に設置されている心臓病患者シミュレータ「イチロー君」で自習させることで、自分の忙しい時間がセーブできる」と話した記事を読み、唖然とした。指導医は臨床診断に不可欠の聴診手技を積極的に教える必要がある。

　学生が医療面接を行い、患者を診察し、身体所見についての説明を行う一連の臨床実習を観察することは、指導医にとっては確かに退屈な仕事かもしれない。しかし、学生をよく観察し、適切なアドバイスを与えることが指導医の責任ではないだろうか。

　アメリカの臨床教育は"talking medicine"だともいわれている。臨床実習の始まった5年生の学生にいちばん必要なのは、指導医のアドバイスである。私は指導医の方々にかつて自分が経験した時のことを思い出し、理解を持って学生たちをサポートしていただきたいと思っている。

② よい教育環境を提供する

　これはどこの国でもいえることだが、指導医が有名な医師であれば、学生はその医師が経験豊かな臨床指導医であるという印象を持ってしまうだろう。尊敬の念とは自然発生的なものである。指導医が人格的にも学問的にも優れていれば、学生に自然に対応し、フレンドリーな態度で理解を持って接するだろう。その姿勢が学生をリラックスさせて不安感を取り除き、指導医を尊敬し、自由に学習活動ができるようになれると思う。

　学生からよく耳にするのは、指導教官が臨床実習の初めに、十分な具体的オリエンテーションを行わないため、「私たちは何をすればいいのかわからない」といった不安を持つことである。特に5年生の学生にこの傾向が見られる。

　学生は指導医に対して不安感を持っているだけでなく、初めて患者に接することにも不安感を持っている。私は指導医が自らの経験を振り返って、学生に対し「自分も若い頃は君たちのようだった」と話しながら理解を示すことで、学生の不安感を和らげることができると思う。

COLUMN

指導医時代の思い出――"seven samurais"からの贈り物

　1958年から4年間、私はチュレーン大学医学部に留学したが、最初の年、私は病棟で7名の5年生の指導にあたった。当時、故黒澤明監督の『七人の侍』がアカデミー賞をとった後のことでもあり、この映画のことを学生たちもよく知っていた。

　私が彼らのことを"seven samurais"と呼んでいたが、彼らも結構その呼び方を気に入っていたようだ。彼らに対して私は一生懸命に臨床手技を指導し、また、彼らから正しい英語を指導してもらった。

　真剣に取り組んだ1年間の指導の後で、彼らが私の指導に感謝し、記念に腕時計を贈ってくれたことは、今もさわやかな記憶の1ページとして残っている。

③ 研修医の姿勢と指導医の態度

　私のクリニックでは、2005年から淀川キリスト教病院に勤務している研修医2年目の方々に対して、毎年1週間、地域医療研修の一環として研修を行ってきた。過去3年間、研修を行ってきた6名の研修医はいずれも真面目で、私のアドバイスを率直に聞き入れ、外来での診療や心電図判読、心臓病患者シミュレータ「イチロー君」によるベッドサイド手技の研修を実施することができた。

　外来診療で患者の全てを研修医とともに診ることは、診療時間もかかるが、彼らにとって「今日の素晴らしい知識」（today's pearl）として心に残るメッセージを送ったと思っている。

　私の半世紀に及ぶ臨床医の経験や患者に対する姿勢から、研修医たちは多くを学ぶことができたとコメントしてくれた。また、私と過ごしたマン・ツゥ・マンの研修時間が、彼らが将来どんな専門家の道を歩むにしても、人生の貴重な経験になったであろうと思っている。

　指導医は決して研修医を単なる駆け出しの医師として接してはならない。彼らは将来に無限の可能性を秘めている。その研修医が将来一人の立派な医師に育つかどうかは、指導医自らが大学を卒業した時点に立ち返ってみればわかるはずだ。

　最初にも述べた通り、私がインターンとして米国陸軍病院に勤務中、初めて出会ったドクター・ジェームス（Dr. Thomas N. James）の示してくれた素晴らしい臨床医の姿を見ることによって「師との出会いの大切さ」を実感し、私が臨床心臓病医として一生変わらない理念を作り上げることができた。

　私は臨床指導医の方々に、若い学生や研修医に対して先輩としての自覚を持ち、経験した知識や診療のあり方を正しく伝え、後輩を育てることに情熱を持ち、彼らの成長を温かく見守っていただきたいと願っている。

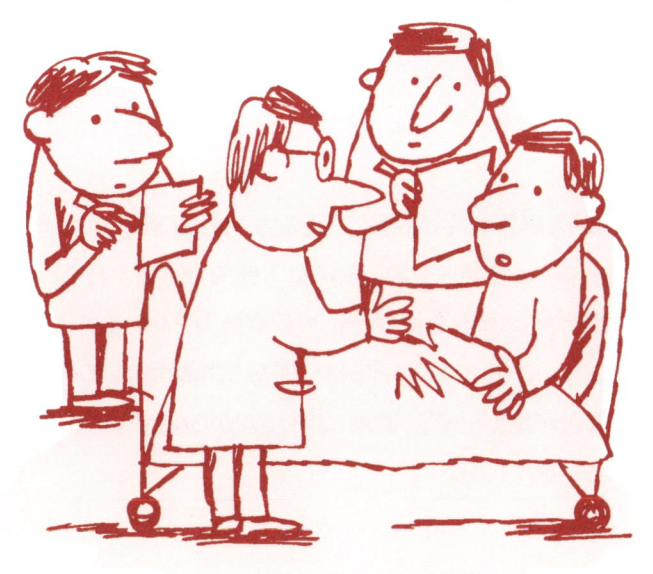

第4章 臨床教育で指導医が心がけるべきこと
To be a good medical teacher in clinical education

指導医には、教育能力を高める研鑽が必要

　最近、読んだ「医学教育者のためのガイドブック」(A Handbook for Medical Teachers)(ニューブル、キャノン共著)の中で、医学教育者、特に指導医の方々に向け、私が日頃考えていた詳細な学生指導の方法などが述べられていることを知り、大いに意を強くした。随所に従来の医学教育では指摘されなかった事実が記されていた。

　日本の大学の文科系、理科系の分野では「教官のための教育コース」が設定されているかもしれないが、大学医学部、特に臨床教育の分野でこれが採用されているとは思えない。その理由は、「いまさら、自分の教え方を変えたり、新しい教育法を勉強したりする必要はない」と考える医師が大半を占めているからだろう。また、従来の臨床教育は、教授や担当教官が「医学教育学を専攻した医師」によって行われていないため、臨床教育は他の分野に比べて、もっとも遅れている分野である。それにもかかわらず、「教官の再教育」を担当教官が考慮しなかったか、それを無視してきたからである。実際にこれを実行するのはなかなか難しいかもしれないが、そのためには医学部でも徐々に考え方を変えていく必要があると思っている。

　近年、OSCE(客観的臨床手技試験)が医師国家試験に取り入れられたことや、2004年から始まった新しい研修医制度によって卒後医学教育は大きく変わった。学生の過半数は卒業した大学病院で従来どおりの研修を行うよりは、臨床に即した教育を行っている有名な研修病院での研修を希望するようになった。毎年、夏に行われる研修病院のマッチングで、学生に人気の高い病院には、定員の10倍以上の希望者がアプライするようになったことからも明らかである。

　また、このような研修病院で指導に当たる方々は、医師としての理念を持ち、社会人としても良識のある判断を示し、さらに実践的な臨床手技を研修医たちに教えるためには教育への情熱を持ち、自らの教育能力を高める研鑽が必要であろうと私は考えている。こうして多くの症例や、優秀な指導医のいる研修病院には多くの優秀な研修医が集まる一方、僻地には行きたがらないという皮肉な結果を生み出していることも事実である。

優秀な臨床指導医の資質とは、何だろう？

第4章
臨床教育で指導医が
心がけるべきこと
To be a good medical teacher
in clinical education

　臨床指導医としての資質を自分が持っているかどうかは、臨床教育に長年携わっている同僚の意見、学生たちの指導医に対する印象や、第三者によって確かめてもらうのがよいかもしれない。これらの資質についてのチェック項目には、次のようなものがある。

- ◆ 学生に積極的に参加するよう促し、ただ見学させるだけにしていないか？
- ◆ 教育に対する積極的な態度を持ち、それを示しているか？
- ◆ 関連した問題の解決のため、自分の教育のやり方を強調していないか？
- ◆ 基礎医学と臨床医学を関係づけ、また実例を挙げた教育に焦点を当てているか？
- ◆ ベッドサイドで学生が患者と面接し、診察しているのをそばで観察し、彼らの手技に有効な助言を与え、彼らの質問に答えているか？
- ◆ 学生に臨床手技を向上させるための機会を与えているか？
- ◆ 患者との特に個人的な関係において、模範的役割を果たしているか？
- ◆ 自分の教育方法が学生に刺激とチャレンジの機会を与えているか？
- ◆ 教育内容は患者中心のものであり、疾病中心のものではないか？
- ◆ いつも学生にフレンドリーで、彼らのガイド役となっているか？

　もし正直にこれらの質問のいくつかに「ノー」と答えたとすれば、どうやら臨床指導医として失格だろう。これらの点に気付き、学生に熱心な対応をするようになれば、学生の指導医に対する態度もさらに真剣なものになるだろう。
　指導医が自分の仕事は研究を最優先にすべきだと考え、また権威主義的な考え方で学生に接して、従来通りの一方的な教育でよいと思っているなら、その指導医は新しい教育に対する順応性に欠けているため、学生を指導することはできないだろう。可能な限り臨床指導医としての優れた資質を身につけることが大切である。

第4章 臨床教育は、どのように実施すればよいのか？

臨床教育で指導医が心がけるべきこと
To be a good medical teacher in clinical education

① 教育プランを立てる

　指導医は学生への教育時間や学生の配属期間、学生の数を考慮に入れて、教育プランを立てるべきである。指導医は自分で何ができるか、また学生の配属期間中に教える内容や、どんな教育をすべきか現実的に考えることが大切だ。

　アメリカでの卒後研修システムが、2004年から始まった日本の臨床研修制度の雛形であることは周知の通りだが、各研修病院によっては教育プランに多少の差が見られる。私は1962年に淀川キリスト教病院の循環器科を担当したが、チュレーン大学の卒後研修プログラムを参考に、病院における各科の研修プログラムをまとめて「オリエンテーション・ブックレット」を作った。

　今からみると完全なものとはいえないが、当時、まだ大学の卒後医学教育システムが十分でなかった時代には画期的なガイドブックとして話題になった。その直後に全国に広がった大学の学園紛争で、インターン制度が廃止された。しかし、卒後研修が全国のほとんどの大学病院でなくなった後も、淀川キリスト教病院では、2004年に新研修医制度が発足するまでの36年間、卒後研修が途絶えることはなかった。

　そのブックレットにも記載していたのが、次に紹介するチュレーン大学の4年生に対する内科診断学のカリキュラムである**(表1)**。

　チュレーン大学医学部では、約3か月にわたる病棟実習での研修コースの間、この研修カリキュラムに従って、教育担当のレジデントが数名の学生を連れ「頸静脈怒張の見られる患者がいれば、学生に見せてやってほしい」と言って、病棟によく現われた。

　「1度に1つのこと」(one thing at a time)とはよく使われた言葉だ。ある日は「頸静脈」、そして次は「頸動脈」というように学生に教えていく、ステップワイズの学習が大切だ。この研修カリキュラムは40年たった今も色あせない。

　教育担当となった指導医は学生の意見をよく聞き、新しい計画があれば、どんなコメントでも聞くようにすべきだ。私の経験から言えることは、臨床教育とは

指導医が思ったように計画が運ばないことが多く、本質的に場当たり的なものではないかと思う。

　入院患者や外来患者の数も多い日や少ない日があるため、1日に様々な疾患に遭遇することはまずない。指導医は学生たちに、研修中に見た各疾病を記録しておくようアドバイスするのが賢明だと思う。最近ではインターネットでかなりの情報が得られるので、学生に病名を検索して調べるように指示するのがよい。

　例えば、日常診療では滅多に遭遇しない「心膜炎」で入院してきたケースがあれば、「心膜摩擦音」を実習期間外でも学生に聴かせるとよい。学生が大学在学中、あるいは研修医の期間であっても、将来、自分が選択する分野が異なる場合には、一生、心膜摩擦音を聴く機会はないかもしれないのだ。

　最近、久し振りに心膜摩擦音の雑音をもって入院した患者を診る機会があったので、多くの研修医にも聴診してもらった。ここで、1日に1つでも新しい知識を得ることが、"today's pearl"であることをもう1度繰り返しておこう。この方法によって研修コースの終わりまでに広い範囲の症例をカバーすることができる。

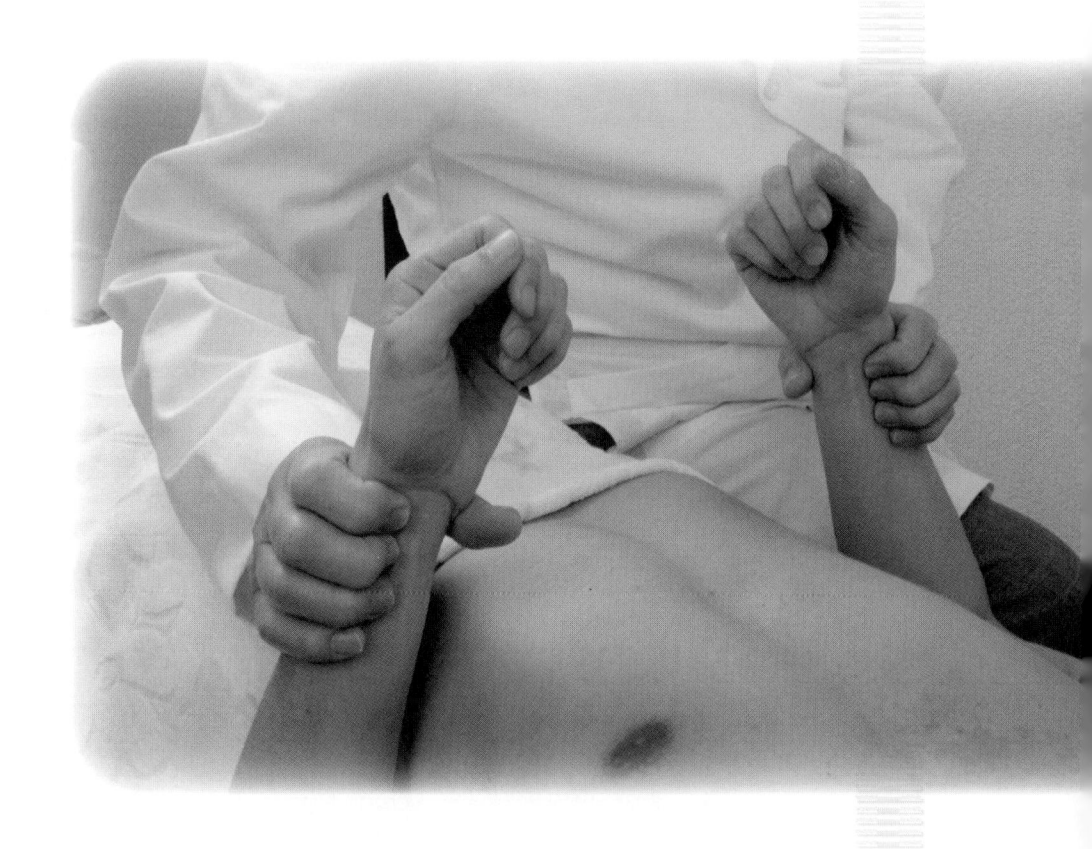

表1 チュレーン大学の4年生に対する内科診断学のカリキュラム

日時	講義	病棟期間	病棟実習	参考図書
2/9	研修コース紹介 患者へのアプローチ 主訴と現病歴	2/9	主訴と現病歴を指導医のもとで患者から聴取する	Major（著者） p.1～20
2/12	過去歴、系統歴 家族歴と社会歴 を聴く	2/15	主訴・現病歴の記録 家族歴、過去歴	Major p.21～30
2/16	完璧な病歴を完成	2/18	過去歴の記録実施 完璧な病歴を完成	
2/19	皮膚疾患の視診	2/19	完璧な病歴の記録実施 よく見られる皮膚疾患	Major p.281～287
2/23	全身状態、体型、顔面、リンパ腺	2/25	全身状態・体型・顔面・リンパ腺の診察	Major p.31～58
2/26	頭部、顔面、口、咽頭と頸部	2/26	今までの診察の実施。頭部・顔面・口・咽頭・頸部の記録（ポケットライト必携）	Major p.59～91
3/4	胸部の視診と触診	3/4	胸部の各部位の確認 胸部の視診と触診	Major p.92～101
3/8	胸部の打診	3/10	胸部の打診	Major p.102～118
3/11	肺の聴診	3/14	肺の聴診	Major p.124～138
3/15	胸部の身体所見	3/17	胸部の視診・触診・聴診所見の記録	Major p.139～154
3/18	胸部疾患における病歴の意義	3/18	胸郭と肺の完璧な診察と記録	Major p.92～154
3/22	心臓の視診・触診・打診	3/24	心臓の視診・触診・打診	Major p.156～170 Burch p.79～88
3/25	心臓（正常）の聴診	3/25	正常心の系統的聴診と聴診所見の記録	Major p.156～170 Burch p.79～88
3/29	心臓（異常）の聴診	3/29	グループ・デモ	Burch p.119～162
4/1	不整脈	4/1	異常心音の聴診	Burch p.267～301 Major p.195～211
4/5	不整脈	4/7	グループ・デモ	Burch p.17～52
4/8	頸静脈圧、血圧、循環時間	4/12	心臓（正常と異常）の診察 頸静脈圧・血圧・循環時間の測定	Major p.195～220 Burch p.52～78
4/12	胸部X線写真と透視による心臓の視診	4/12	心臓の診察、病棟患者の胸部写真を読影	Major p.221～246
4/19	腹部の診察	4/19	腹部の診察	Major p.247～280
4/22	末梢血液疾患	4/22	末梢動脈・静脈の診察 血圧と静脈圧測定	Major p.197～211
4/26	背部と四肢の関節	4/28	四肢の診察	Major p.281～306
4/29	咽頭、頸部、乳房	4/29	外科実習	
5/3	腹部、鼠径部、性器、四肢	5/3	外科実習	
5/6	直腸の触診と直腸鏡による診察	5/6	外科実習	
5/10	消化器疾患の病歴の意義	5/10	完璧な病歴と診察の実施と記録	Burch p.203～220
5/15	高血圧	5/15	完璧な病歴を取り、診察を行うことは、芸術的なものとして症例報告を実施する	Burch p.221～262 p.161～202

COLUMN
アメリカの卒後研修は、1年先輩が後輩を教えるスタイル

　アメリカの卒後研修システムはインターン、1年目のレジデント、2年目のレジデント、そして3年目のレジデントとなり、最後にチーフレジデントとなって病棟のあらゆる責任を持つことになる。

　このように、インターンから順番に上がっていくトレーニングには、1年先輩の者が後輩を教えていくというスタイルができあがっている。彼らは本当に臨床教育に熱心であり、その習慣が現在のアメリカ臨床医学教育の基になっているのである。

COLUMN
アリゾナ大学で、日本の学生が研修を受けて驚いた！

　2006年夏から、アリゾナ大学医学部の私の友人であるゴルドン・A・エーヴィ教授（Prof. Gordon A. Ewy）のもとで、全国から公募した2名の学生（学部5・6年）を4週間、externとして研修を受けさせた。彼らが異口同音に報告してくれたのは、外国人のレジデントやフェローが懇切に指導してくれ、2人のレジデントの意見は全く同じであったこと、もし質問があれば、すぐにインターネットで調べ、最近の文献を紹介してくれたことである。臨床に根ざしたアメリカの臨床教育において、ドクター間の意見が統一されていることに驚いたという。

　日本でも新研修医制度が始まって4年がたった。単なる形式ではなく、後期研修医の方々が積極的に後輩を指導するためには、研修医たちが最新の知見を取り入れ、日本独特の新しい教育方法が生まれてほしいものだと思っている。

② 臨床教育をどこで行うか

　大病院では、臨床経験の豊富な医師が病歴を取って診察を行い、患者に診察結果を見せながら今後の計画を立てていく様子を学生たちが見られる機会は、ほとんどないだろう。多忙な大病院では不可能に近い。理由は指導医が忙しすぎるため、臨床実習に時間を割けないからだ。

　しかし、個人病院あるいはクリニックでの研修のほうが、はるかによい機会を与えられることが多い。これらの医療機関を運営しているベテランの医師たちは、健康保険制度下での人事の問題や医療器具や薬剤の購入、医療経営も含めて医療機関のあらゆる面に精通しなければならない。学生や研修医は専門医たちが患者を診察しながら同時に治療方針を立てるという業務も、余裕を持って実行している姿を見習うことができる。

　もちろん、指導医は多忙な臨床現場で、学生や研修医が親切な態度で、ていねいな言葉遣いで患者に接しているかなどに注意し、患者の感情面の反応に対して配慮をする必要がある。

　現在、医学部にいる学生の悩みの1つは、彼らが実際に患者を診察しうる能力と、指導医が学生に期待することとの間に格差があることである。しかし、それは学生の臨床医学を学ぼうとする積極性にかかっているといってよい。

③ 学生にも準備させる

　私は臨床の教育現場ほど、学生が積極的に参加すべきところはないと思っている。大講堂での講義では、決して臨床医学は身につかない。

　指導医はあらゆる機会に学生と話しながら、患者の病歴や身体所見、サインから臨床診断に結びつく思考過程（clinical work up）を説明し、学生の質問に答えてやり、胸部レントゲン写真、心電図、運動負荷心電図、ホルター心電図や心エコー図など、非観血的検査の結果についても学生と話し合うべきだ。

　臨床教育で強調すべきことは「ベッドサイドであり、バックサイドでない」(bedside, not backside)、つまり学ぶべきは臨床現場であり、講義室などではないということだ。

　1970年代に、神戸大学医学部の5年生に医学英語を通して臨床医学の講義をしていた頃のことである。チュレーン大学で学生やレジデントたちと一緒に

ケース・ディスカッションをしていたように、私が担当していた黒人男性患者の病歴を、講堂の黒板（当時はまだ白板がなかった）いっぱいに書いた。そして、前列の学生に"What is your diagnosis?"と聞いてみた。"……"。順番に聞いていったが、ほとんど"……"の状態である。

そこで仕方なく「だれか、黒人特有の病気で、貧血を起こしてくる病気を知っている人は?」と聞いてみると、いちばん後部の席に座っていた学生から「先生、僕らはまだ習っていません」という答えが返ってきた。確かにそうだ。

私が4年間の留学中に経験した「鎌状赤血球貧血」(sicklemia＝sickle cell anemia)は、黒人に見られる遺伝性変形性赤血球の一種で、低酸素状態になると鎌状になり、この発作の際には脊髄に入って激痛を起こすことで知られている。しかし、学生がまだ見たこともない病気は、教科書の中の知識としてしか頭に入ってこないのは無理もない。

私はその発作を何度も見たが、学生たちはこの症例には全く無関心で、彼らには無縁のものだと感じたのか、その講義は失敗した。確かに今まで見たことも聞いたこともない症例では、学生たちにとってみれば知らないのは当然である。これは、私が backside で話をしたためであった。

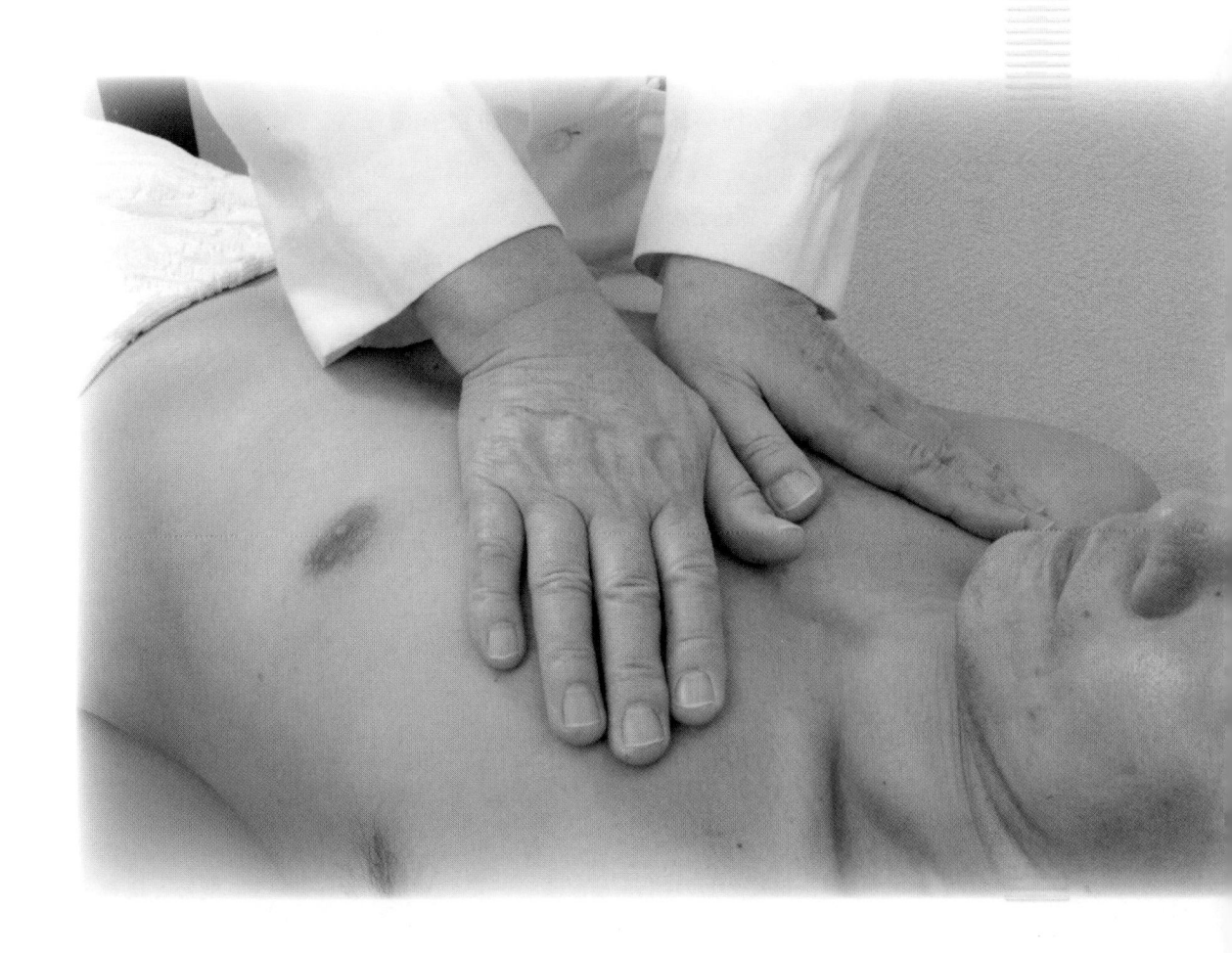

第4章

臨床教育で指導医が
心がけるべきこと
To be a good medical teacher
in clinical education

臨床実習は、患者の問題解決に重きをおく

　従来の臨床実習は、患者の問題を解決するよりは疾病に重点をおいた一方的な教育になりがちだったと思われる。疾病中心の話では現実に患者を前にしていないため、学生は自分たちが積極的に取り組むべき問題ではないと思いがちである。

　これを解決するために指導医は、まず患者の問題解決に重きをおくべきだと考えている。特に慢性疾患患者に対する生活指導のあり方や、終末期医療における緩和ケアの取り組みに関しては、まだ臨床経験の少ない彼らが患者の問題解決に応用するまでには、かなりの時間が必要であるように思われる。

　最近までほとんどの大学で、学生に対して終末期医療の講義や研修は行われていなかった。それは患者を治療することが医療の正の部分であり、患者の死は医療の負の部分であるという考え方が根底にあるからだろう。これは今後、大学の講義に取り入れるべきものだと私は考えている。

　従来の大学医学部では学生に一方的な症例報告をさせるため、学生は臨床講義で正しい診察法を身につけていないにもかかわらず、自分たちで診察を行い、症例報告をしなければならない立場に立たされる。特に試験が迫っている時には、学生は「時間がない」といって臨床実習を避けたり、講義中も全く興味を示さず、試験の準備をしている。

　従来の問題基盤学習（PBL=problem based learning）を取り上げている医学教育では、ほとんどこの特徴が一定しているのは驚きである。

① 教育内容には十分な準備が必要

　もう一度、指導医の方々（レジデントや、病院スタッフ）が、自分が行っている研修（例えば、内科診断学や外科総論など）で、何を学生に教えるべきかをはっきりさせることが重要だと私は考えている。よく耳にするのは臨床講義のたびに、同じような問題だけを取り上げたり、学会発表のように自分の研究結果を話す教官がいるということだ。

　指導医はその日の研修内容について十分準備をしないで、漫然と教育を

行ってはいないかを自分でチェックすべきではないだろうか。「最善の準備」（prepare for the best）を念頭において、指導医は自分が受けもっている研修期間に、学生に何を教えるのかという計画を立てることだ。人気のない講義や臨床実習に学生があまり関心を示さないのは当然である。

② 学生中心学習の導入

　今後は、PBLに変わって新しい教育制度を取り入れることになるのだが、指導医はこれが「学生中心学習」（SCL=student centered learning）であることをていねいに何度も説明する必要がある。学生は講義を聴くという受動的（passive）な姿勢から、自分から勉強する能動的（active）な学習態度に変わらなければならない。

　最初に医療面接を行う際、患者への挨拶から始まり、診察を終了するまでのほとんどの過程を学生自身に任せることを明らかにする。また、配属された病棟の限られた人数の患者の話を聴くだけではなく、全ての患者の話を聴く必要があることを学生たちに強調する。

　従来の大学教育の慣習からすれば、学生はおそらく指導医が症例を準備し、あるいは特別な臨床症例について文献を紹介してくれるものだと期待していることだろう。しかし、SCLでは、指導医が学生に「何をいちばん勉強したいのか」と尋ね、その興味に対して応えられるよう教科書を紹介し、積極的に自己学習をするよう指導していく。

③ 指導医の立場を明らかにする

　指導医は、学生全員に参加してもらうことが臨床教育にとって重要であることを説明し、自らの立場を明らかにすることが先決である。従来の教育のように、大講堂で教官が一方的に講義を行い、学生が椅子に座って講義を聴くという「座学スタイル」（sitting lecture）は、古い教育法となった。
　新しい臨床教育では、指導医は学生たちに向かって、自分は単に"知識の泉"（fountain of knowledge）ではなく、セッションの"舵取り役"（navigator）であることを強調しなければならない。
　私は今までに繰り返し、医師と患者の関係とは"医患共尊"であるという医療倫理を学生や研修医に話している。指導医が学生に対しても自らの理念に

基づいた臨床医としての姿を示し、学生に理解ある態度で接することにより、相互関係がスムーズなものとなり、よい教育環境を提供することになると思う。

④ 臨床問題解決をどう実践するか

私は第3章でY.M.氏のケースをもとに、POSの形式によりいかに問題点を解決するかについて述べてきた。それは、学生や研修医があらゆる知識を使って、できる限り自分自身で患者の問題解決にあたる経験をする必要があるからだ。指導医は、学生に初めから結論を言ってしまうような臨床実習を行ってはならない。

問題解決臨床実習（problem solution clinical learning）とは、単にデータを集めるだけでなく、「指導医が指示したテストは何だったのか?」「それは、なぜ?」「どんな治療をしたのか?」「その理由は?」を順番に行っていくのである(**表2**)。

これは系統的な指示に思えるが、実際にはその指示通りにはいかない。最初、学生がこの教育方法に慣れていなければ、指導医はこの臨床講義の方法を前に進めることができないかもしれない。学生にとってみれば、患者の疾患に関する情報リストや、各種の参考書を自分たちで探すことは厄介な仕事になる。学生は初めのうち、指導医の指示に答えることを嫌がったり、拒むかもしれない。しかし、この方法を続けているうちに、学生も新しい教育法をスムーズに受け入れていくことになるだろう。

表2　問題解決臨床実習（problem solution clinical learning）

順序	● 臨床実習の1週間前に1～2名の学生を指名し、症例発表を準備するように指示する。彼らにその症例に関する全ての臨床的、学問的な文献などについて準備するように話す。
	● 実習を始める前に練習目的を概説する。
	● 準備した学生に患者の主訴について話させたり、あるいは患者に話をさせる。
	● ここで中断。そして、他の学生たちに問題点や診断は何かを尋ねる。
	● さらに多くのデータを提示する。
	● ここで中断。そして彼らの見方が変わったか、そして、その理由は何かについてグループに聞く。

この研修では、学生を過度に緊張させるような雰囲気を作らないことが重要である。1つの方法は指導医自身がそれに加わることだ。まず、指導医が全く知らない症例を学生から提示させることだ。最初は学生の考えを聞くようにし、その後で指導医自身の考えを付け加えればよい。

指導医自身のほうがストレスを感じるかもしれないが、学生たちは経験豊かな臨床医でも、時には正しい判断ができないことや、また他人からのアドバイスや、さらに情報を必要としていることを知ることが重要だと思う。

第4章
これからの臨床教育は、どうあるべきか？

臨床教育で指導医が心がけるべきこと
To be a good medical teacher in clinical education

　すでに話してきたように、従来の臨床教育が、大学医学部にとっても医学生にとっても不適切な点があることは明らかである。従来の臨床教育に代わる方法として、多くの大学医学部で「基本的臨床手技」（basic clinical skills）を教える系統的なコースを導入するようになってきた。この手技とは、医療面接や診察だけに限らず、臨床問題の解決法にも使われるようになってきたのである。

　指導医が新しい臨床教育システムを立ち上げ、それを実行するにあたっては、最初に臨床研修の目的をはっきりさせておく必要がある。これには高学年の学生を対象にして、彼らにカリキュラムに参加させ、教育資料や指導医の時間割、他の教育資料について自由討論（BS=brainstorming）を行い、指導医と学生が一体となって、プログラムを作り上げていく。これが学生中心学習（SCL）である。

　そのためには、学年を10名前後のいくつかのグループに分け、各グループから3名の学生を選び、そのグループの病歴聴取や診察の介助役（facilitator）をさせることである。グループごとの問題基盤学習（PBL=problem based learning）は臨床診断、緊急時の対応、検査結果の分析（臨床化学検査、血液学検査、画像検査）、治療や生活指導、患者教育などが含まれる。学生は自身の学習に多くの責任を持つことになり、指導医と相談して研修時間を組み替えたり、自身の学習活動をもっと自発的に計画するようになる。

　指導医の方々は、文献により多くの独自の臨床教育方法があることを調べ、自分の大学や研修病院に適した方法を選んでいただきたい。現在の欧米の大学医学部では、臨床手技を習得させる教育法が重点的に行われている。「臨床手技ラボ」（clinical skills laboratories）において、シミュレーション（模擬訓練）を使った訓練が各分野で行われていることを絶えず念頭においていただきたい。残念ながら、シミュレータ教育に関しては認識が薄く、多くの大学の臨床医学教育はまだそのレベルに達していないことも事実である。

第4章 実践的臨床教育のための様々なテクニック

臨床教育で指導医が心がけるべきこと
To be a good medical teacher in clinical education

① 医療機器の使用法を指導

　指導医は学生たちに対して、卒業するまでに実際の診療で使われる各種の医療機具や、聴診器以外の基本的な機器が使用できるようになるまで指導する。これらの機器は眼底鏡、耳鏡、直腸鏡、喉頭鏡、注射器、点滴器具、気管支内チューブなどである。正確な操作手技を習得する目的で、それぞれシミュレーション機器があり、シミュレータを使って医療機器の使い方を身に付けることが大切である。

　学生が先輩や同僚の行っている手技を真似し、我流で使用することは危険を伴う。医師法の問題もあり、学生がこれらの機器を初めから患者に使うことは望ましくない。学生は患者を痛めないような状況下で、臨床手技を学ぶ必要がある。もちろん、若干のテクニック（例えば眼、耳、咽喉の診察）は学生同士でお互いに練習できる。

② コンピュータ利用学習法

　最新のテクノロジーと新しい教育法を統合することにより、従来のアプローチに替わる方法として、コンピュータ利用学習法が生まれた。現在、世界中で広くコンピュータが使われるようになり、毎日、あらゆる分野でこれらを駆使することが当たり前になってきた。

　学生にコンピュータによる臨床データ解析や解釈についての手技を学ばせ、アメリカ医師会（AMA）、アメリカ心臓協会（AHA）、アメリカ心臓病学会（ACC）のホームページなどにアクセスするなどの方法により、最新の医療情報を得ることができる。私が理事長を務める社団法人のweb siteでは、E-learning「聴診」により各疾患のバーチャル聴診が楽しめるので、自由にアクセスしていただきたい（ http://www.jeccs.org ）。

　私が言うまでもなく、現在では学生のほうが指導医よりもコンピュータの操作について詳しい。またCDやDVDなどを駆使して、学習内容を広げることができるので、より広範囲の情報を利用することができ、最新の臨床医学教育の知

識に触れることが可能になる。

③ シミュレーション学習法

　シミュレーション学習法は、最近、実践的教育に重要な役割を果たす比率が増えてきた。すぐには入手できないような基礎的データや、高度の手技を何回でも練習できるようになってきた。シミュレーションの種類もかなり幅広くなり、簡単な練習から実践（例えば、採血手技に始まり、バーチャル手術など）を行うことができる。日本の各大学にも「スキル・ラボ」(skills laboratory)ができつつある。

　医学関係の出版社から多くの自己学習用ソフトが出版されているが、優れた双方向性学習が可能な学習ソフトがある。これらは内科的な診察法はもちろん、外科手術をバーチャルに行える内容など、CGを使って体内の生理学的、あるいは病理的変化を手にとるように鮮明に画像として立体的に提供する。これらの教育ソフトを指導医は十分に駆使して、ベッドサイドの診断法の向上にも利用すべきだと私は思っている。

④ 新しい教育プログラムを始めるにあたって

　最近、大阪をはじめ各都市の大学医学部から、私の主宰してきた（社）臨床心臓病学教育研究会（ジェックス）の研修センターに年に数回、心電図や、心臓病患者シミュレータ「イチロー君」を使ったベッドサイド研修のため、医師、医学生や看護師が訪れる。私が必ず行うことは、研修に先立ち、音楽CDを研修室に流すことである。これは参加者にとって非常に気持ちが和み、好評である。

　また、参加者一人ひとりに対して「今日は何をいちばん勉強したいか?」という質問をしている。この質問は研修参加者にとって、指導医である私が彼らと同じ目線で話をするということがわかり、リラックスできるとのことである。私の臨床研修は"medutainment"でもあり、参加する学生や研修医たちの緊張を和らげ、緊張の中にもユーモアがあり、楽しく学生や研修医が学習できるよう、私がガイド役となってその日の研修を行っている。

　多くの指導医の方々も、すでに独自の教育方法で学生や研修医を指導しておられることと思う。私は、新しい教育法を試みる前に、次の5つのことを念頭においている。

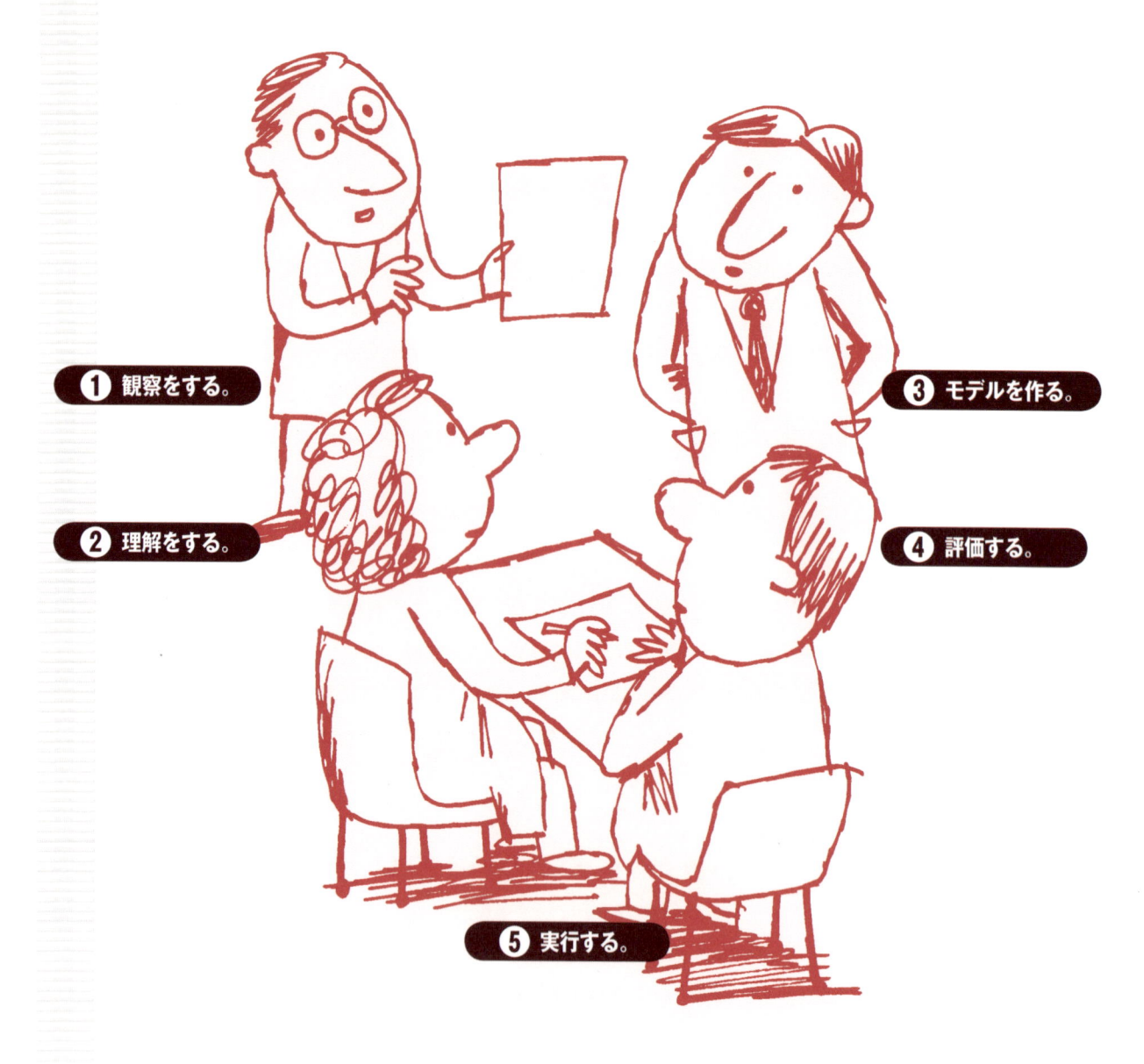

❶ 観察をする。
❷ 理解をする。
❸ モデルを作る。
❹ 評価する。
❺ 実行する。

　つまり、
❶ 学生や研修医の行動や態度を観察し、
❷ 彼らがなぜ、ある問題に対して積極的にならないかの理由を理解し、
❸ それでは教育の仕方をわずかではあるが変えて様子を見る、
❹ 学生や研修医の反応がどう変わったか、または新しい試みを受け入れているかを評価する、そして、
❺ その方法がよいとわかれば1年間、教育に使ってみる。

　人は珍しいものに対して初めは受け入れるが、月日が経つにつれて感激が薄らいでくる。これは教育の場合も同じことであり、10年1日のごとく、自分のスタイルを維持していれば、必ず飽きがくる。そのため、私は講義や研修会のたびに斬新な教育方法を試みている。指導医の方々も「何か新しいことは?」（What is new?）の気持ちで、研修プログラムにチャレンジしていただきたい。

COLUMN
世界に広がる心臓病患者シミュレータ「イチロー君」

　私が過去40年の臨床心臓病学教育の集大成として創りあげたものに、心臓病患者シミュレータ「イチロー君」(simulator "K") がある。実際の心臓病患者から記録された生体情報をコンピュータに入力し、コンピュータ技術とデジタル技術を駆使し、心臓病患者の身体所見（頸静脈波、全身動脈拍動、心尖拍動、心音・心雑音）を再現できるものであり、すでに400台以上が、全国のほとんどの大学医学部や看護大学などに導入され、ベッドサイド教育に高い効果を発揮している。

　「イチロー君」は、今やアメリカをはじめ、アジア近隣諸国やヨーロッパ各国の医科大学にも導入されている。2006年10月に、私はスペインのバルセロナ大学医学部とマドリッド医科大学に招かれ、「イチロー君」を使って指導医のためにベッドサイド診察法を披露する機会があった。両大学の多くのドクターが非常に熱心に研修に参加し、現在、臨床教育に使われている。

　2007年6月、ハワイ大学医学部から3名の学部2年の学生が研修に参加したが、「イチロー君」の教育機器としての素晴らしさを実感したようである。

　2007年8月には7名のロシアの医学生が研修を受けた。2008年5月には、2名のシンガポールの医学生が研修を受け、秋には英国から医学生が研修に参加する。

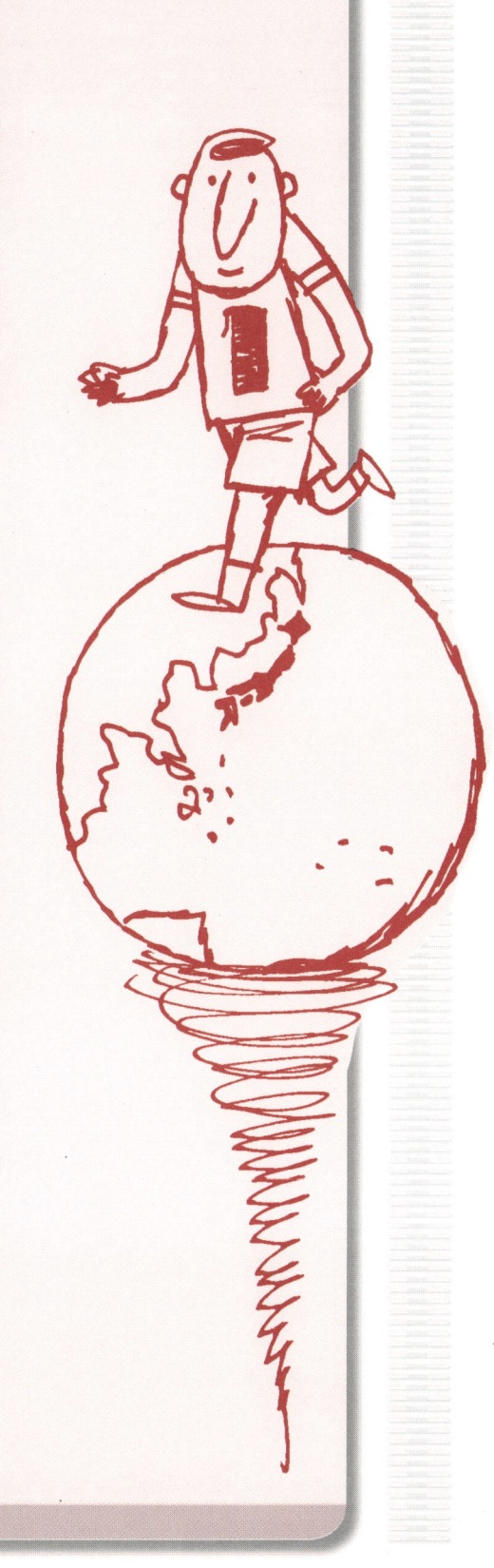

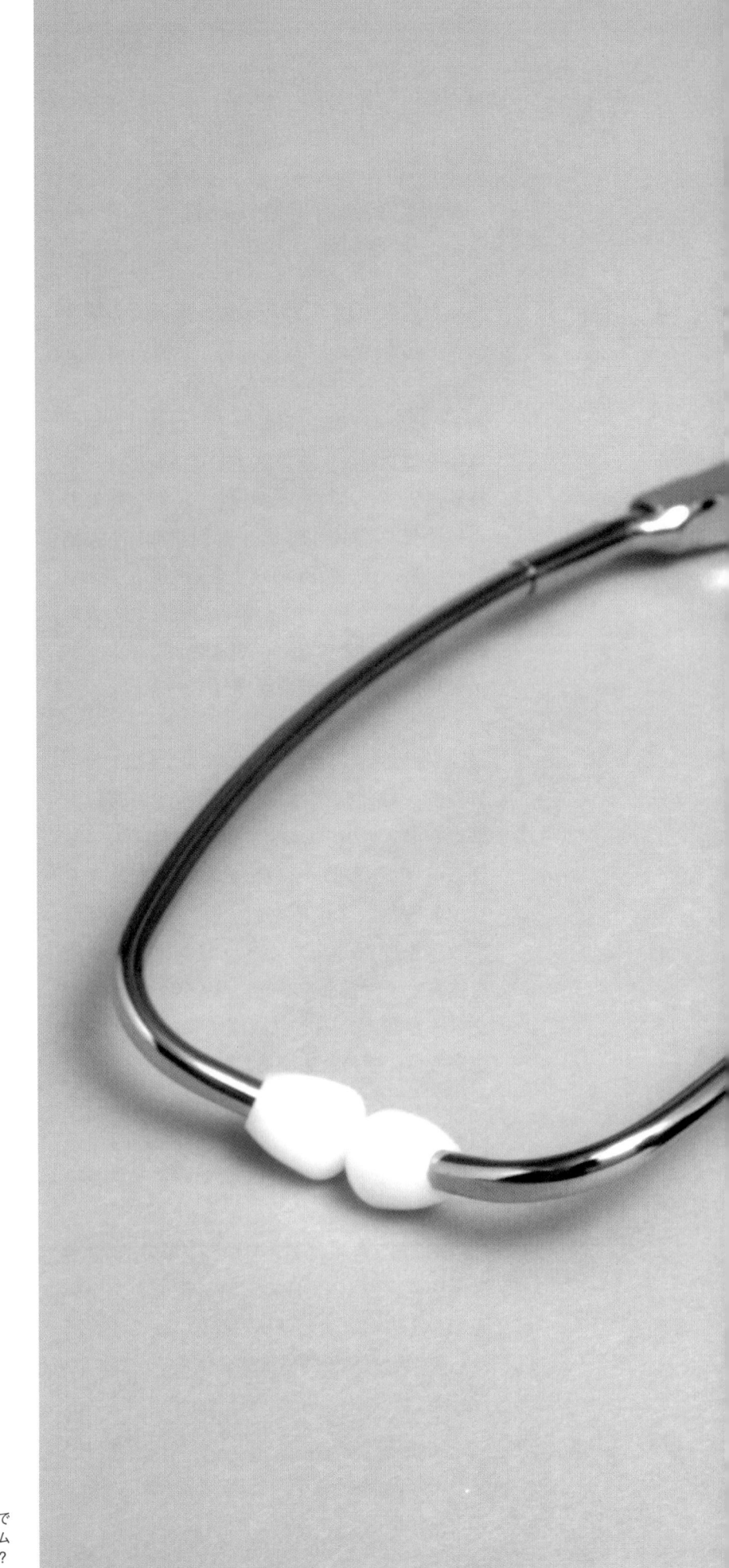

新しいバージョンの木彫りの聴診器。今までの聴診器に比べ、感度が最高です。ドームスコープと呼んでいますがいかがでしょうか?

第5章

ベッドサイド診察法の実践

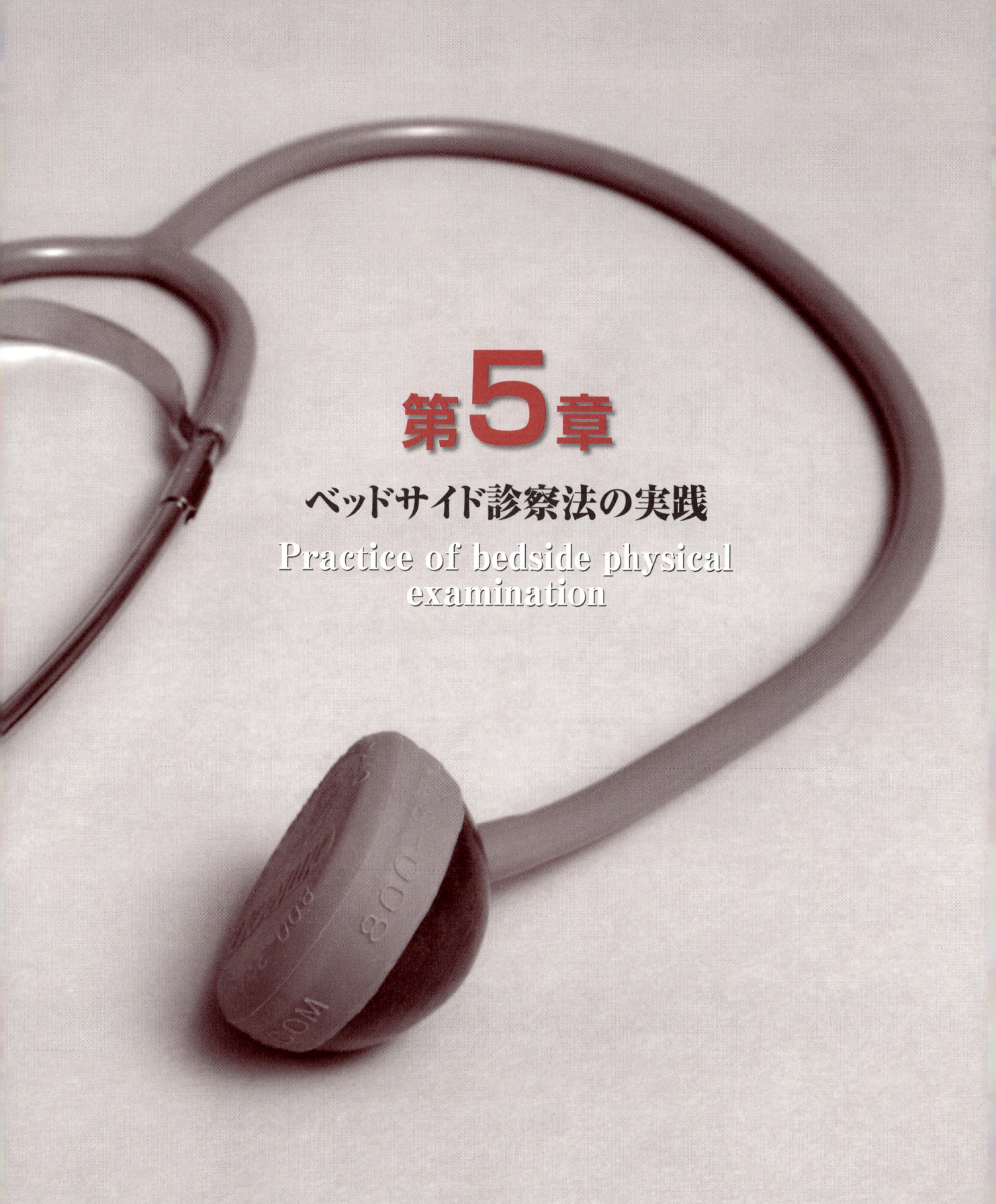

Practice of bedside physical examination

第5章

ベッドサイド診察法の実践
Practice of bedside physical examination

心臓病学の基本は、一心周期における心臓の血行動態

　まず、心臓病学をマスターするための最も基本となる知識は、「一心周期における心臓の血行動態」である。循環器学を専攻している方々には簡単なことだろうが、初めて循環器学を学ぶ人にとっては、これをマスターすれば、心臓病学を50％理解したことになると言ってよいだろう。

　心臓の機能を理解するうえでもっとも大切なことは、心臓の左心系と右心系の2つの「生体のポンプ」が、ほとんど同時に収縮・拡張を繰り返し、一生休むことなく活動しているということだ。

　左心系では、肺毛細管においてガス交換された新鮮な動脈血が、肺静脈を通って左房に入る。左房から左室に入った血液は左室の強力な収縮によって大動脈弁を開放し、大動脈内に入り、全身の動脈を通って全身の組織に送り出されていく。1回の心拍により大動脈内に駆出される血液量はだいたい、体重にもよるが80〜100mLである。左室から拍出された血液量と、全身から右房に還ってくる血液量は等しい。右房に還ってくる血液量が左室の血液量と収縮力を規定するというのが、Frank-Starlingのメカニズムである。

　心疾患にかかると、必ず心臓や大血管の血行動態に変化が現われてくる。この血行動態の変化を「臓器語」(organ language)として捉えたものが、心音の変化や心雑音である。これらの心音・心雑音が心臓の一心周期の間に、心電図の各部分との関係、心機図における各時相、左右の心房、心室、肺動脈、そして大動脈圧の時間的変化とどのように関連しているのかを知るため、一心周期を経時的に分析して考えてみることにしよう。

① 一心周期における左心系の血行動態を理解しよう

❶　両心房から血液が両心室内に送り込まれた後、心室の収縮開始とともに心室内圧は上昇し、左室圧が左房圧を上回る瞬間に僧帽弁が閉鎖する（MC ＝ mitral closure）。その直後に右室圧が右房圧を上回り、三尖弁が閉鎖する（TC ＝ tricuspid closure）。この時相に一致してⅠ音（S1）の主要部分が発生するが、時間的には心電図所見のQRS群の後半部分に一致する。もし、僧帽弁閉鎖不全（MR ＝ mitral regurgitation）があれば、Ⅰ音にかぶさるように全収縮期逆流性雑音（holosystolic regurgitant murmur）が発生する。

一心周期における左心系の循環動態

120mmHg
M　A
* ─── 大動脈弁閉鎖
─── 大動脈圧
大動脈弁開放 ─── ─── 左室圧
僧帽弁閉鎖　僧帽弁開放
左房収縮　　左房圧

O　Ⅳ音　Ⅰ音　ES　Ⅱ音　OS　Ⅲ音　Ⅳ音
拡張期　　　　収縮期　　　　　拡張期

❿ ❶ ❷ ❸ ❹ ❻ ❼ ❽ ❾ ❿
　　　　　　❺

左室容積曲線
頸動脈波
　　　　　　　　　　緩速充満期
　　　　　　　　　　急速充満期

心尖拍動図
A　E
C　　　　　O　RF　SF

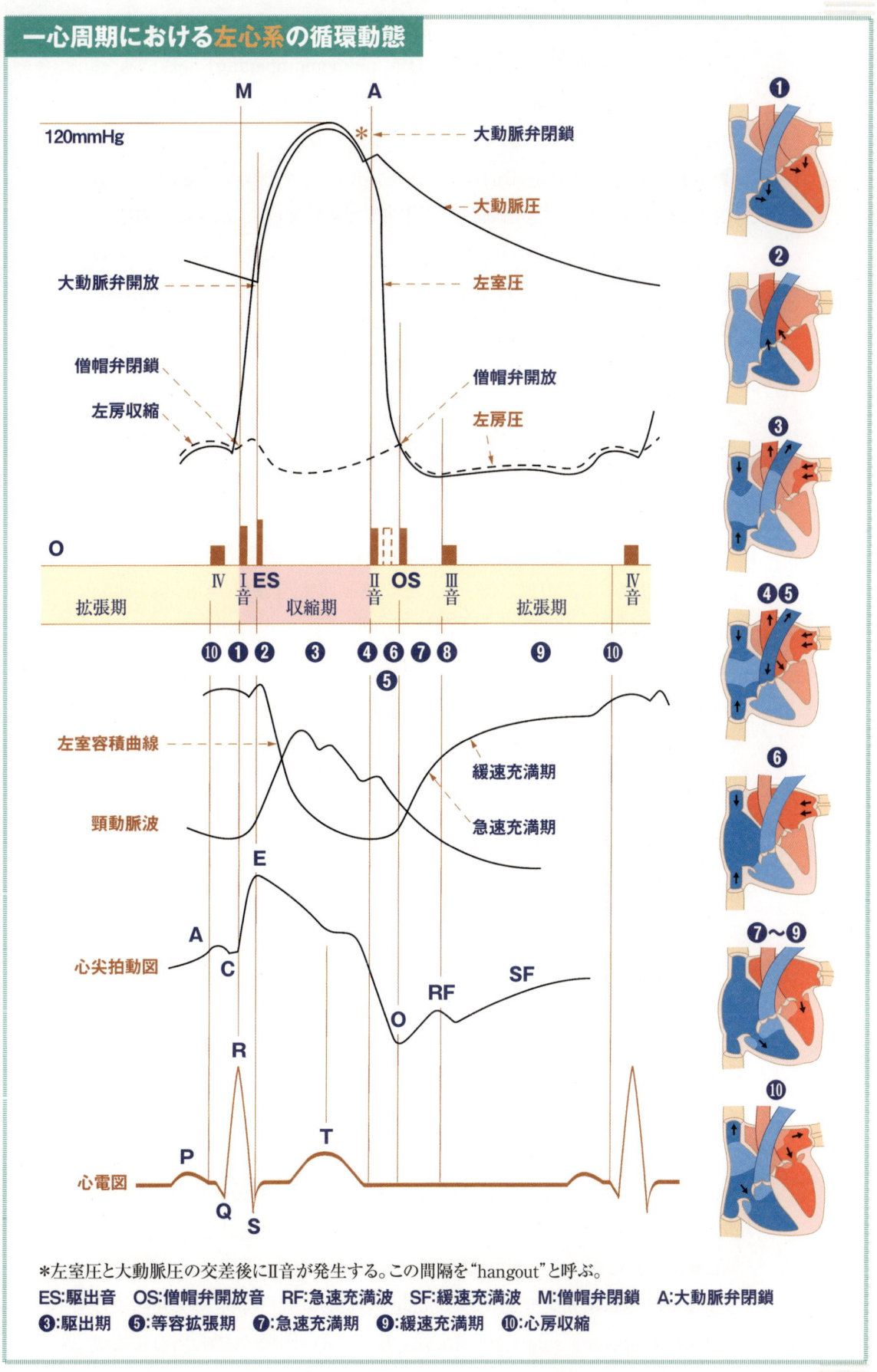

心電図
P　R　T
Q S

*左室圧と大動脈圧の交差後にⅡ音が発生する。この間隔を"hangout"と呼ぶ。
ES:駆出音　OS:僧帽弁開放音　RF:急速充満波　SF:緩速充満波　M:僧帽弁閉鎖　A:大動脈弁閉鎖
❸:駆出期　❺:等容拡張期　❼:急速充満期　❾:緩速充満期　❿:心房収縮

Burch GE:A Primer of Cardiology. Lea & Febiger,1971.

❷　両心室の収縮により心室内圧が急上昇を続け、まず右室圧が肺動脈圧を超えた瞬間に肺動脈弁が開放する（PO = pulmonic opening）。続いて左室圧が大動脈圧を超えた瞬間に大動脈弁が開放する（AO = aortic opening）。大動脈弁の開放によってできる振動が、I音の終末部分を構成する。

❶〜❷までの時間は0.03〜0.04秒で、この時期には心室の収縮が進行しているにもかかわらず、僧帽弁、大動脈弁（三尖弁、肺動脈弁）ともに閉鎖しており、この時期は等容収縮期（isovolumic contraction phase）と呼ばれる。心尖拍動図では、大動脈弁開放に一致して、駆出点（E = ejection point）が見られる。

❸　両心室内圧の上昇は続き、開放した肺動脈弁口部を通って血液は、まず右室から肺動脈へ、続いて左室から大動脈へと拍出される。もし肺動脈弁口部や、大動脈弁口部の狭窄、流出血液量の増加、弁上部、弁下部の狭窄、血流速度の増大があると、この時期に収縮期駆出性雑音（systolic ejection murmur）が発生する。また肺動脈や大動脈の拡張によって、肺動脈駆出音（E）pulmonic ejection sound、大動脈駆出音（E）aortic ejection sound が発生する。時間の経過とともに、両心室内圧は徐々に下降し始める。心尖拍動図では心電図のT波の頂点に一致して収縮後期隆起（ESS = end-systolic shoulder）が見られる。

❹　心室筋の弛緩が始まり、左室内圧はゆっくりと、しだいに急速に下降し、大動脈内圧以下になる。続いて右室内圧も下降し、肺動脈圧以下になる。その直後に大動脈弁が閉鎖し（AC = aortic closure）、肺動脈弁が閉鎖する（PC = pulmonic closure）。

大動脈弁と肺動脈弁の閉鎖は、いったんそれぞれの血管内に送り出された血液の塊が弁口を力強く打つためだと考えられている。この現象によってII音（S2）が発生する。II音は心電図のT波の終末期部分にある。もし、大動脈弁閉鎖不全があると、拡張早期逆流性雑音（early diastolic regurgitant murmur）が、大動脈弁部位から三尖弁部位にかけて聴かれることになる。

❺　大動脈弁閉鎖から僧帽弁開放までの時間は約0.07〜0.10秒であり、徐々に心筋が弛緩を始めるが、大動脈弁も僧帽弁も閉鎖した状態であるため、等容拡張期（isovolumic relaxation phase）と呼ばれる。

❻　左室の拡張に続き、心室内圧は急速に下降する。左室内圧が左房内圧以下になる瞬間に僧帽弁が開放する（MO = mitral opening）。このとき僧帽弁周囲に硬化があると、僧帽弁開放音（OS = mitral opening snap）が発生する。この音は僧帽弁に硬化があっても、まだ柔軟性のあることを示すもので、もし硬化の程度が進むと弁の柔軟性がなくなり、開放音は聴かれなくなる。心尖拍動図では僧帽弁開放点（O = opening point）が見られる。三尖弁開放音（tricuspid opening snap）が、先天性心疾患の心房中隔欠損の場合に聴かれることがある。頸動脈波で収縮中期に見られるのが衝撃波（PW=percussion

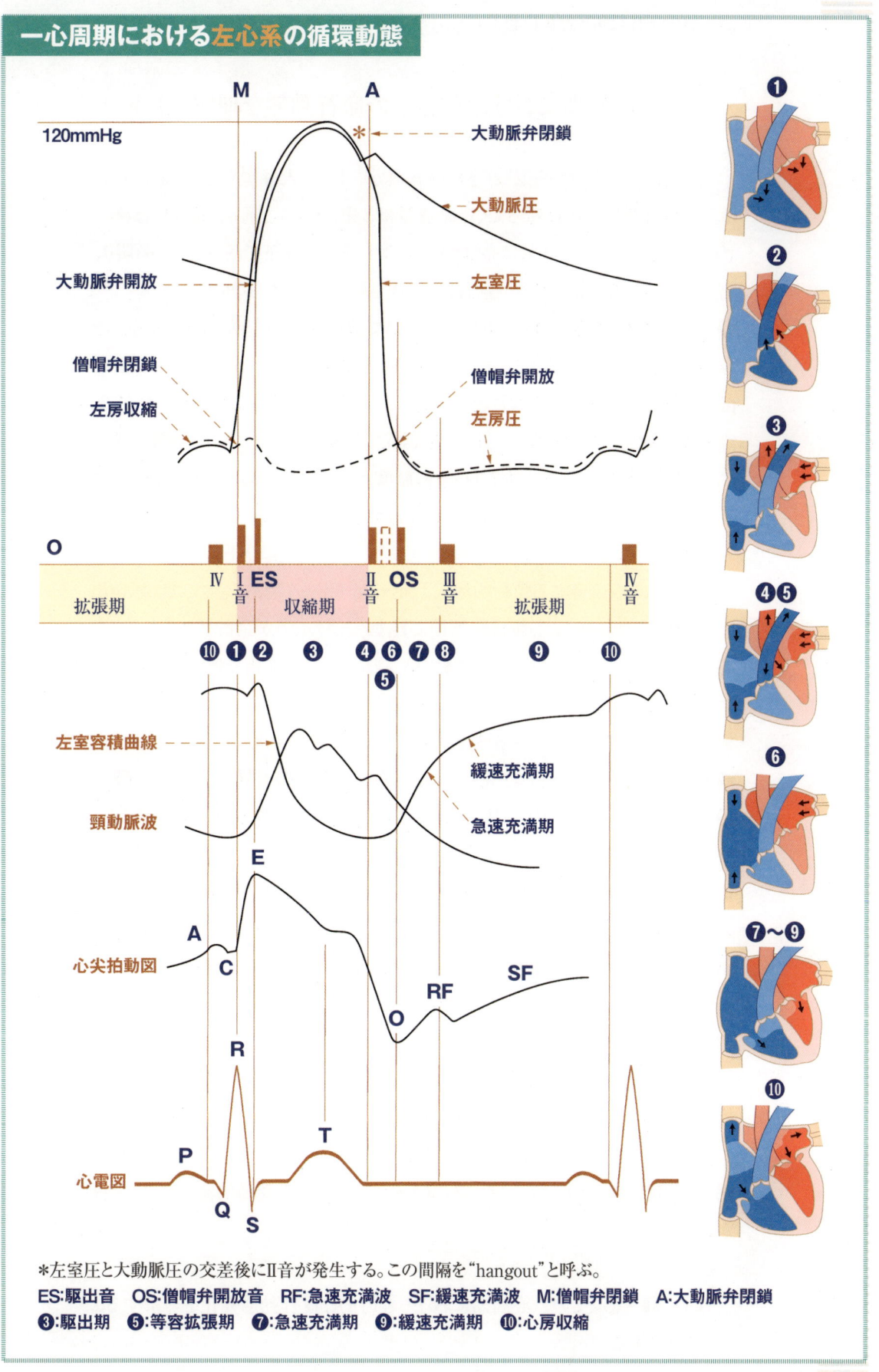

一心周期における左心系の循環動態

120mmHg

- 大動脈弁閉鎖
- 大動脈圧
- 大動脈弁開放
- 左室圧
- 僧帽弁閉鎖
- 僧帽弁開放
- 左房収縮
- 左房圧

| 拡張期 | IV音 | I音 | ES | 収縮期 | II音 | OS | III音 | 拡張期 | IV音 |

❿ ❶ ❷ ❸ ❹ ❻ ❼ ❽ ❾ ❿
　　　　　　　❺

- 左室容積曲線
- 緩速充満期
- 頸動脈波
- 急速充満期

心尖拍動図: A C E RF SF O

心電図: P Q R S T

＊左室圧と大動脈圧の交差後にⅡ音が発生する。この間隔を"hangout"と呼ぶ。
ES:駆出音　OS:僧帽弁開放音　RF:急速充満波　SF:緩速充満波　M:僧帽弁閉鎖　A:大動脈弁閉鎖
❸:駆出期　❺:等容拡張期　❼:急速充満期　❾:緩速充満期　❿:心房収縮

Burch GE:A Primer of Cardiology. Lea & Febiger,1971.

wave）であり、S2の直後に見られるのが津波波（TW=tidal wave）である。

② 一心周期における右心系の血行動態を理解しよう

　右心系では、全身から還ってきた静脈血が、上・下大静脈を通って右房に入る。一心周期に右房に還ってくる血液量は、先に述べた通り、成人では80〜100mLである。この血液量は心臓が正常の生理的条件下で活動している限り、右室から肺動脈を通って肺毛細管に送り出されるまで変わらない。

❼　三尖弁が開くと右房から右室へ、続いて僧帽弁が開くと左房から左室へと急速に血液が流入する。これを心室の急速充満期（rapid ventricular filling phase）と呼び、若年者では急速充満期の終末部でⅢ音（S3）が発生する。30歳以下の健常者では約50％にⅢ音を聴取できる。また僧帽弁口に狭窄があると、僧帽弁開放（OS）から始まり心室に血液が充満するため、心室充満音（雑音）、ventricular filling sound（murmur）が発生する。

　この時期の心房から心室への血液の流入は、心室の圧較差（pressure gradient）によって起こる受動的流入（passive filling）である。ここで、思い出していただきたいのは、心臓は収縮期よりも拡張期のほうが余計にエネルギーを必要とすることだ。それを実際に体験できるのは、輪ゴムを指で伸ばす時に指にかかる力は、伸びた輪ゴムが収縮する時よりもはるかに大きいという物理的な現象からも明らかである。心尖拍動図では、ちょうどⅢ音（S3）に一致して急速充満波（RF = rapid filling）が見られ、心室内容積曲線の上昇と平行する（❽）。

❾　心房から心室への受動的流入による緩速充満期（slow ventricular filling phase）に続いて心房が収縮を起こし、心房内に残った血液を心室内に送り込む。この時期は心房収縮期（atrial systolic period）であり、心房の能動的収縮によって起こった血液の流入である。この時期に心房収縮音（Ⅳ音＝S4）が発生するが、右房の収縮により頸静脈波のa波が生じる（❿）。僧帽弁口に狭窄があれば、心房収縮雑音（atrial systolic murmur）、いわゆる前収縮期雑音1（pre-systolic murmur）が聴かれることになる。

　心尖拍動図では心房収縮波（A = atrial wave）が見られ、直後に心室収縮開始点（C =contraction point）が見られる。三尖弁閉鎖により頸静脈波のc波が生じる。v波は右房の血液充満によって生じる。右室収縮により、x谷の大部分が描かれる。y谷は右房から右室への圧較差による受動的流入によって描かれる。

　以上、❶〜❿までの一心周期における経時的な血行動態変化を理解することが大切である。

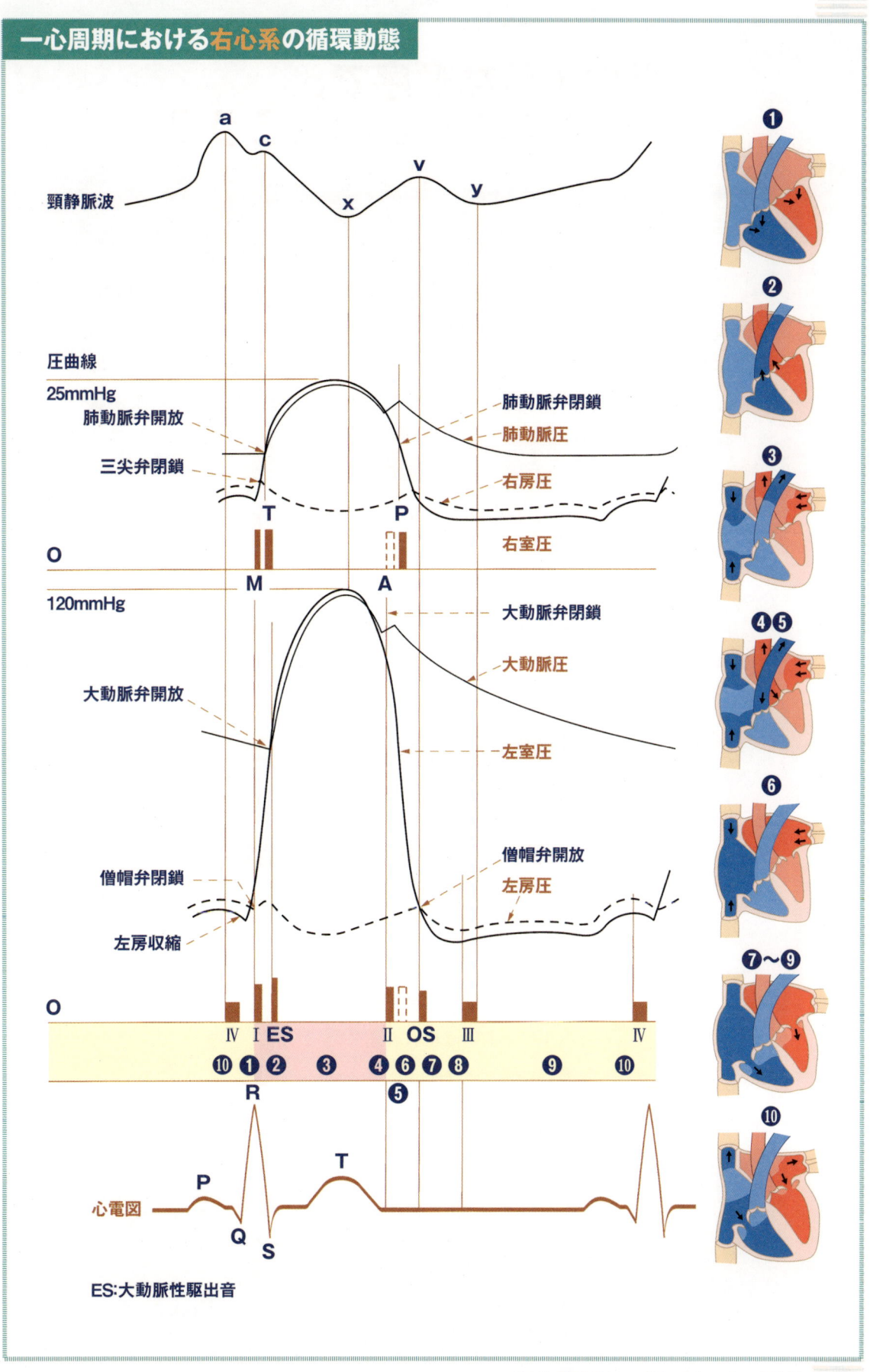

一心周期における右心系の循環動態

頸静脈波：a, c, x, v, y

圧曲線
25mmHg
- 肺動脈弁開放
- 三尖弁閉鎖
- 肺動脈弁閉鎖
- 肺動脈圧
- 右房圧
- 右室圧

T, M, P, A

120mmHg
- 大動脈弁閉鎖
- 大動脈圧
- 大動脈弁開放
- 左室圧
- 僧帽弁閉鎖
- 僧帽弁開放
- 左房圧
- 左房収縮

IV I ES II OS III IV
❿ ❶ ❷ ❸ ❹ ❻ ❼ ❽ ❾ ❿
R ❺

心電図：P, Q, R, S, T

ES：大動脈性駆出音

Burch GE: A Primer of Cardiology. Lea & Febiger, 1971.

第5章

ベッドサイド診察法の実践
Practice of bedside physical examination

どのような順序で、患者を診たらよいだろう？

　心臓病患者に限らず、全ての患者が診察室や救急外来に入った瞬間から診察が始まる。救急車で苦痛のサインを伴って搬送されてきた救急患者に対して、担当医は次の順序に従って患者を診ることになるだろう。救急外来では患者のバイタルサインの把握が第一だ。臨床医はその時、自らの観察眼が試されることになる。

① 苦痛のサイン（外観）……心不全や冠疾患の可能性

1) 努力呼吸、呼吸困難→心不全
2) 喘息、喘鳴→気管支喘息、心臓性喘息
3) 胸痛の有無→虚血性心疾患、胸壁疾患
4) 高体温の発汗→甲状腺機能亢進
5) 低体温の全身性盗汗→ショック状態、心不全
6) 手指が冷たい→ショック状態

② 血圧……心機能異常の可能性

1) 収縮期血圧は?
2) 拡張期血圧は?
3) 立位と仰臥位での測定値に差は?
4) 上下肢あるいは左右の差は?
5) 聴診間隙の有無は?

③ 脈拍……心機能異常の可能性

1) 立ち上がりの強さは?
2) 脈が大きいか? 小さいか?
3) 動脈壁は硬いか? 軟らかいか?
4) 不整脈の有無は?
5) 数の異常は?

④ 呼吸……心肺不全の可能性

1) 数・リズムの異常は?
2) 異常呼吸(チェーン・ストークス呼吸、クスマウル呼吸、ビオー呼吸)は?
3) 発作性呼吸困難は?

⑤ 意識……ショック状態や脳血管系に異常の可能性

1) 呼びかけに反応するか?
2) 皮膚をつねって反応があるか?
3) 瞳孔の対光反射は正常か(縮瞳・散瞳・左右差)?

これらのバイタルサインを救急患者の場合には、すぐに把握することだ。そして診察ができる状態であれば、次に全身状態を調べていくことになる。

⑥ 皮膚の色……心不全や先天性心疾患の可能性

1) 蒼白か、末梢性血管怒張は出ていないか?
2) チアノーゼの有無は?
3) 黄疸の有無は?
4) 色素沈着の有無は?

⑦ 体格……先天性心疾患の可能性

1) 両手(両足)の手指の形状や掌紋の異常はないか?
2) 上肢の両先端の距離が身長よりも長いか(Marfan症候群)?

⑧ 顔面・頸部……先天性心疾患やホルモン分泌異常の可能性

1) 眼球突出(甲状腺機能亢進の可能性)
2) 眼瞼浮腫(甲状腺機能低下の可能性)
3) 青色鞏膜・レンズ脱(Marfan症候群)
4) 頰骨突出(Marfan症候群)
5) 苦痛の表情(心不全、心筋梗塞などの可能性)
6) 翼状首(Noonan症候群など先天性心疾患の可能性)

⑨ 胸部の視診

1) 胸郭の前後径と横径の割合（肺気腫、先天性心疾患の可能性）
2) 胸郭の形状―漏斗胸、鳩胸（心室中隔欠損の可能性）、脊椎垂直症
   （Marfan 症候群の可能性）
3) 胸郭の呼吸性変動

⑩ 頸静脈の視診……右心不全の可能性

1) 座位でも外頸静脈の怒張が見られるか？
2) 肝臓・頸静脈還流が見られるか？

⑪ 心尖拍動の触診……左室拡張・右室肥大の可能性

1) 心尖拍動の位置は正常か？
    胸骨左縁で拍動を触れるか（右室肥大）？
2) 心尖拍動は1回か2回触れるか？

　これが緊急時における診察で把握すべき身体所見である。さらに詳しい診察の実際を見ていこう。

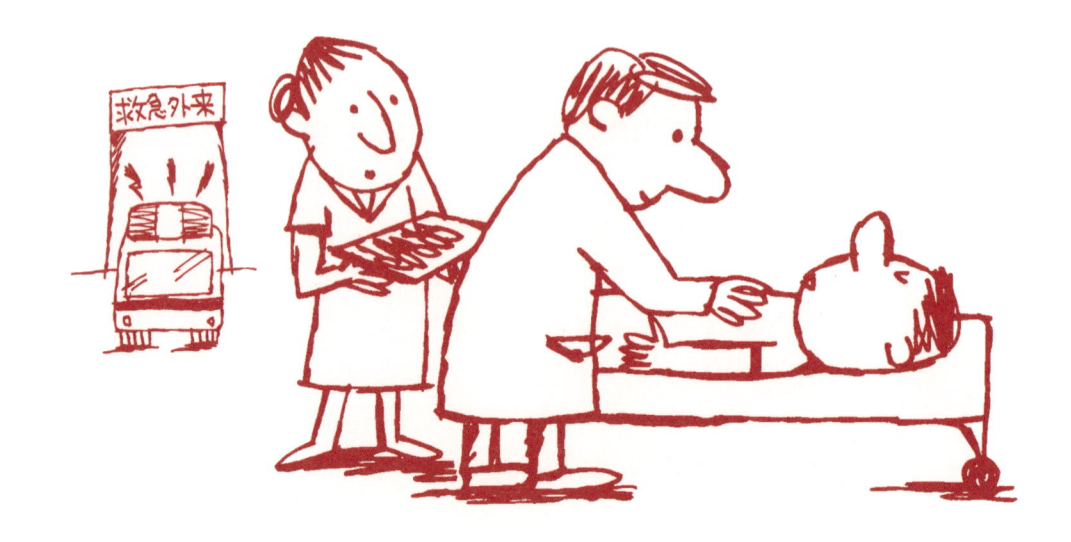

胸部の視診は、何をどのように見たらよいのか？

第5章 ベッドサイド診察法の実践
Practice of bedside physical examination

　いよいよ胸部の視診を行うことになるが、注意すべきことは検者は窓側を背にして、明るい部屋で患者を正面から観察することである。上半身は必ず脱衣させて、患者をリラックスさせ、診察の順序について説明すればよい。胸部視診のポイントは次の通りである。

① 胸郭の変形の有無

　慢性うっ血性心不全患者では、胸郭の前後径と横径の比率が1：1に近づく（健常者では4：5）。これは長期にわたる左室不全のため、肺毛細管圧の上昇に伴い、肺機能を正常化させるための代償性反応と考えられる。

　また左前胸部が膨隆している場合は、先天性心疾患で両心室肥大を伴うものとして、特に心室中隔欠損では鳩胸（pigeon breast）や、脊椎側彎症が全体の40％に見られる。

　後天性心疾患では、幼児期に急性リウマチ熱に罹患し僧帽弁狭窄を起こした症例では、右室肥大のため胸郭を押し上げる結果、左前胸部の膨隆が見られる。

② 心臓の解剖学的位置

　胸郭内の心臓各部位の位置は次の通りである。
1) 大動脈弓＝第1肋骨の高さ
2) 肺動脈＝第2肋間
3) 左心房＝第3肋間
4) 右心房＝第4肋間
5) 心尖部＝第5肋間・鎖骨中線上
　　（正常では胸骨中線から約7〜9cm）

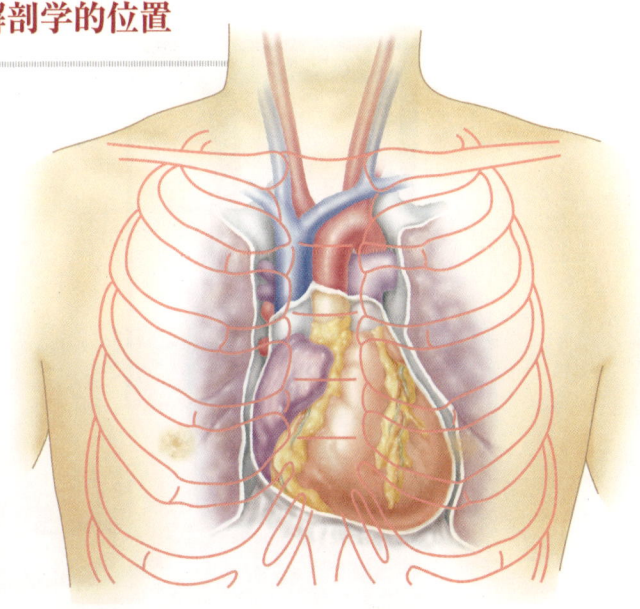

③ 心尖拍動の変化

　　左室の拡張により心尖拍動は左下方に偏位し、拍動の範囲も10円銅貨以上の大きさになる（左室拍動＝left ventricular heave）。右室拡張により心尖拍動はほぼ三尖弁部位で見られる（右室挙上＝right ventricular lifting）。

④ 胸郭の呼吸性変動

　　左右の胸郭の呼吸性変動の有無を見る。慢性心不全患者や慢性肺性心患者では呼吸性変動が少なく、起座呼吸が見られ、胸膜癒着の場合は呼吸により左右の胸郭の拡張に差が見られる。

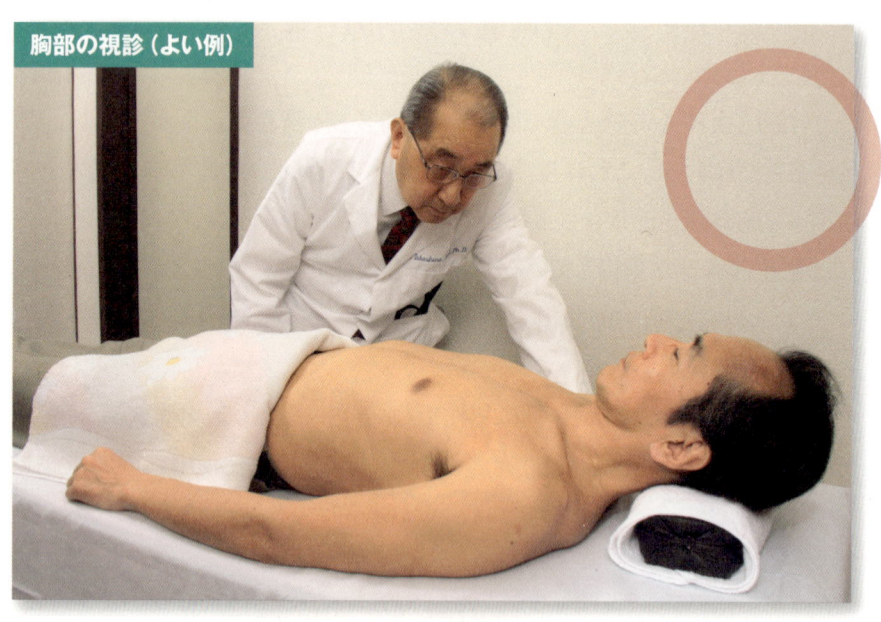

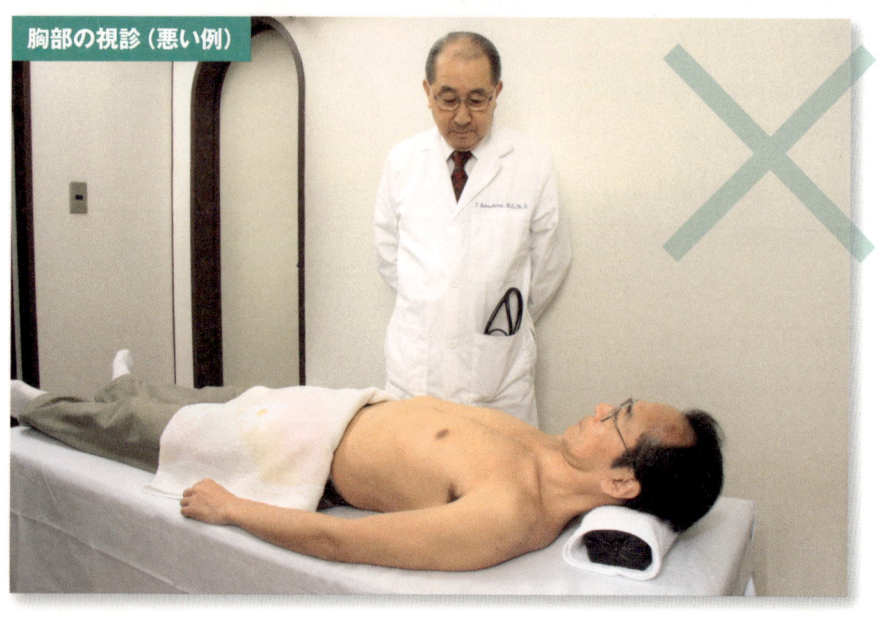

胸部の視診（よい例）　〇

胸部の視診（悪い例）　✕

頸静脈の視診は、ポケットライトを当てて行う

第5章 ベッドサイド診察法の実践
Practice of bedside physical examination

　頸静脈は、触診では情報は得られない。触診することで頸静脈波は消失してしまうからである。頸静脈波は右心系の血行動態変化を表しているが、その圧は水柱10cm（水銀柱でも20mmHg）を越えることはない。右心系の変化はまず頸静脈波に現れる。

　頸静脈の視診は、ポケットライトで患者の左側から光を当てて行う。胸鎖乳突筋の走行にそって頸部のシルエットが外方・内方に動く状態を観察することができる。同様に光を患者の反対側から当てると、外頸静脈の拍動を観察することができる。

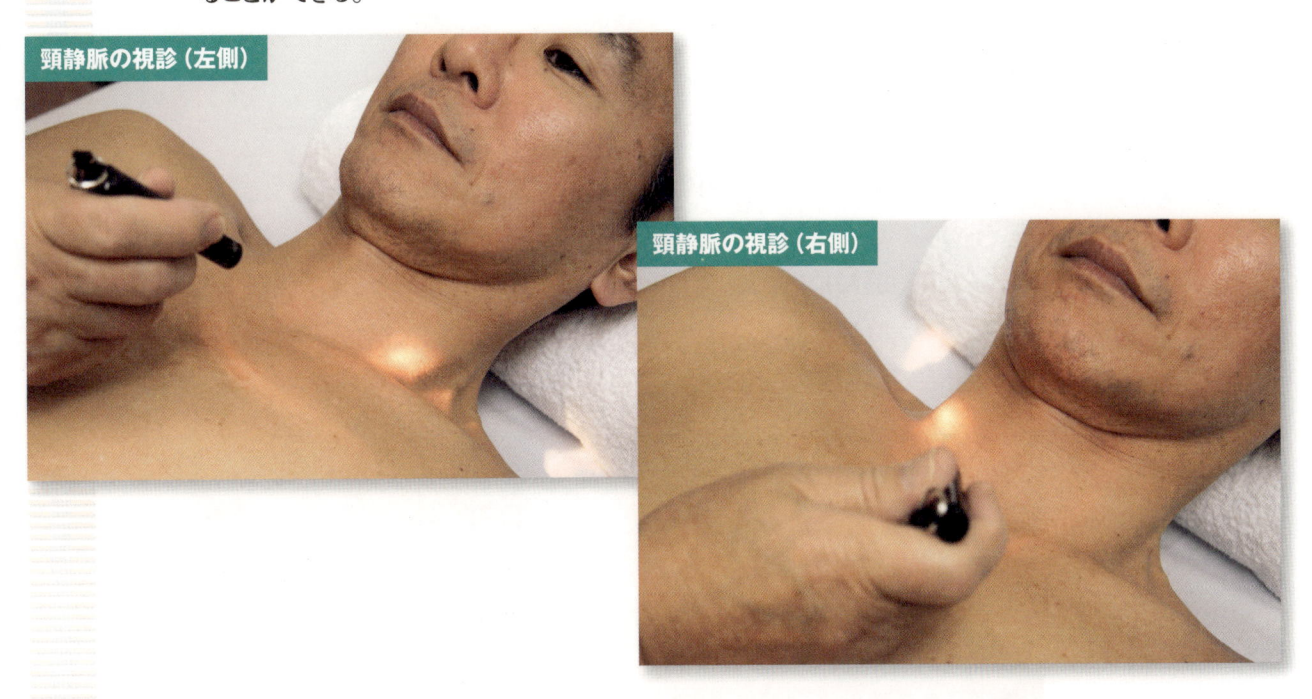

頸静脈の視診（左側）

頸静脈の視診（右側）

　外頸静脈は表在性血管であり、容易に怒張や拍動程度を観察することができる。鎖骨下静脈の部位に静脈弁がないため、観察結果は、右室内の変化を正確に反映していることになる。

　外頸静脈の拍動の頂点を見るには、仰臥位にした患者の体位をギャッジベッドにより徐々に上げ、その拍動の頂点がいちばん見やすい角度にすることである。胸骨角（angle of Louis）から垂直に立てた「センチメータ指」で何センチあるかを測定する。拍動の頂点を見るのは、ものさしに直角の位置に眼を置き、見るのがよい。この値が頸静脈圧（正常＝4.5cm）である。さらに右房の中心ま

での距離は体位にかかわらず 5〜6cm であり、この値と頸静脈圧を加えたものが中心静脈圧（CVP=central venous pressure）であり、ベッドサイドにおける右心機能のパラメータとして極めて重要である。

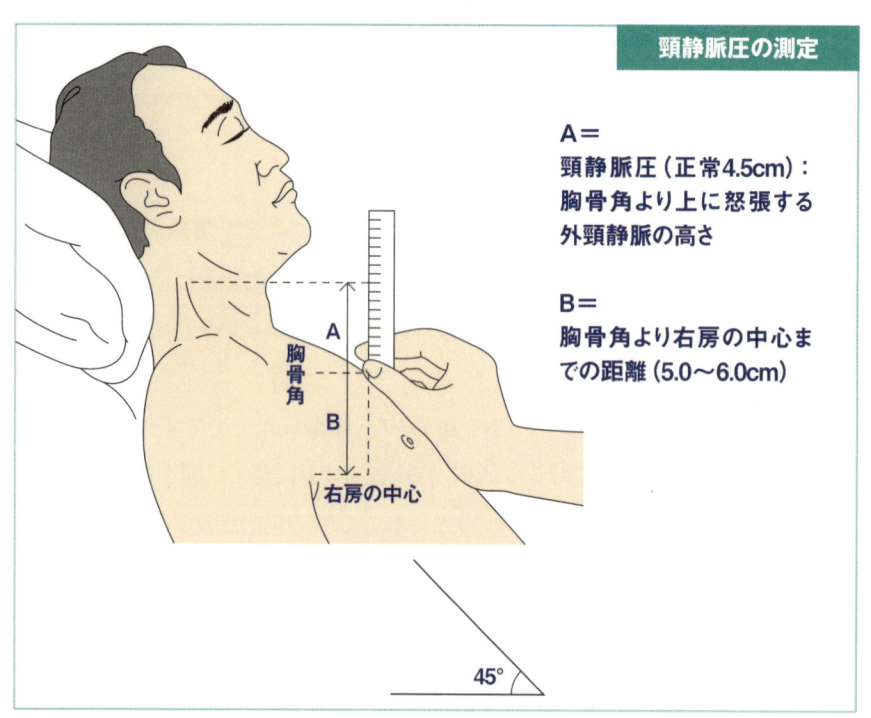

頸静脈圧の測定

A＝
頸静脈圧（正常4.5cm）：
胸骨角より上に怒張する
外頸静脈の高さ

B＝
胸骨角より右房の中心までの距離（5.0〜6.0cm）

頸静脈の怒張や圧の亢進の原因としては、次のものが考えられる。

1) 右室不全　　　　5) 収縮性心膜炎
2) 高拍出状態　　　6) 肺高血圧
3) 体液の増加（輸液時）　7) 心房中隔欠損
4) 三尖弁閉鎖不全　　　　など

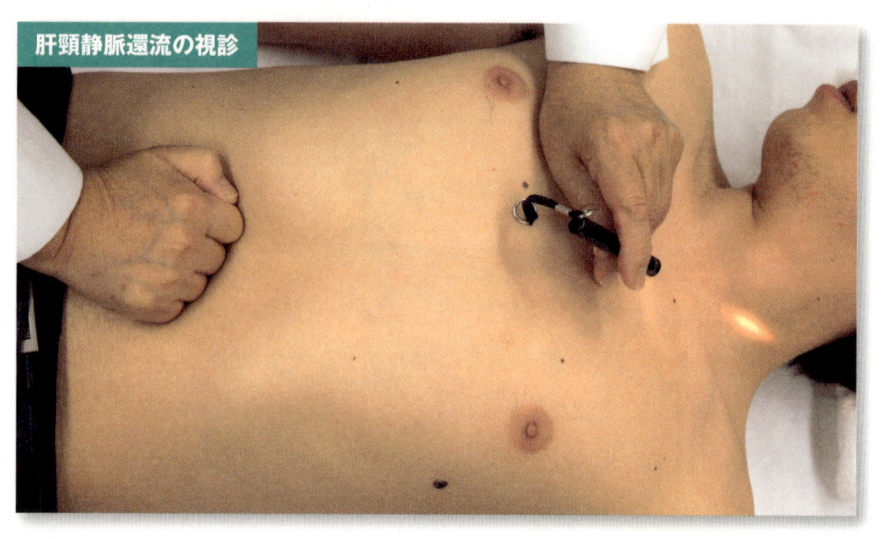

肝頸静脈還流の視診

肝頸静脈還流（hepatic-jugular reflux）は、患者の心窩部に握りこぶしを当てて圧迫しながら、頸静脈を見る。右心圧が高い場合（右心不全）、頸静脈が30秒ぐらいで怒張してくる。これを肝頸静脈還流陽性という。

COLUMN

頸静脈波の名称とその生理学的意義

正常の頸静脈波はベッドサイドで見ることができるが、下図に示す通りa波は右房の収縮の波であり「Ⅳ音」にほぼ一致し、a波の直後に「Ⅰ音」が聴かれる。c波はベッドサイドで肉眼では観察が難しい。v波は「Ⅱ音」の直後に見られる。

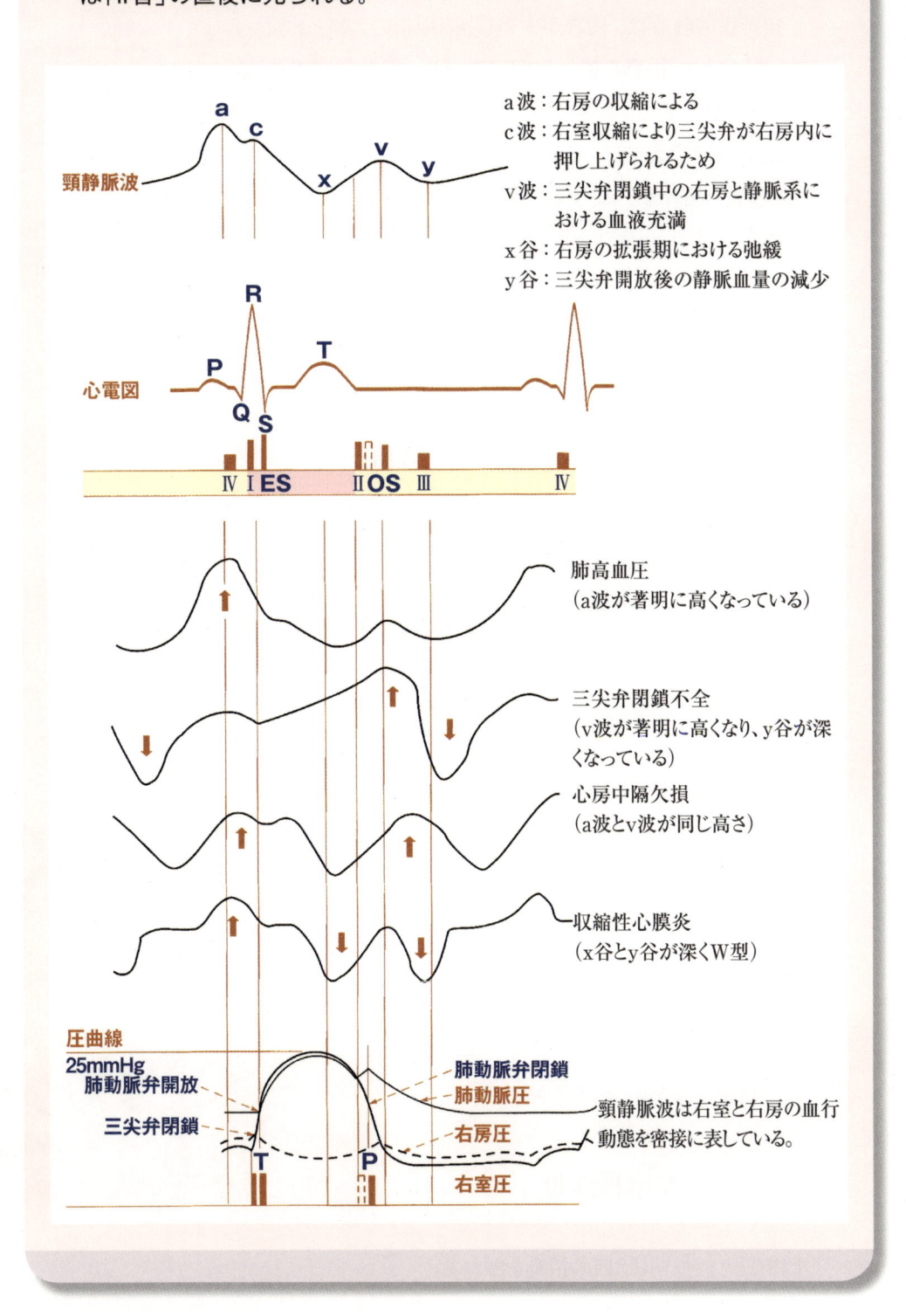

a波：右房の収縮による
c波：右室収縮により三尖弁が右房内に押し上げられるため
v波：三尖弁閉鎖中の右房と静脈系における血液充満
x谷：右房の拡張期における弛緩
y谷：三尖弁開放後の静脈血量の減少

肺高血圧（a波が著明に高くなっている）

三尖弁閉鎖不全（v波が著明に高くなり、y谷が深くなっている）

心房中隔欠損（a波とv波が同じ高さ）

収縮性心膜炎（x谷とy谷が深くW型）

頸静脈波は右室と右房の血行動態を密接に表している。

第5章

ベッドサイド診察法の実践
Practice of bedside physical examination

頸動脈拍動は、左心系の血行動態の変化を表している

　頸動脈の触診は、検者が人差し指と中指の2本を下顎骨のすぐ下に軽く当てることにより、拍動を触れることができる。頸動脈拍動の変化は左心系の血行動態変化を表しており、血圧と脈拍の異常として把握することができる。
　血圧は健常者では120mmHgであり、まず頸動脈の拍動を触れた後に全身の動脈を触れるようにするのがよい。

　健常者では、力強く収縮期に指先を1回押し上げるような拍動を感じる。このタイミングは「I音」の直後である。これは 後に述べるが、心尖拍動と比較するとわずかなズレがある。

① 正常拍動

収縮期に1回拍動を触れる。PW（衝撃波）、TW（津波波）。

② 大動脈弁閉鎖不全

立ち上がりの速い鋭い拍動であり「二峰性脈」、下肢の動脈ではより大きく触れる。

③ 大動脈弁下部狭窄

鋭い拍動とその後に鈍い拍動を触れる。

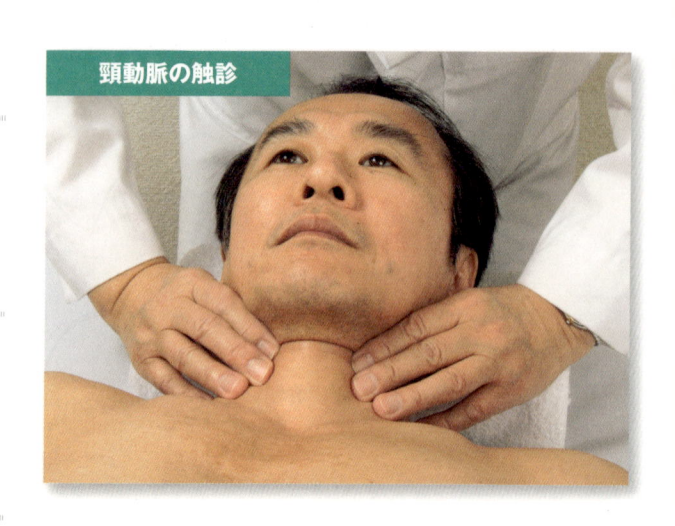

④ 大動脈弁狭窄

振戦を伴う鈍い拍動を触れる。

⑤ 左室機能低下

収縮期と拡張期に2回の拍動を触れる。

全身の動脈拍動を触知する際のポイント

頸動脈の触知に続き、全身の動脈拍動を触知する。触知部位は、1.上腕動脈、2.橈骨動脈、3.尺骨動脈、4.腹部大動脈、5.大腿動脈、6.膝窩動脈、7.前脛骨動脈、8.後脛骨動脈、9.足背動脈などである。

頸動脈も含め、全身の動脈拍動を観察する際には、次のポイントに注意する。

① 脈拍数

成人では、1分間に50〜80回の脈拍数が正常である。

② 不整脈の有無

1) 呼吸性不整脈（生理的不整脈）：呼吸により脈拍数が変わる。
2) 心室期外収縮：時々、脈拍が欠損する。
3) 心房細動：脈拍が全く不整であり、欠損が見られる。

③ 脈拍の大きさと立ち上がりの速さ

1) 大脈・速脈（心拍出量が大きな脈、立ち上がりの速い脈）

1. 大動脈弁閉鎖不全（時に、二峰性脈）
2. 甲状腺機能亢進
3. 収縮期高血圧（老人に多い）
4. 動脈硬化症
5. 多血症（血液量が多いため）
6. 発熱

2) 小脈・遅脈（心拍出量が小さな脈、立ち上がりの遅い脈）

1. 左室の収縮力の低下：心不全や心筋梗塞による
2. 大動脈弁狭窄：大動脈弁口が狭いために拍出量が減少し、時に指先に振戦を感じる
3. 僧帽弁狭窄：僧帽弁が狭いため左房から左室への血流量が減少する
4. 低血圧：一般に心拍出量が少ないため
5. 甲状腺機能低下

④ 脈拍の左右差と上下肢の差

　大動脈弓症候群では脈拍の左右差が見られ、動脈閉塞性疾患では上下肢の差が見られる。

⑤ 二峰性脈

　大動脈弁下部狭窄。肥大型心筋症であり、大動脈弁口の下部が狭いため収縮前期に最初の脈が触れ、収縮後期から拡張期にかけて2回目の触れを感じる。

⑥ 交互脈

　心拍出量の減少のため、脈が大きくなったり、小さくなったりする。
1) 動脈硬化性心疾患　　　3) 左室不全
2) 心筋症（拡張型に多い）　　（かなり心筋の収縮力が低下した時に触れる）

⑦ 動脈の硬さと走行

　動脈硬化による血管壁の弾力性の低下を見る。

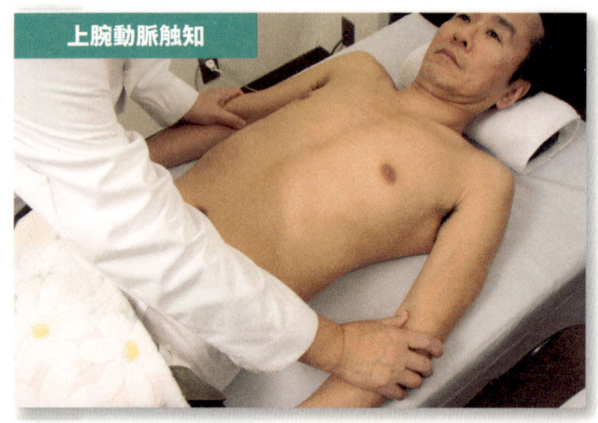

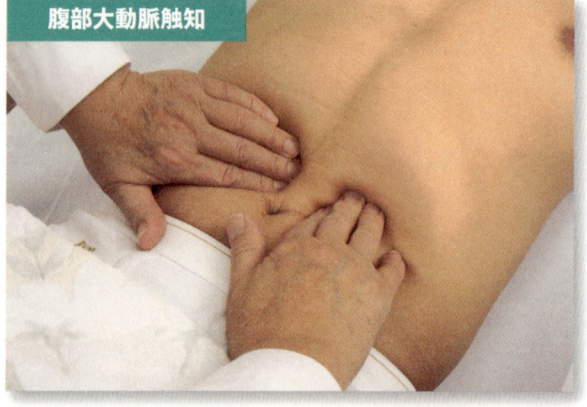

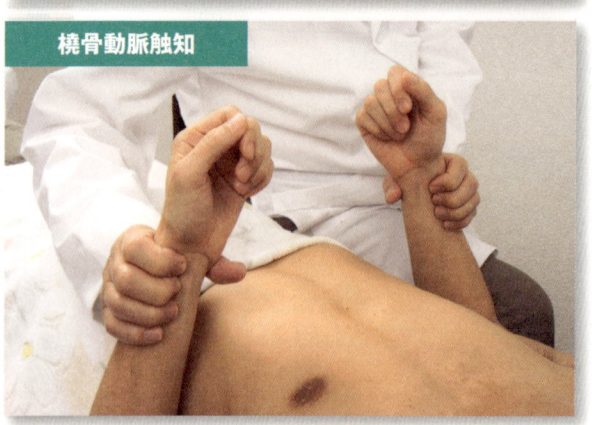

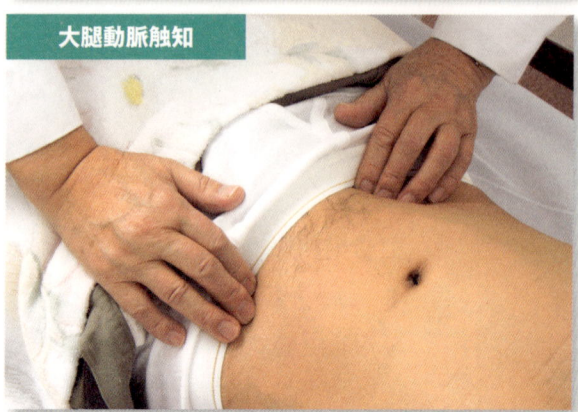

上腕動脈触知

腹部大動脈触知

橈骨動脈触知

大腿動脈触知

心尖拍動は、仰臥位では触れないのが正常である

第5章 ベッドサイド診察法の実践
Practice of bedside physical examination

　心尖拍動の触診は、主に左室拍動を診るものであるが、健常者では仰臥位ではまず触れない。もし触れた場合はすでに異常であり、左室の収縮期（圧）または拡張期（容量）負荷を意味する。胸部の触診では心尖拍動ばかりでなく、スリルを触れる場合も多い。

　心尖拍動の触診は、指をそらすようにして胸壁に軽く触れるのがよい。これによってスリルを発見できることが多い。

　患者を約45度の左側臥位にすると、乳頭直下の部分に収縮期に1回、10円銅貨の大きさに拍動を感じる。左側臥位にしても触れない場合は肥満か、肺気腫など心臓以外の原因によることが多い。

指をそらして軽く触れるとよい。

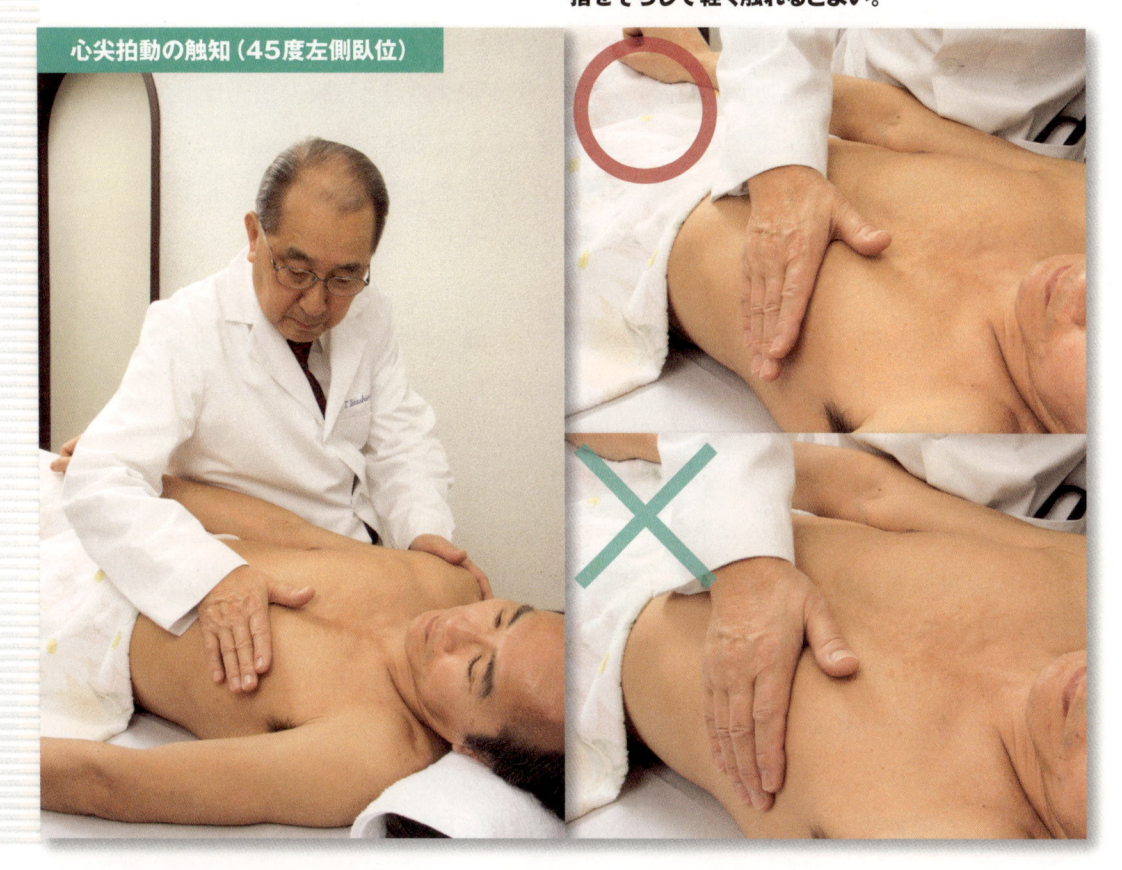

心尖拍動の触知（45度左側臥位）

45度左側臥位での触知

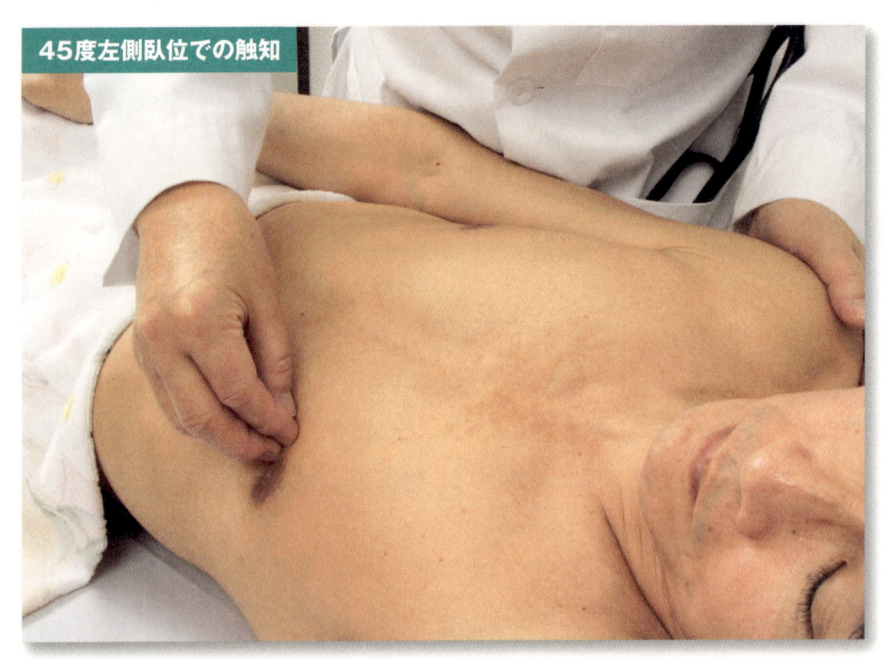

正常の場合、10円銅貨の大きさに拍動を感じる。

　心尖拍動の触診は、聴診だけでは知ることのできない左室肥大や拡張を部位、持続時間、強さの程度によって知ることができる。病態の異常が、拡張早期または拡張末期の過剰拍動（急速充満波や心房収縮波）を触れることによってわかる。

　心尖拍動は、収縮期に第5肋間で鎖骨中線よりわずかに内側に軽く胸壁を押し上げるように1回触れる。左室が肥大すると心尖部は左下方に偏位し、拍動部位は大きく「抬動」(heave) する。右室が肥大すると心臓の拍動は心尖部ではなく、三尖弁部位で「挙上」(lift) する。心尖拍動 (apex beat) は、また心臓拍動 (cardiac impulses) とも呼ばれ、正常の拍動部位以外でも拍動を触れる。

1) 右室拍動：右室の容量負荷が増大した状態であり「三尖弁閉鎖不全」や「心房中隔欠損」の場合、胸骨左縁第3肋間（三尖弁部位）に触れる。
2) 右房拍動：右室の容量負荷と同様、上記疾患で肺動脈弁部位に拍動を触れる。
3) 左房拍動：左室の容量負荷「僧帽弁閉鎖不全」では前胸部で触れる。
4) 肺動脈拍動：肺動脈の圧・容量負荷「肺高血圧」「心房中隔欠損」で触れる。
5) 異所拍動：心筋梗塞後にできた「心室瘤」の拍動を乳頭付近で触れる。
6) 振戦（スリル＝thrill）：「心室中隔欠損」などの大きな心雑音のある場合に触れる。
7) 左室拡張による拍動：正常の心尖拍動より左下方に移動し、大きく触れる。

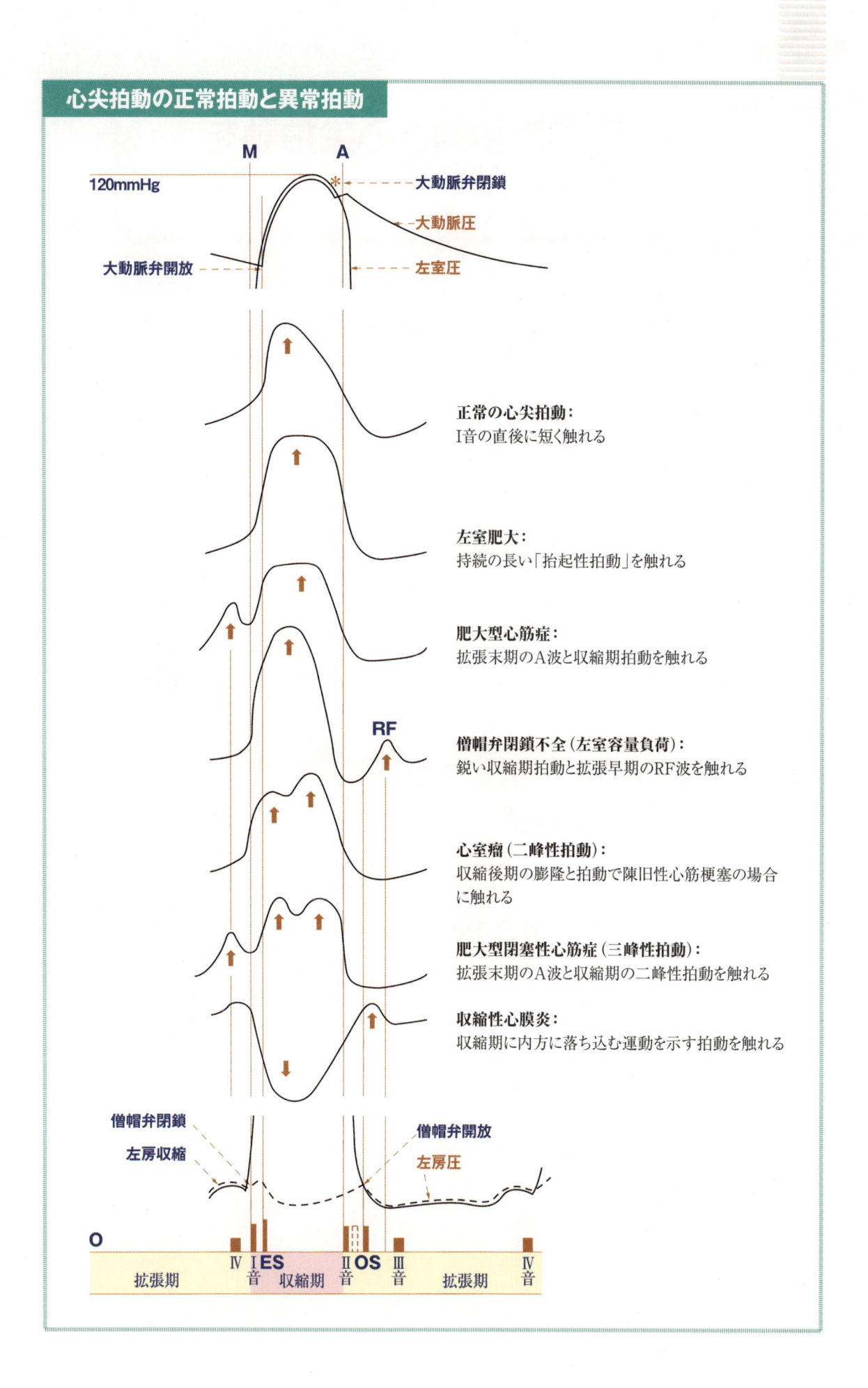

心尖拍動の正常拍動と異常拍動

120mmHg　大動脈弁閉鎖
大動脈圧
大動脈弁開放　左室圧

正常の心尖拍動：
I音の直後に短く触れる

左室肥大：
持続の長い「抬起性拍動」を触れる

肥大型心筋症：
拡張末期のA波と収縮期拍動を触れる

僧帽弁閉鎖不全（左室容量負荷）：
鋭い収縮期拍動と拡張早期のRF波を触れる

心室瘤（二峰性拍動）：
収縮後期の膨隆と拍動で陳旧性心筋梗塞の場合に触れる

肥大型閉塞性心筋症（三峰性拍動）：
拡張末期のA波と収縮期の二峰性拍動を触れる

収縮性心膜炎：
収縮期に内方に落ち込む運動を示す拍動を触れる

僧帽弁閉鎖　僧帽弁開放
左房収縮　左房圧

IV音　I音　ES　II音　OS　III音　IV音
拡張期　収縮期　拡張期

第5章

ベッドサイド診察法の実践
Practice of bedside physical examination

頸動脈拍動と心尖拍動を同時に触れる

　検者は患者の右側から左手で頸動脈を触れ、右手の示指かまたは中指で同時に心尖拍動を触れる。この方法により右手で心尖拍動を触れた直後に頸動脈拍動を触れることができる。

　その差はわずかに"0.10秒"前後であり、若年者でははっきりと差がわかるが、動脈硬化が進むとその差がわからなくなる。

頸動脈と心尖拍動の同時触診

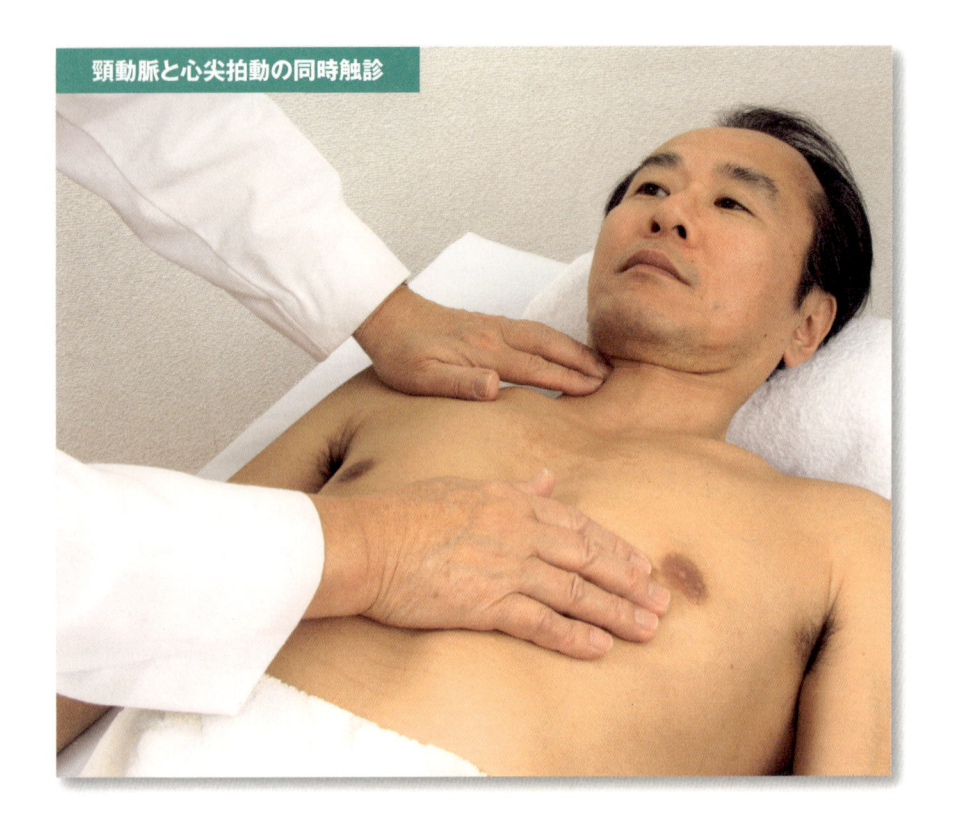

頸動脈と橈骨動脈の拍動を同時に触れる

第5章 ベッドサイド診察法の実践
Practice of bedside physical examination

　頸動脈拍動と心尖拍動を同時に触れるのと同様に、検者は患者の右側から左手で頸動脈を触れ、右手の示指と中指で橈骨動脈の拍動を触れる。

　この際、両動脈の拍動の時間差は心尖拍動の時よりもはっきりとわかる。当然、高齢者では動脈硬化により血管の弾力性が失われ、硬くなるため、「脈波伝播速度」が速くなり、頸動脈と橈骨動脈の脈拍が同時に触れるように感じることがある。

　また、頸動脈と大腿動脈の触診も続いて行うとよい。特に、患者が四肢の冷感やしびれ感を訴えている時は、必ず左右の頸動脈と橈骨動脈、あるいは大腿動脈の同時触診により「大動脈弓症候群＝高安病」や「大動脈縮窄」などを診断することができる。

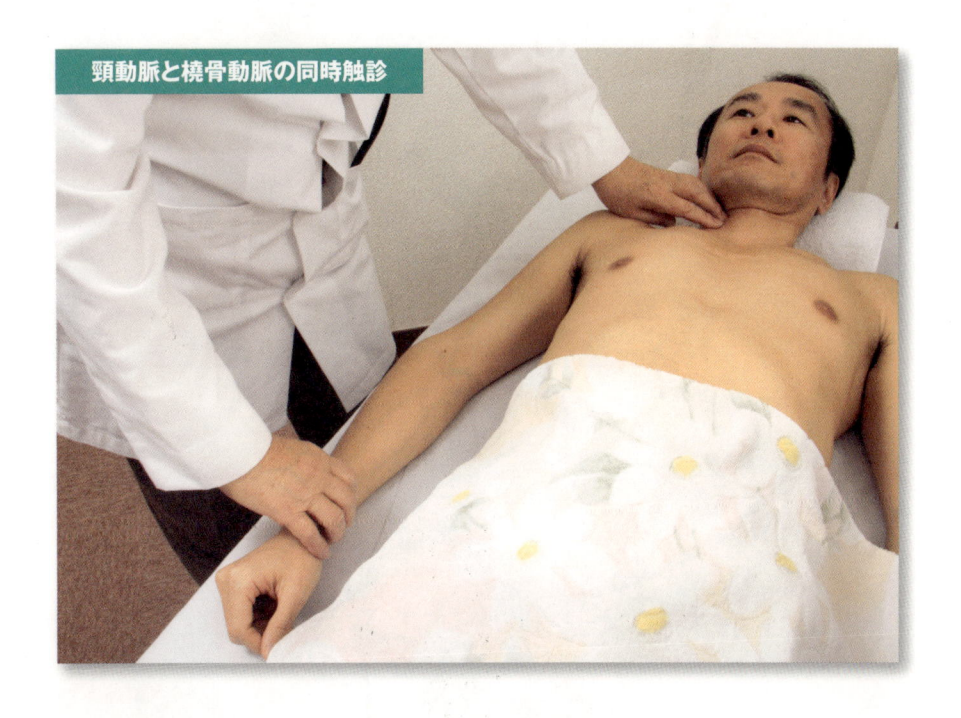

頸動脈と橈骨動脈の同時触診

第5章

ベッドサイド診察法の実践
Practice of bedside physical examination

血圧の測定

　血圧は通常、坐位で患者を椅子やベッドに座らせて血圧計の水銀柱の目盛の"0"mmと上腕（左右どちらでもよい）と心臓の位置がほぼ同じレベルになるように測定するのが望ましい。

　スポーツなどで非常に上腕の太い人（上腕周囲が30cmを超える）の場合は、カフを前腕に巻き、聴診器を橈骨動脈の上に当ててコロトコフ音を聴けばよい。この際、上腕動脈と橈骨動脈では、収縮期血圧はわずか2～3mmHgの差しか見られない。

標準的な患者の場合

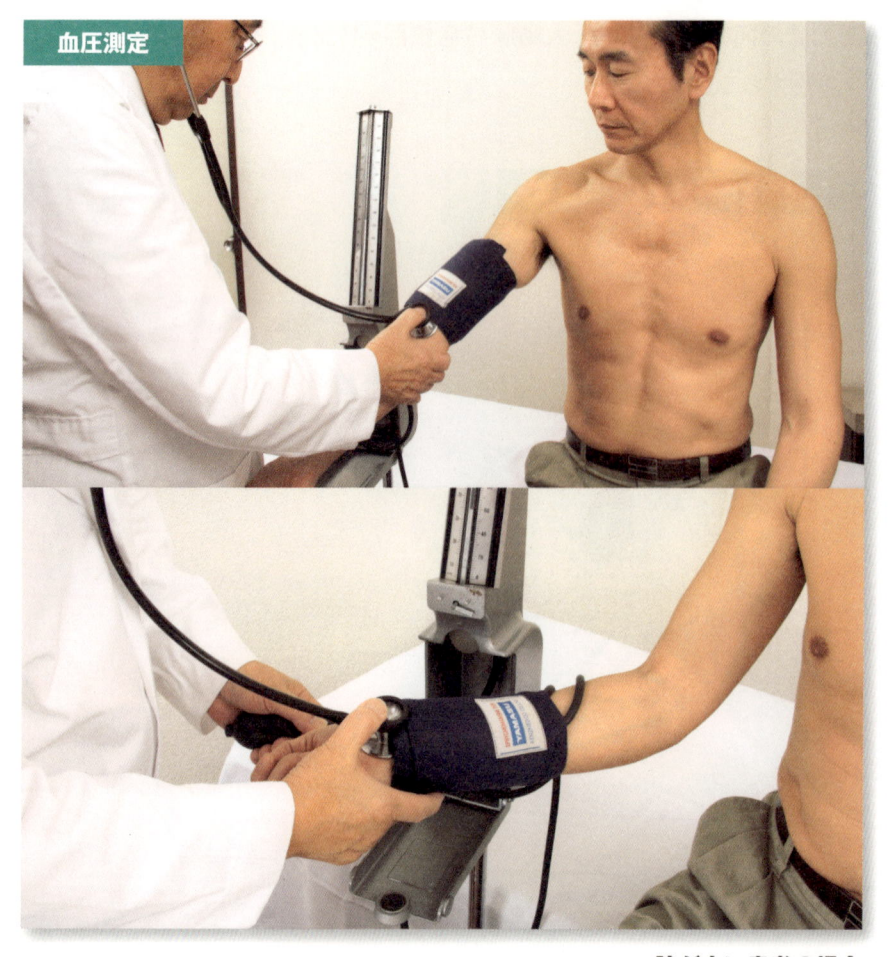

腕が太い患者の場合

胸壁の触診

第5章 ベッドサイド診察法の実践
Practice of bedside physical examination

　両手の掌の部分を左右同時に軽く患者の胸壁に当て、上部から下部のほうに移動させていく。これにより、スリルの有無やその部位が判明する。また、心尖拍動や右室拍動なども容易に触れることができる。

　もし、肺に水腫がたまっているか、あるいは胸膜水腫が疑われる際には、患者に「ひとーつ」と長く発音してもらい、その振動が左右の手掌に等しく伝わるかどうかを確かめることが大切である。

　胸水がたまっていると疑われた際には、患者に坐位をとらせ、検者は背中に両手（特に小指側）を当てて、患者に「ひとーつ」と発音させて、その音声振盪（vocal fremitus）の左右差を確かめる。

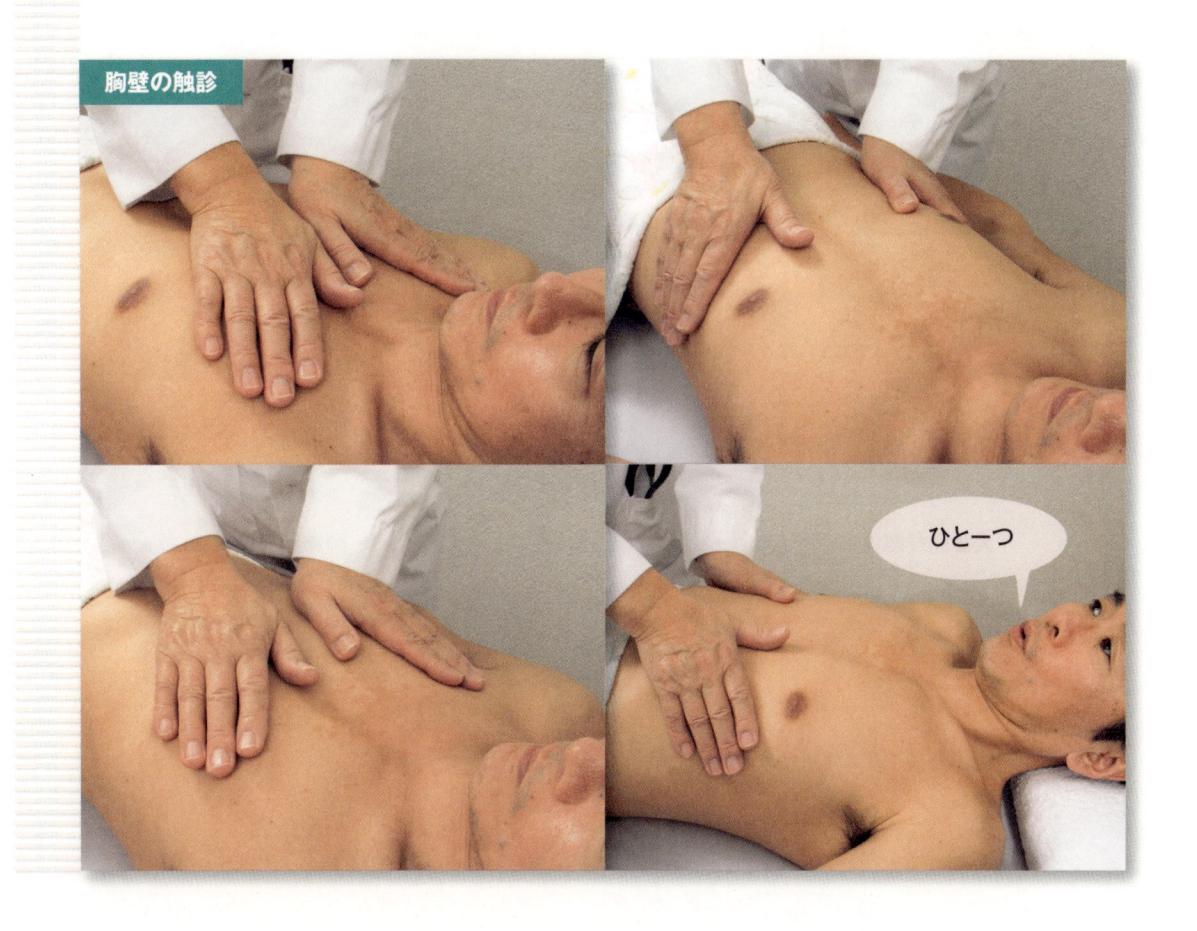

胸壁の触診

ひとーつ

第5章

ベッドサイド診察法の実践
Practice of bedside physical examination

聴診は、ベッドサイドにおける最も大切な臨床手技

　聴診は、ベッドサイドにおける心臓病患者の診察で最も大切な臨床手技（clinical skill）であり、医師のみならずナースや医療関係者がぜひとも修得すべき技術である。今後は、高齢者の診療や在宅診療には、最も簡単でしかも重要な検査法と考えられる。なお、各弁の解剖学的位置と聴診部位は、必ずしも一致しない。これは、血行動態の変化によって聴診部位に差が生じることを理解して聴診していただきたい。

1) 静かな部屋で患者も検者もリラックスし、聴診時に共に呼吸を止めて聴く。
2) 聴診器のチューブが長過ぎないものを選ぶ。
3) 聴診部位をよく知り、イヤー・ピースが耳に密着するものを使用する。
4) 心音の聴診部位を正確に理解しておくこと。
5) 心雑音のタイミング（収縮期か？　拡張期か？）を知ること。
6) 心雑音の強度を知ること（Levineの分類でI/VIからVI/VIまで）。
7) 聴診には「呼吸停止テスト」「体位変換テスト」などを試みること。
8) 聴診中は、橈骨動脈か正中動脈の拍動を片手で触れること。
9) 必ず自分の聴いた聴診所見をチャートに書いておくこと。

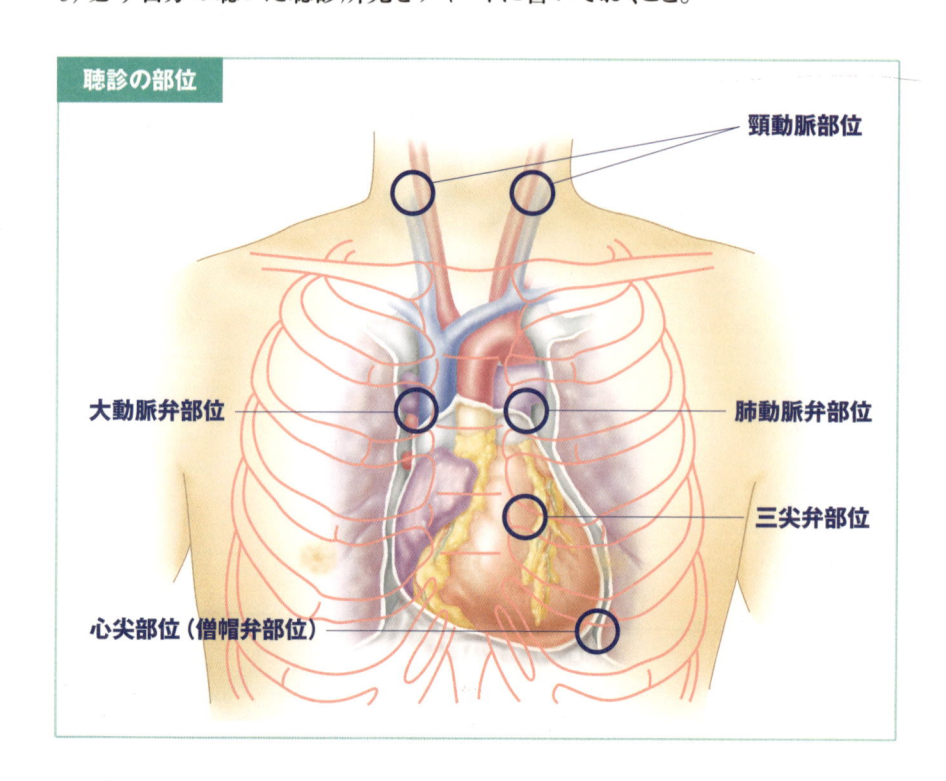

聴診の部位

- 頸動脈部位
- 大動脈弁部位
- 肺動脈弁部位
- 三尖弁部位
- 心尖部位（僧帽弁部位）

① 頸動脈の聴診

　聴診は高齢者では特に重要であり、眩暈を起こしたり、頭部を左右に振った時に倒れそうになったとか、頭軽感を訴える患者の場合は「頸動脈狭窄」のあることが考えられる。こうした場合、左右の頸動脈上に聴診器を置くと「収縮期の血管雑音」を聴くことができる。高度の場合には持続性血管雑音を聴く。

　また「大動脈弁狭窄」の場合には、大動脈弁部位から左右の頸動脈部位にかけて「収縮期性の血管雑音」を聴くことができる。

頸動脈部位の聴診

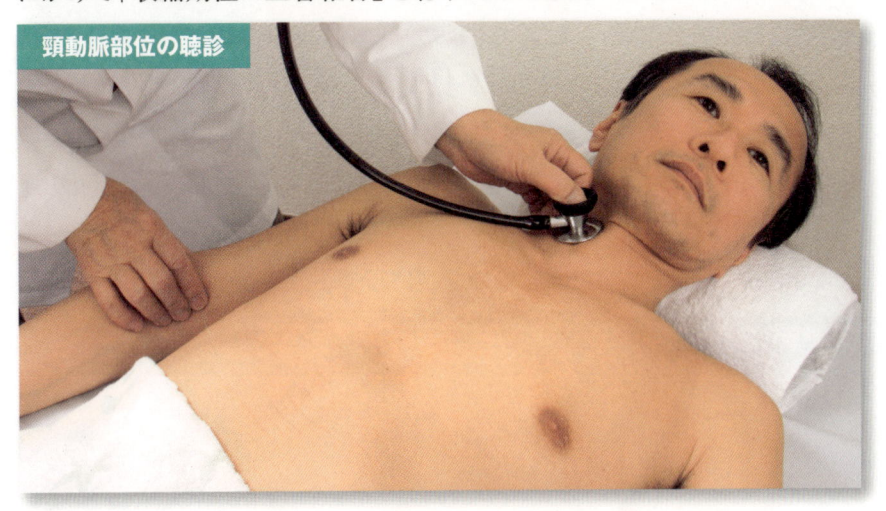

② 大動脈弁部位の聴診

　大動脈弁部位では、まずⅠ音とⅡ音の関係に注意することが大切である。正常ではⅡ音のほうがⅠ音より大きく聴こえる。「大動脈弁狭窄」では写真の聴診部位から頸動脈部位にかけて、収縮中期の駆出性雑音を聴くことができる。

　「大動脈弁閉鎖不全」の場合も同様に、この部位に収縮期駆出性雑音と拡張早期の逆流性雑音を聴く。

大動脈弁部位の聴診

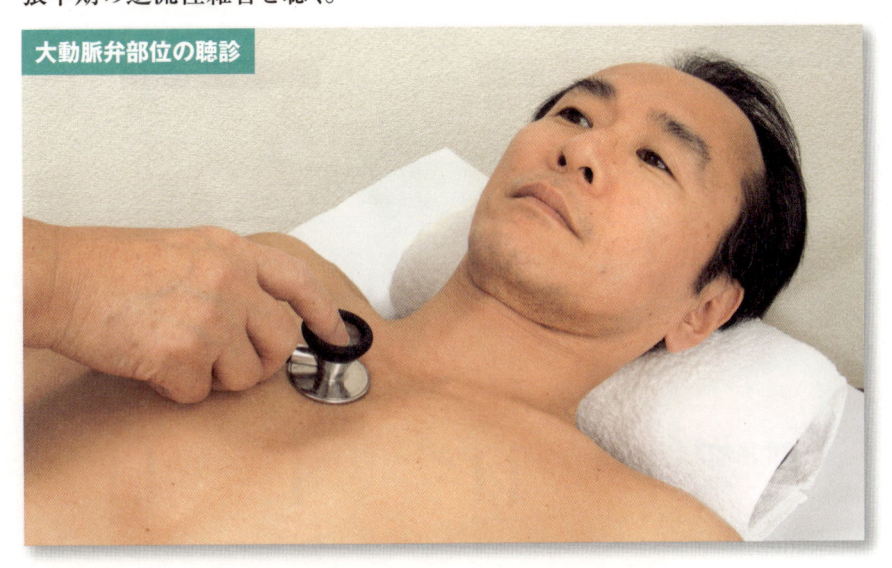

③ 肺動脈弁部位の聴診

　肺動脈弁部位ではⅠ音とⅡ音の関係は大動脈弁部位と同様であるが、この部位で特に重要なのはⅡ音の「呼吸性分裂」である。吸気時にⅡ音が0.02〜0.03秒分裂し、呼気ではⅡ音の分裂はなくなる。これは吸気時に全身から右房への血液の還流量が増加するため、右室から肺動脈への送血により時間がかかるためである。また健常者では「無害性雑音」もこの部位で聴かれる。

　図のように吸気時と呼気時ではⅡ音が分裂したり、しなかったりする。心基部（主に肺動脈弁部位）に聴診器をピッタリとあてて聴くのがよい。「正常」では「生理的分裂」あるいは「呼吸性分裂」と呼ばれ、吸気時に約0.02秒分裂する。

　その他の疾患ではⅡ音の分裂が特徴的であり、特に「心房中隔欠損」ではⅡ音が固定性に分裂する。これは吸気時と呼気時に心房中隔の欠損孔を通る血流量が変わり、右房から右室への流入量が一定になると考えられているからである（しかし、厳密にはⅡ音の分裂にわずかの差が見られる）。

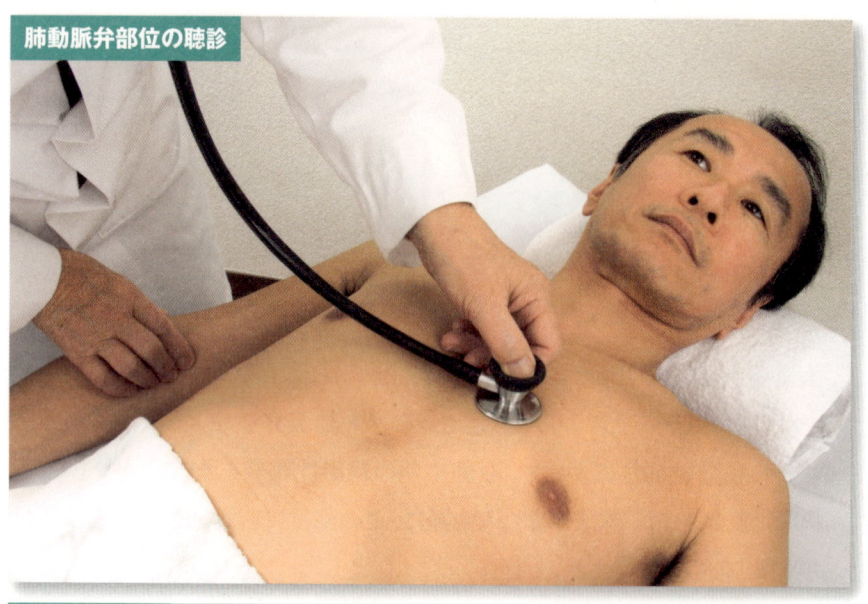

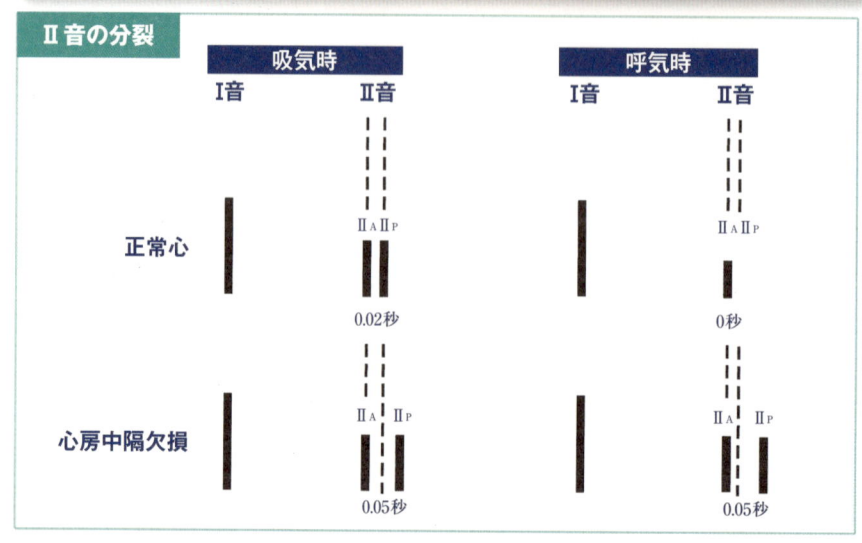

肺動脈弁部位の聴診

Ⅱ音の分裂

④ 三尖弁部位の聴診

　三尖弁部位ではⅠ音とⅡ音の大きさの関係はだいたい同じか、Ⅰ音のほうがやや大きい。この部位ではⅠ音の分裂やクリック音を聴くことがある。また、「僧帽弁狭窄」で「開放音（＝OS：opening snap）」を聴く。「三尖弁閉鎖不全」の全収縮期雑音（pansystolic murmur）は吸気で増強し、呼気で減弱して聴こえる。「大動脈弁閉鎖不全」の拡張早期逆流性音が最も著明に聴かれる。

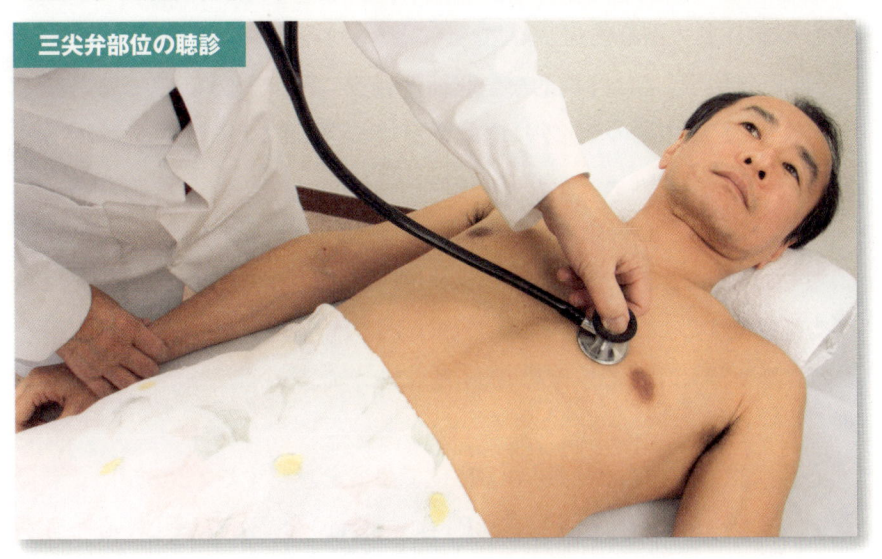

三尖弁部位の聴診

⑤ 僧帽弁部位の聴診

　僧帽弁部位では、Ⅰ音のほうがⅡ音よりも大きい。
　またこの部位では Ⅲ音、Ⅳ音を聴くことができるが、患者を左側臥位にして聴くのがよい。特に「僧帽弁狭窄」では、この体位により僧帽弁開放音に続き拡張中期ランブリング雑音を聴くことができる。さらに「僧帽弁閉鎖不全」による全収縮期雑音や、それに続くⅢ音も聴取できる。

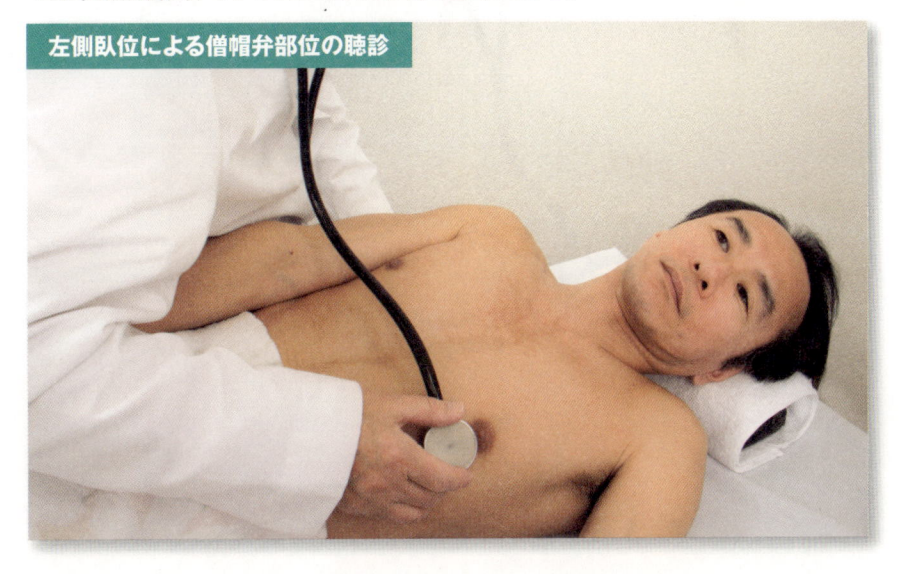

左側臥位による僧帽弁部位の聴診

⑥ 側臥位による聴診

すでに僧帽弁部位の聴診でも述べたが、まずI音とII音の大きさを比較した後、I音の前に小さな "u" というようなIV音が聴こえるかどうかを知る必要がある。

中高年では健常者でも約50％にIV音を聴く。これは心筋の伸展性（compliance）が低下しているためである。病的状態では「高血圧」「虚血性心疾患」「肥大型心筋症」などで聴くことができる。

「僧帽弁狭窄」では特徴的な全収縮期雑音に続き、大きなI音を聴く。そして開放音と拡張中期のランブリング雑音がはっきりと聴こえる。

また「高血圧性心疾患」「僧帽弁閉鎖不全」「大動脈弁閉鎖不全」や「拡張型心筋症」など、左室が肥大あるいは拡張している場合は、心尖拍動は左下方に変位する。この場合も心雑音のほかにIV音、I音、II音そしてIII音などの有無や、時には「心膜摩擦音」も聴くことができる。

心臓病患者の聴診とはあらゆる体位で患者を診察することであり、まず「I音」から聴き、次に「II音」を聴き、「III音」「IV音」を確かめ、そして心雑音が収縮期あるいは拡張期に聴かれるかどうか、その性質などを把握することができれば十分診断に到達することができる。

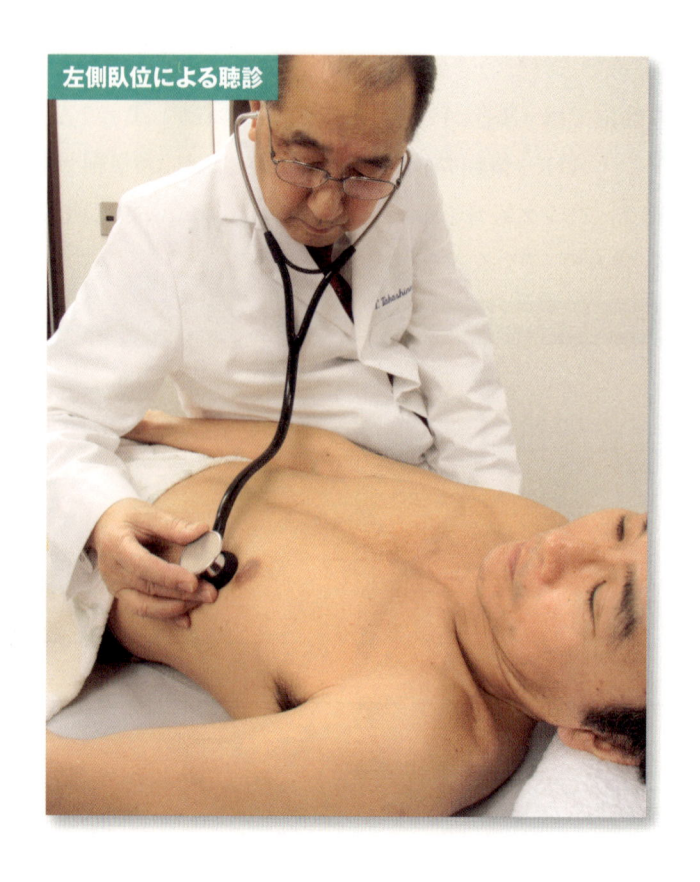

左側臥位による聴診

⑦ 種々の体位による聴診

　右の写真は大動脈弁部位（第2肋間傍胸骨縁）に聴診器の膜面を当てている。同じ部位を立位で聴くと、大動脈弁下部狭窄の場合dagAAAtaと聴こえ、蹲踞位をとらせると心雑音が増強しDAGAAAATAと聴こえる。大動脈弁狭窄では、体位と聴こえ方の関係が逆になる。

　心膜摩擦音などを聞く際は、前傾位をとらせる。心雑音はshu DA shu TA shiと蒸気機関車のような音に聴こえることから、locomotive soundとも呼ばれる。

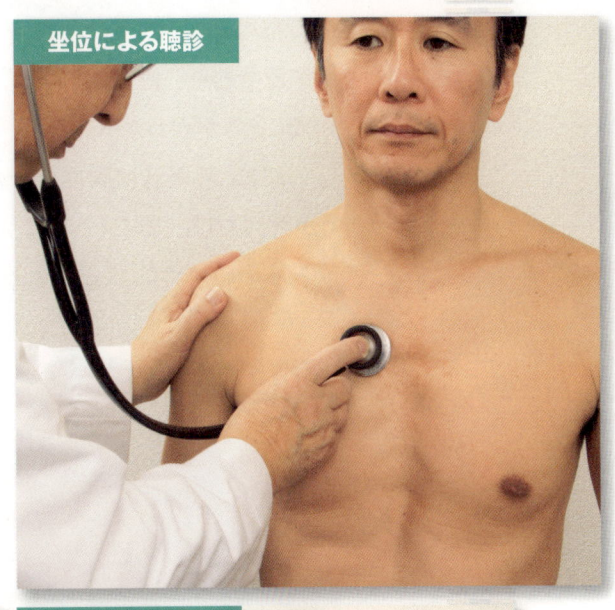

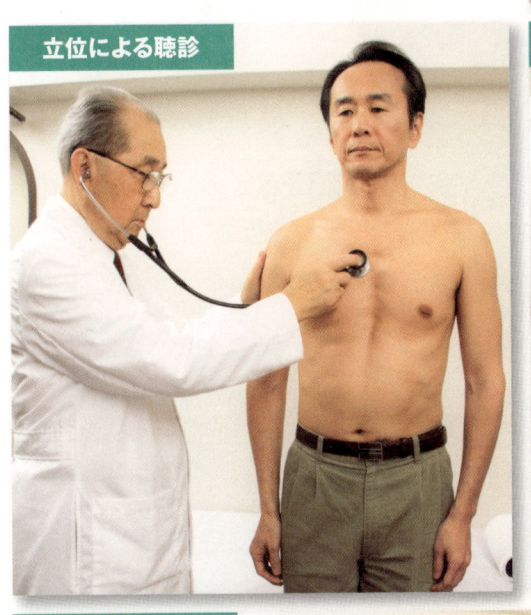

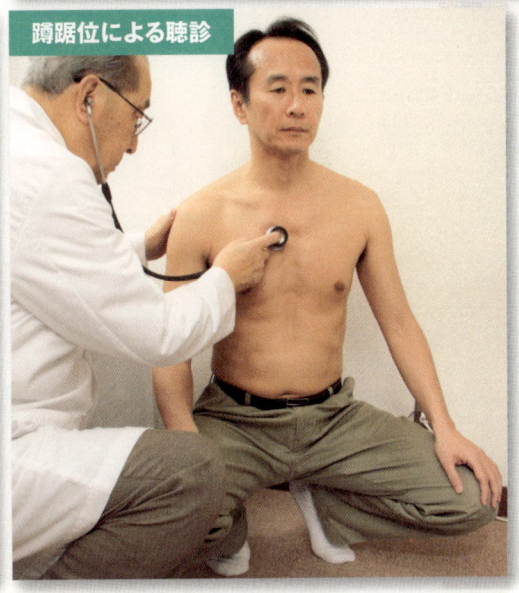

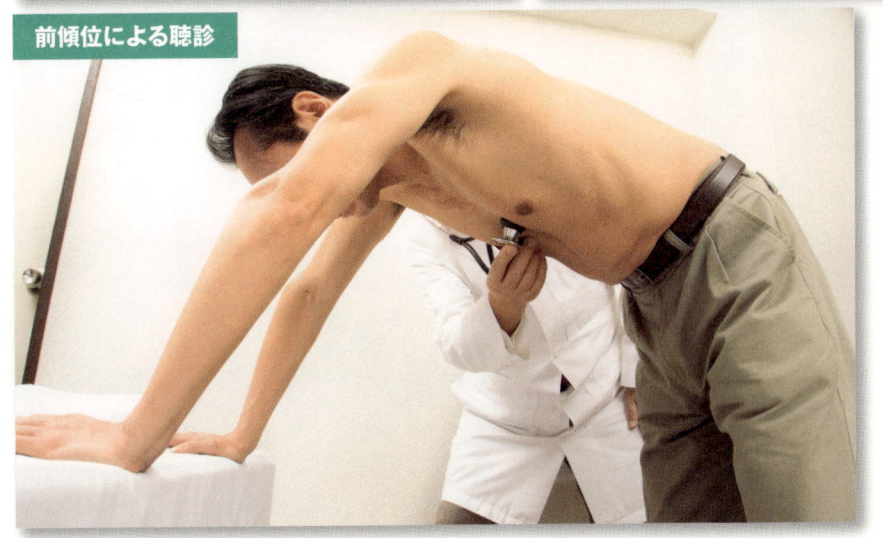

坐位による聴診

立位による聴診

蹲踞位による聴診

前傾位による聴診

⑧ 背部の聴診

　背部の聴診は、主に呼吸音の聴診に適している。上図から下図のように順番に聴診器を一呼吸ごとに移動させて聴く。これによりどの部位にクラックル音が聴こえるかがわかる。

　一般に、呼吸音は胸部下野のほうがよく聴こえる。この部位では、呼気のほうが吸気より長く聴こえ、特にうっ血性心不全の症例では、混合性クラックル音が左右のいずれによく聴かれるかを鑑別する必要がある。

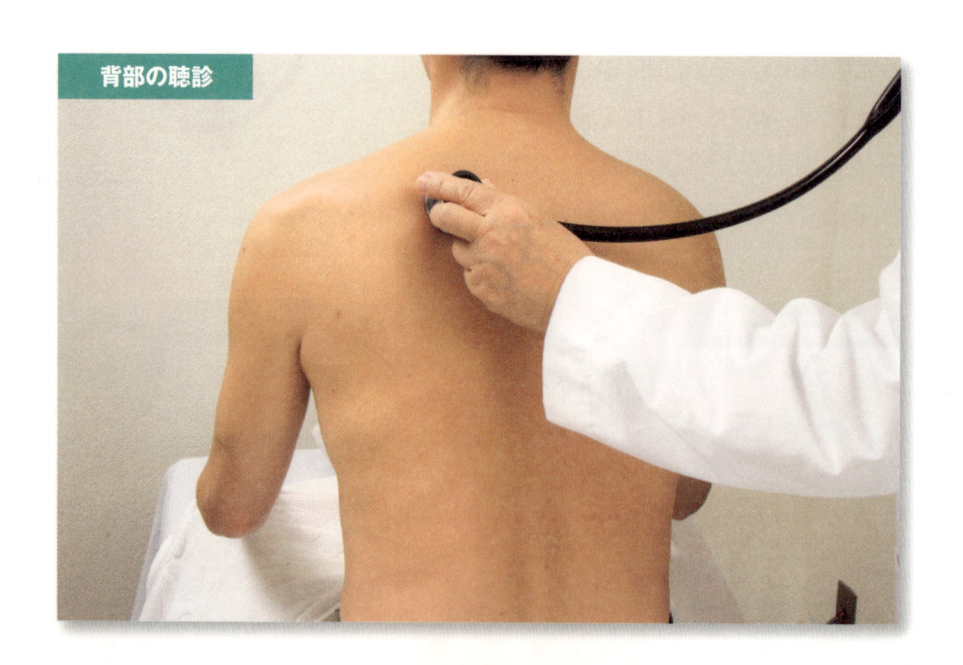

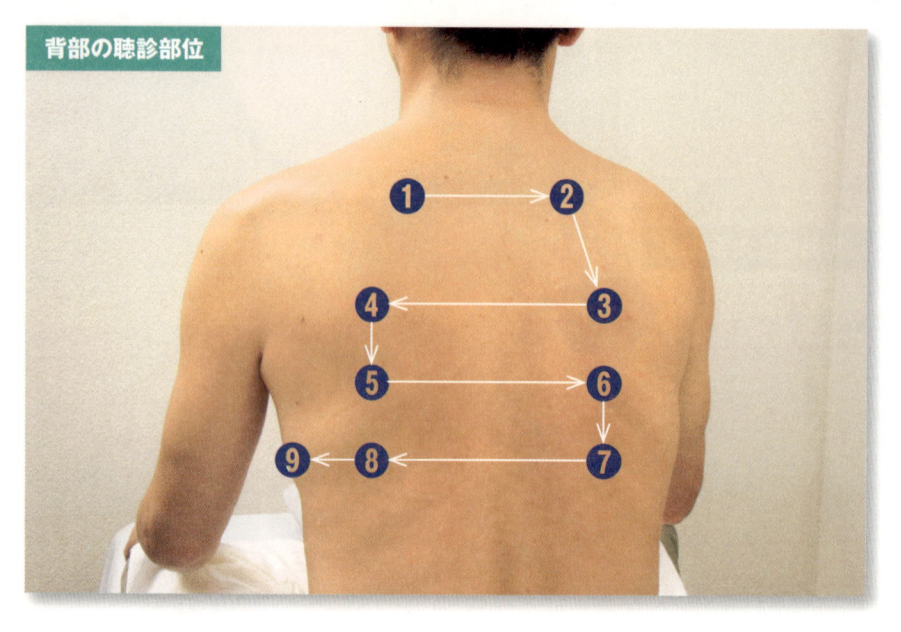

背部の聴診

背部の聴診部位

⑨ 眼底検査

　眼底検査は、内科医であれば必ず行わなければならない検査法である。特に、高血圧性心疾患、糖尿病、腎臓疾患が疑われる場合は、行っていただきたい。

　検査は、左手の拇指で患者の上眼瞼を軽く押し上げ、眼底鏡を右眼に当てながらライトが患者の瞳孔に当たるようにし、しだいに近づけていく。

　この際、検者の右眼で患者の右眼の眼底を見るようにする。検者・患者の視力により、眼底鏡の焦点がぴったりと合うようにし、まず眼底乳頭部分を観察した後、4本の眼底動脈および静脈を観察する。

　動脈の表面の色が赤色から銅色、あるいは銀色に光って見えている場合は、全身の動脈硬化がかなり進んでいると考えてよい。また、乳頭のうっ血の有無や、眼底出血の有無などは、糖尿病や腎臓疾患の患者の際には、見逃してはならないサインである。

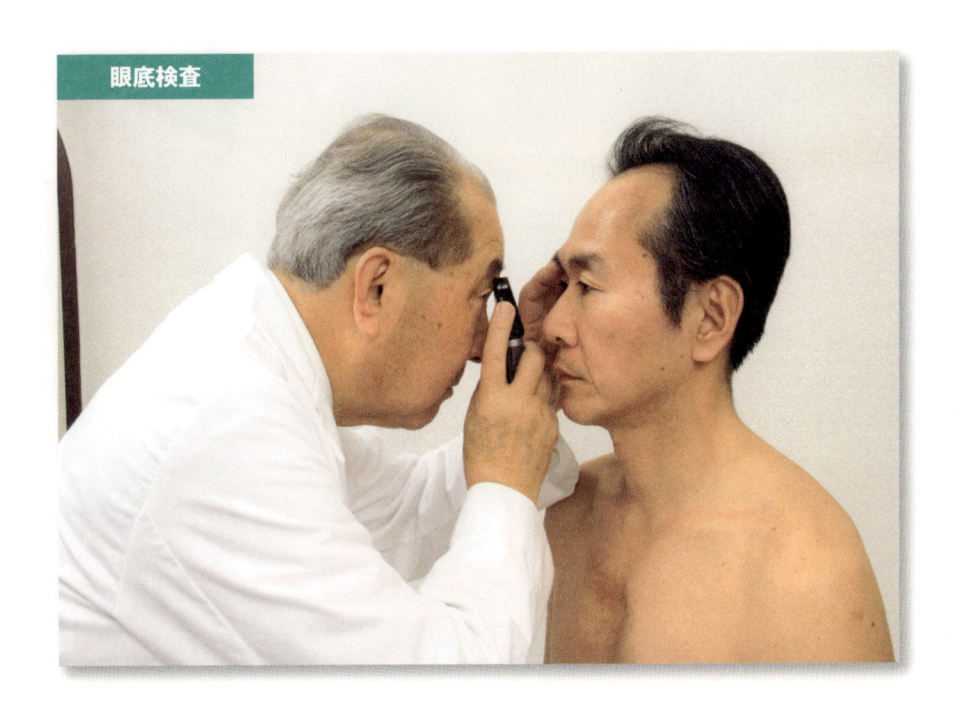

眼底検査

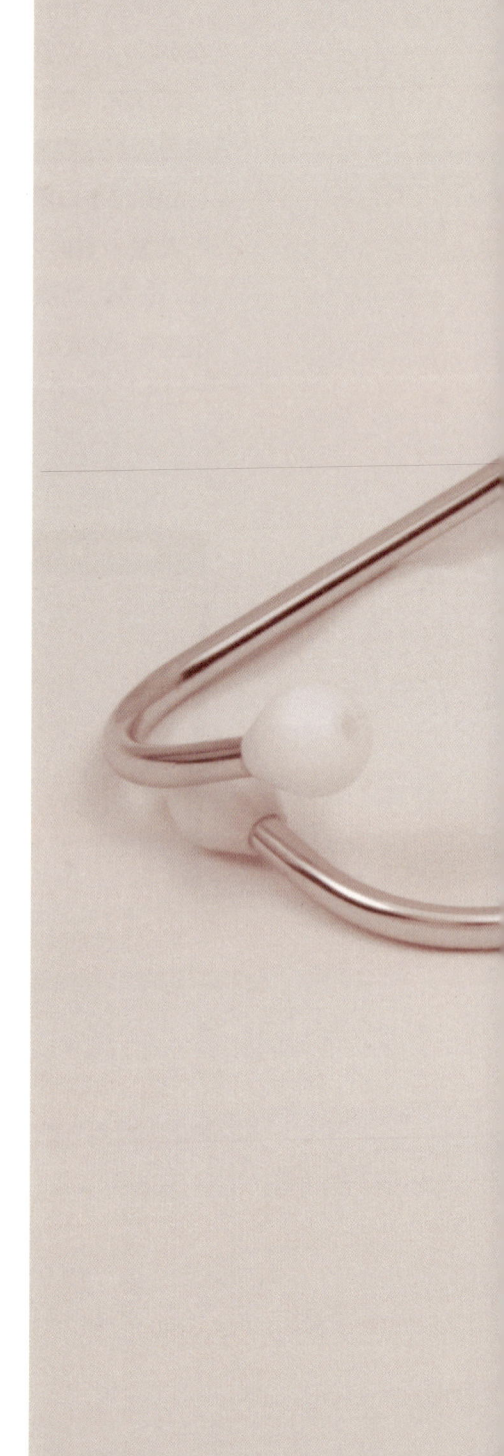

Tycos型聴診器。現在は、あまり使われていません。チェストピースが3つあり、重量が重いのも一つの原因です。

第6章

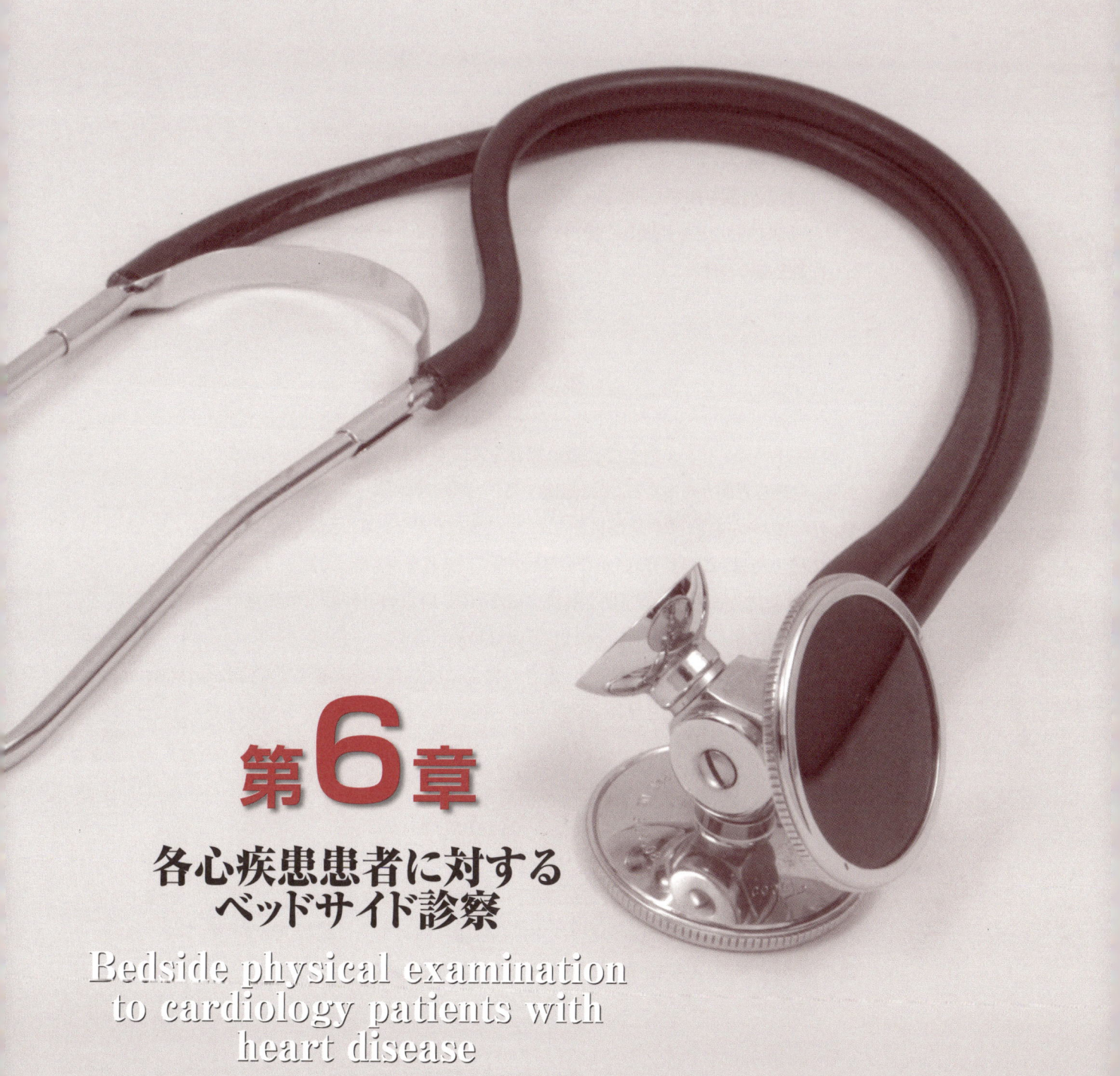

各心疾患患者に対する
ベッドサイド診察

Bedside physical examination to cardiology patients with heart disease

第6章

各心疾患患者に対する
ベッドサイド診察
Bedside physical examination
to cardiology patients
with heart disease

視診・触診の後、聴診を行う習慣を身につける

患者の診察は、すでに述べたように、①視診、②触診、③聴診の順序で行うが、患者の外観を観察し、胸郭の動き、頸静脈波の拍動、心尖拍動、スリル、全身の動脈拍動などを観察した後、はじめて聴診となる。視診、触診を最初に行う習慣を身につけることだ。

① 視診を行う

視診を行う際には、診察室で検者は窓側を背にするか、光が患者の正面または、左後ろ方向から当たるように配慮することだ。これによって、胸郭の形状や、呼吸により左右胸部が均等に膨らんでいるかどうかを見ることができる。

病棟などでは、このようにいかないことが多く、患者を視診により観察することが難しいことがある。この問題を解決するために、白衣のポケットには焦点の絞れる小型のポケット・ライトを携帯するのがよい。

特に頸静脈波の拍動を見るには、患者の頸部に反対側から光を当てて、静脈波の動きを観察することだ。

② 触診を行う

触診では、皮膚が乾燥しているか、発汗により湿っているかを知ることができるし、検者の両手の掌を患者の左右の前胸部に軽く広げて当てることで、すぐにスリルの有無や、心尖拍動また異所性拍動を知ることができる。

③ 聴診を行う

聴診を始めるにあたっては、聴診部位を知ることである。聴診の部位はどこから始めてもよいが、正常心音を聴診するポイントはまず、従来から世界中で診察に使われてきた4つの聴診部位（A：大動脈弁部位、P：肺動脈弁部位、T：

三尖弁部位、そしてM:僧帽弁部位)のほかに、背部の聴診も欠かすことができない。動脈管開存のような先天性心疾患では、心臓血管の異常が必ず背部にも伝播して、聴くことができるからである。

　一般的には、全ての聴診部位を聴診し、S1・S2の分裂がないことを確かめ、どこで心音・心雑音がもっとも大きく聴こえるか(point of maximum intensity)を調べ、次に心尖部と心基部において、心音(S1,S2)の大きさの差を聴くことである。健常者では、心尖部ではS1がS2よりも大きく(DA＞ta)聴こえ、心基部ではS2がS1よりも大きく(da＜TA)聴こえるのが正常である。
　このことを念頭において、4つの聴診部位を自分のペースで時間をかけて、完全に理解するまで聴くようにすることが、聴診の第一歩である。

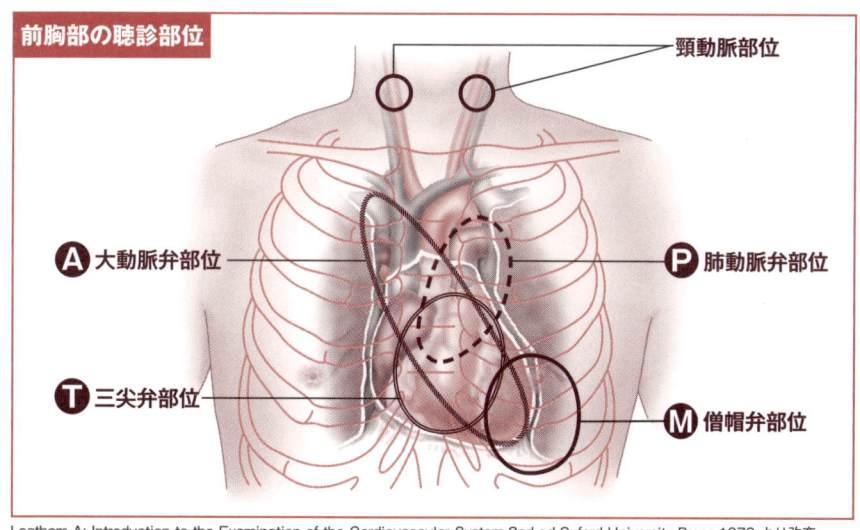

前胸部の聴診部位

Leatham A: Introduction to the Examination of the Cardiovascular System.2nd ed.Oxford University Press,1979 より改変

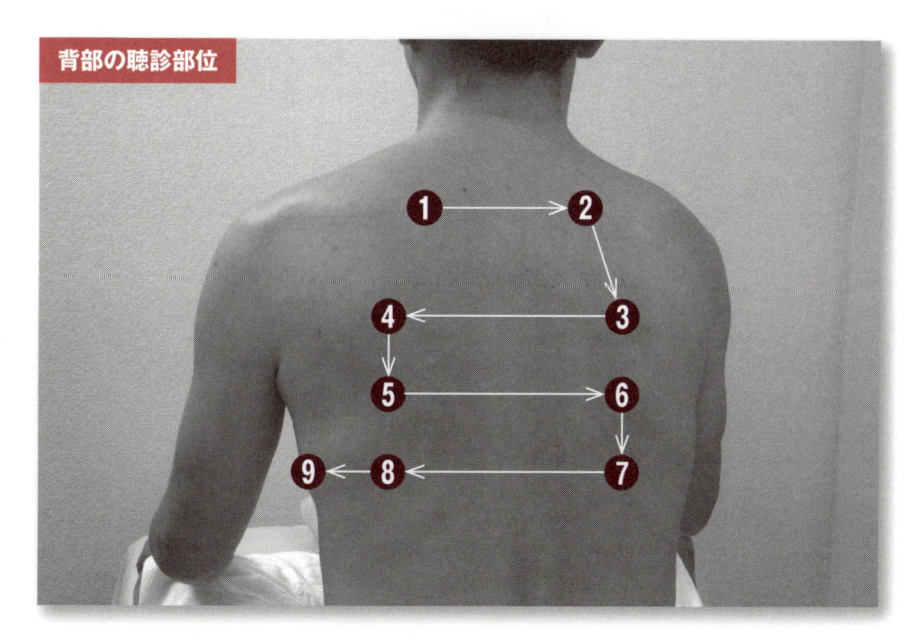

背部の聴診部位

A-1 S2分裂（−） S2 Split（−） HR:60

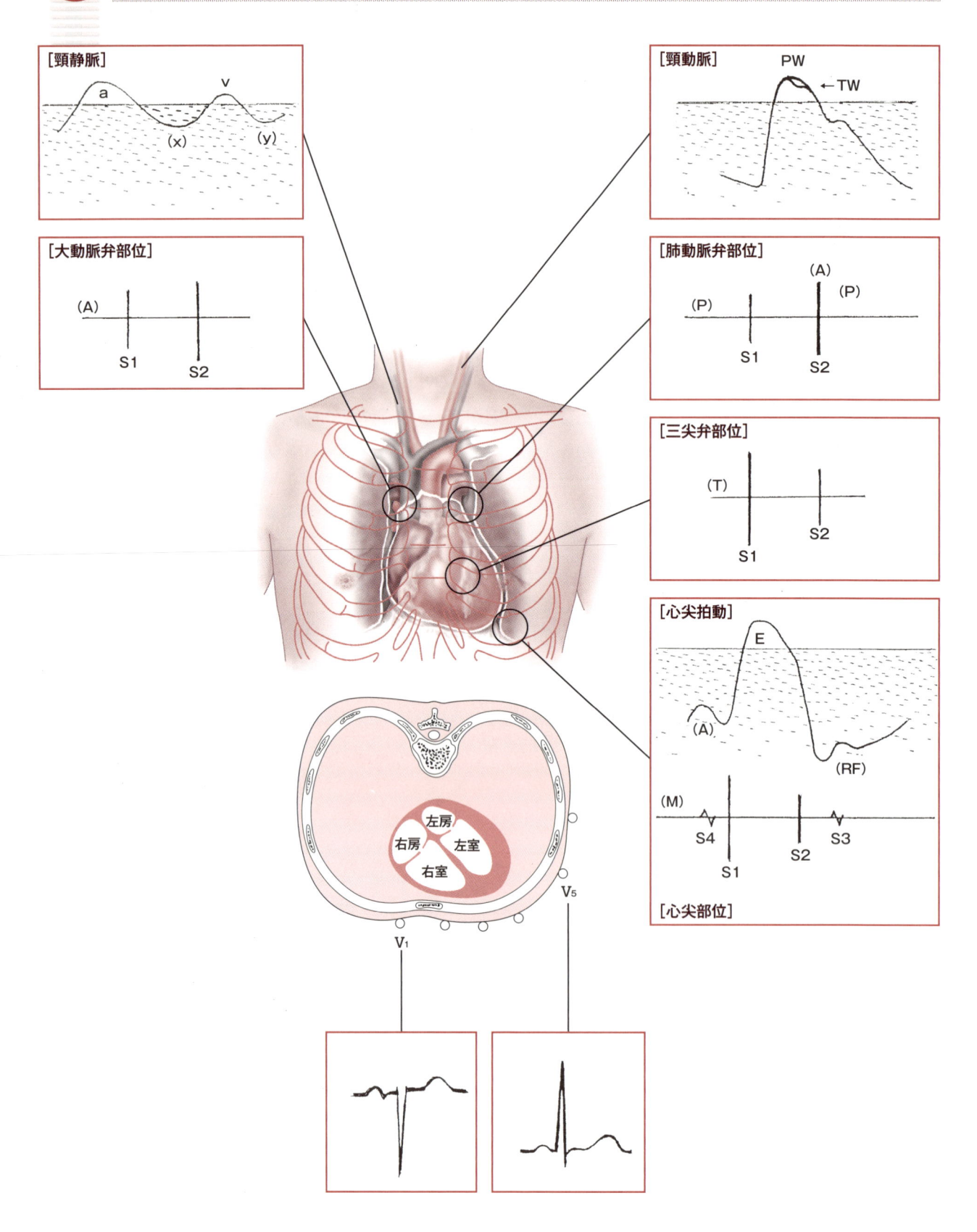

[頸静脈] a, v, (x), (y)

[頸動脈] PW, ←TW

[大動脈弁部位] (A) S1 S2

[肺動脈弁部位] (P) S1 (A)(P) S2

[三尖弁部位] (T) S1 S2

[心尖拍動] E, (A), (RF)

(M) S4 S1 S2 S3

[心尖部位]

左房, 右房, 左室, 右室

V_1　V_5

S2分裂のない症例

　まず、II音（S2）に分裂のない症例から始めてみよう。聴診器の膜面型のチェストピースを**肺動脈弁部位（P）**にピッタリと当て、検者も患者もともに呼吸を止めた状態で聴くと、数回の心拍中にS2がわずかに"da TLa"に分裂して聴こえるのがわかる。健常者では吸気でS2の分裂が起こり、呼気でS2の分裂が消失するため、少なくとも5心拍は聴いていただきたい。もし、不整脈があれば、10心拍は聴く必要がある。

病態生理

正常 ➡➡ 正常 ➡➡ 正常 ➡➡ 正常 ➡➡ 正常

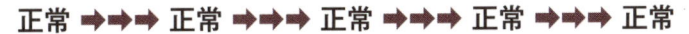

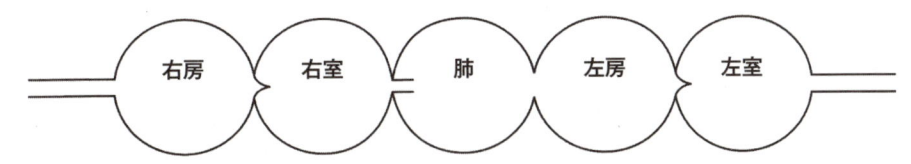

（右房）（右室）（肺）（左房）（左室）

身体所見

下記の通りであり、右心系にも左心系にも異常所見は見られない。

【右心系】 頸静脈拍動：a波、v波ともに正常であり、右室系には異常はない。

【左心系】 頸動脈拍動：1回触れる（PW＞TW）

　　　　　心尖拍動：E波はS1の直後に触れる。

　　　　　聴診所見：心基部でS1＜S2であり、呼吸性分裂（−）、心尖部でS1＞S2。

【胸部X線所見】 心陰影、肺野にも異常所見はみられない。

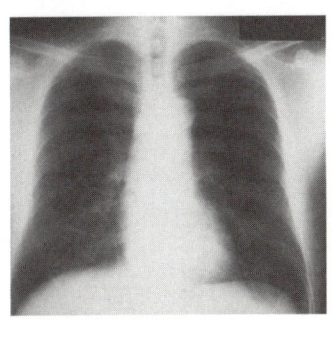

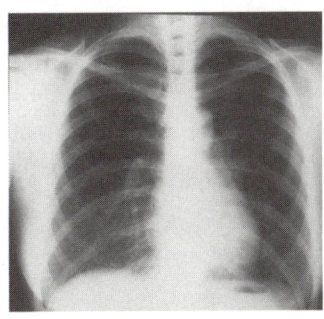

【心電図所見】

1. V1のS波、V5でR波は正常である。
2. V1のS波＋V5のR波≧40mmである。
3. T波は正常である。
4. その他の所見は正常である。

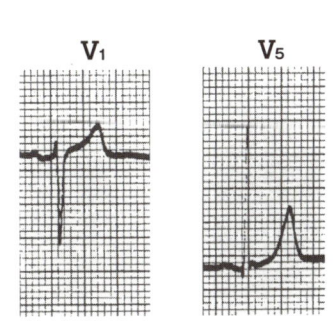

S1分裂（+） S1 Split（+）

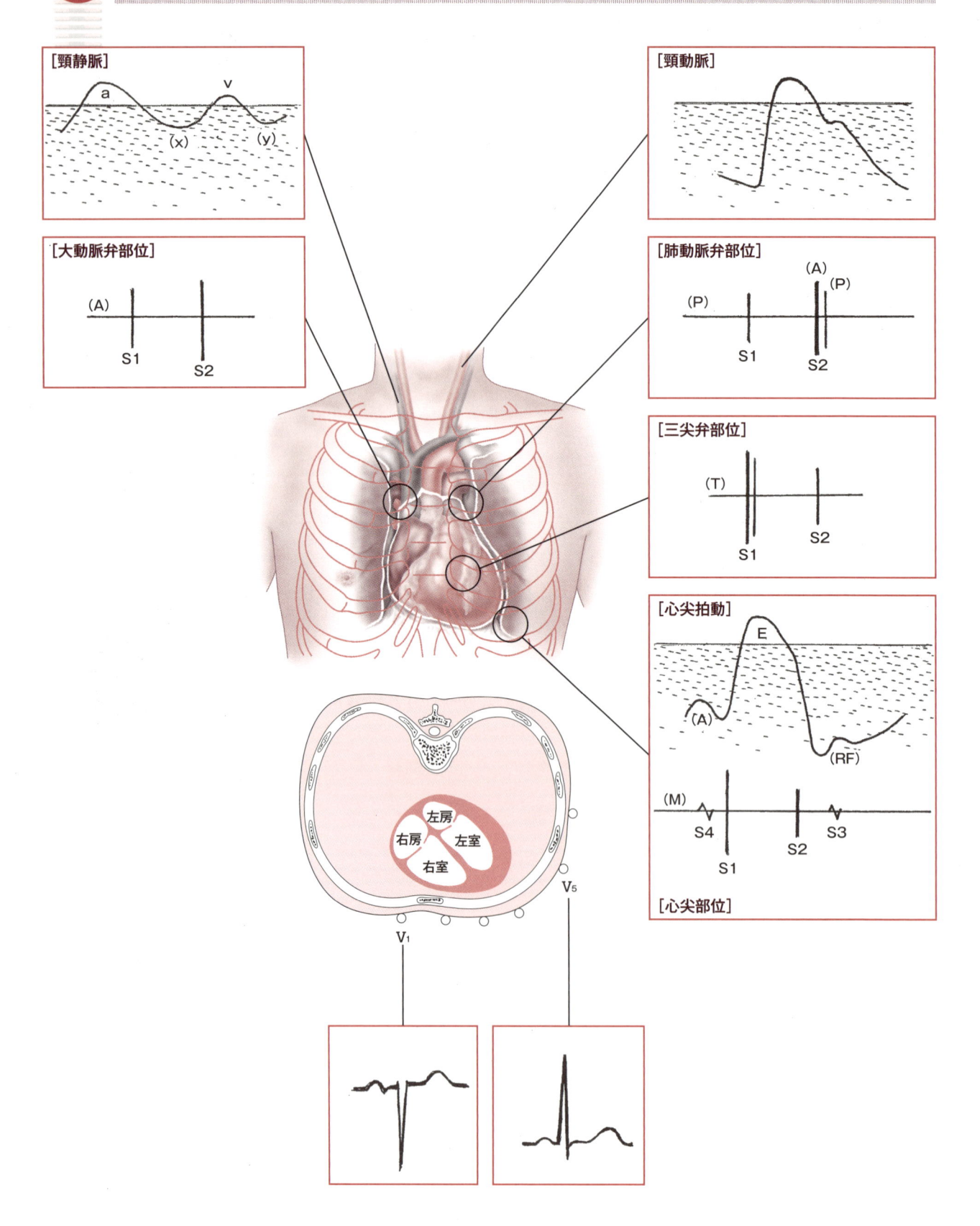

[頸静脈]

[頸動脈]

[大動脈弁部位]
(A) S1　S2

[肺動脈弁部位]
(P) S1　(A)(P) S2

[三尖弁部位]
(T) S1　S2

[心尖拍動]
E, (A), (RF)

[心尖部位]
(M) S4　S1　S2　S3

S1分裂のある症例

　次に4つの聴診部位を順番に聴いてみよう。すると、心基部の大動脈弁・肺動脈弁部位（A）（P）ではS1＜S2であるが、**三尖弁部位**（T）でS1が分裂して聴くことができる。これは解剖学的には僧帽弁よりも三尖弁のほうが前にあり、そのため、S1が"**DLa ta**"と聴こえる。僧帽弁部位（M）では"**DA ta**"と聴こえる。この部位ではS4と鑑別する必要があるが、S4は小さな"**u**"という心音で、心尖部でS1の前に"**u DA ta**"と聴こえてくる。60歳以上では50％の健常者でも聴かれ、年齢的に心室筋の伸展性が低下した状態を示している。

―― 病 態 生 理 ――

正常 ➡➡➡ 正常 ➡➡➡ 正常 ➡➡➡ 正常 ➡➡➡ 正常

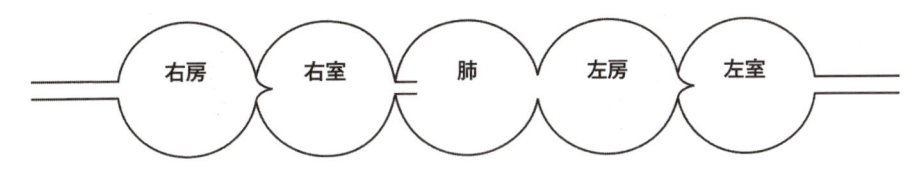

右房　右室　肺　左房　左室

―― 身 体 所 見 ――

【右心系】頸静脈拍動：a波、v波ともに正常であり、右室系には異常はない。
【左心系】頸動脈拍動：1回触れる（PW＞TW）
　　　　　心尖拍動：E波はS1の直後に触れる。
　　　　　聴診所見：心基部でS1＜S2であり、(T)でS1が分裂して"**DLa ta**"と聴こえる。
【胸部X線所見】心陰影、肺野にも異常所見はみられない。
【心電図所見】
1. V1のS波、V5でR波は正常である。
2. V1のS波＋V5のR波＜40mmである。
3. T波は正常である。
4. その他の所見は正常である。

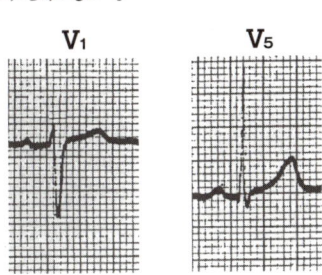

S2分裂（＋） S2 Split（＋）

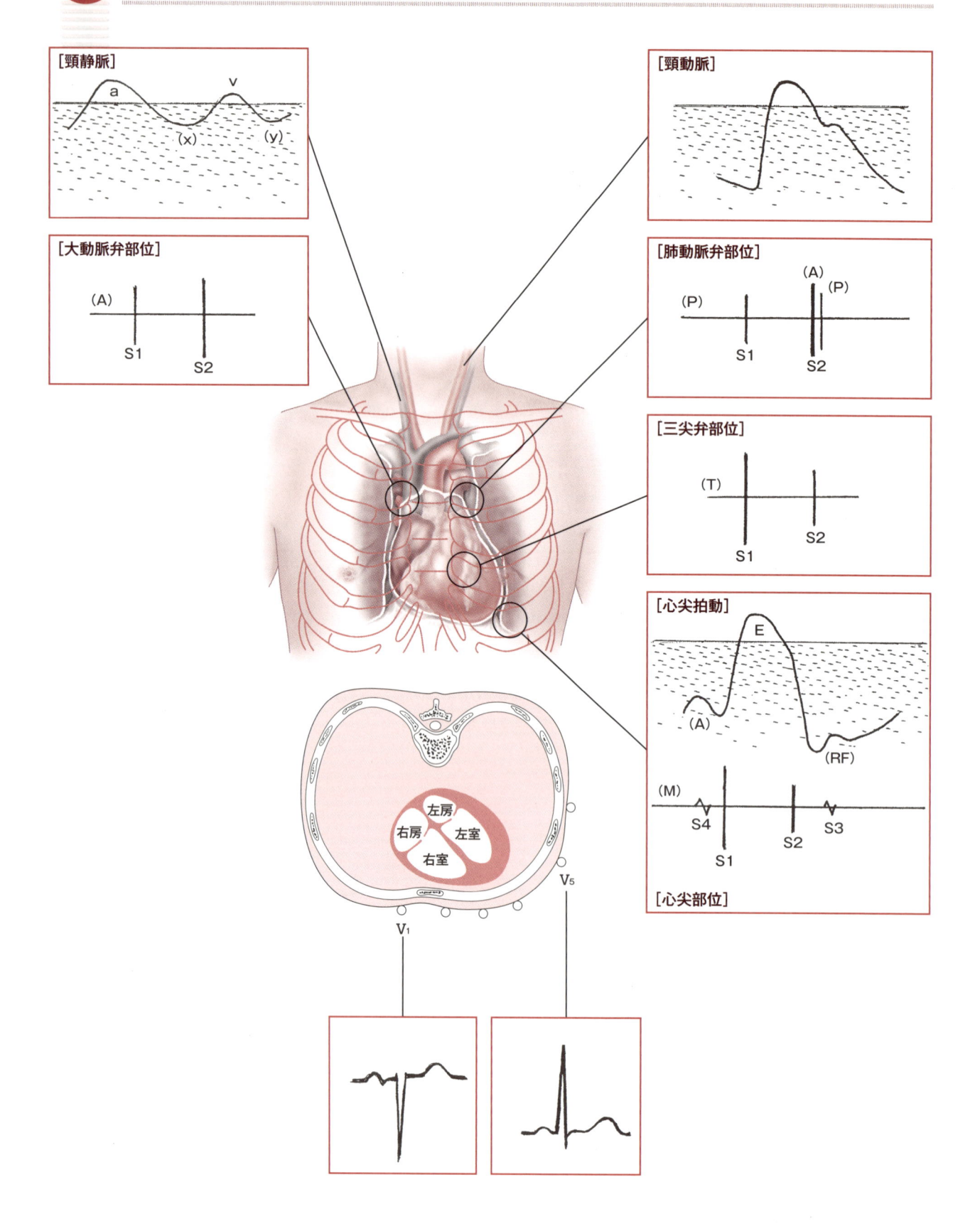

DVD A-3

[頸静脈]

[頸動脈]

[大動脈弁部位]
(A)
S1　S2

[肺動脈弁部位]
(P)　　(A)(P)
S1　　S2

[三尖弁部位]
(T)
S1　S2

[心尖拍動]
E
(A)
(RF)
(M)
S4　S1　S2　S3

[心尖部位]

左房　右房　左室　右室

V1　V5

S2に呼吸性分裂のある症例

聴診器の膜面型チェストピースで4つの聴診部位を順番に聴くと、健常者の心基部の大動脈弁部位（A）ではS1＜S2で、S2の分裂はないが、**肺動脈弁部位（P）**ではS2が吸気時に分裂して"**da TLA**"と聴かれる。呼気時には分裂がなくなり、"**da TA**"と聴くことができる。

心拍数と呼吸数の割合を5：1とすると、吸気で3回S2が分裂し、呼気で2回分裂がなくなる。これは生理的呼吸性分裂（physiological respiratory split）と呼ばれ、S2分裂間隔が0.02〜0.03秒を超えることはない。その他の聴診所見には変化がなく、三尖弁部位（T）、僧帽弁部位（M）では"**DA ta**"と聴こえる。

病態生理

正常 ➡➡➡ 正常 ➡➡➡ 正常 ➡➡➡ 正常 ➡➡➡ 正常

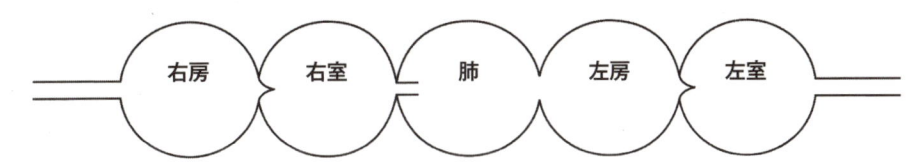

右房 — 右室 — 肺 — 左房 — 左室

身体所見

視診による胸郭の異常もなく、呼吸性にも異常は見られない。

【右心系】 頸静脈拍動：a波、v波ともに正常であり、右室系には異常はない。

【左心系】 頸動脈拍動：1回触れる（PW＞TW）

心尖拍動：E波はS1の直後に触れる。

聴診所見：心基部でS1＜S2で肺動脈弁部位に呼吸性分裂（＋）、心尖部でS1＞S2。時に収縮早期駆出性雑音を聴くことがある。

【胸部X線所見】 心陰影、肺野にも異常所見はみられない。

【心電図所見】

1. V1のS波、V5でR波は正常である。
2. V1のS波＋V5のR波≧40mmである。
3. T波は正常である。
4. その他の所見は正常である。

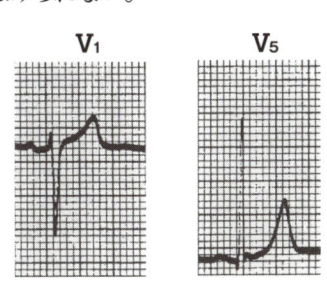

S2異常分裂 S2 Wide Split（+）

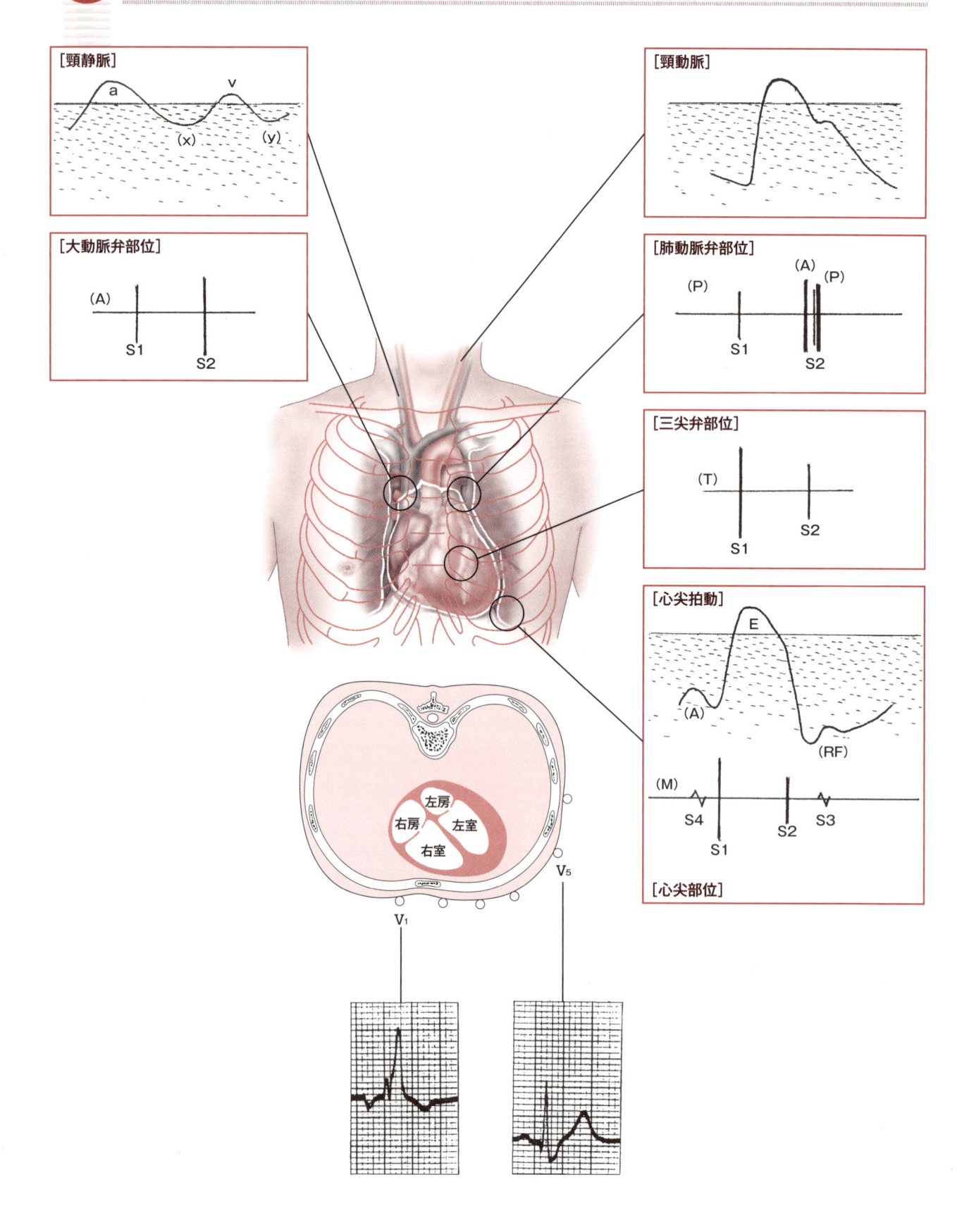

[頸静脈]

[頸動脈]

[大動脈弁部位]
(A) S1 S2

[肺動脈弁部位]
(P) S1　(A)(P) S2

[三尖弁部位]
(T) S1　S2

[心尖拍動]
E, (A), (RF)
(M) S4 S1 S2 S3

[心尖部位]

左房　右房　左室　右室

V₁　V₅

S2に異常分裂のある症例

　4つの聴診部位を膜面型チェストピースで聴いた後、**肺動脈弁部位（P）**を聴診してみると、明らかに呼吸性分裂とは異なり、S2が幅広く"**da TuLa**"と聴こえてくる。これは右室の収縮のタイミングが左室よりも0.08〜0.10秒遅れるため、大動脈弁閉鎖→肺動脈弁閉鎖の間に差が生じるからである。

　特に心電図所見に「完全右脚ブロック」が見られる場合、必ずS2の異常分裂が起こる。肺動脈のS2分裂音が心尖部に伝播して、S3（III音）のように聴かれることがあるので、鑑別を要する。心音聴取の最強点（PMI=point of maximum intensity）がどこにあるかがわかれば、S2分裂とS3とを部位によって鑑別することができる。

―― 病 態 生 理 ――

正常 ➡➡ 正常 ➡➡ 正常 ➡➡ 正常 ➡➡ 正常

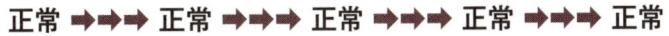

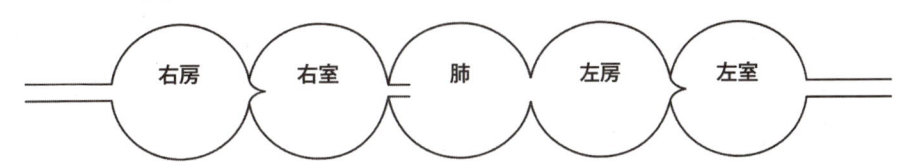

右房　右室　肺　左房　左室

―― 身 体 所 見 ――

視診による胸郭の異常もなく、呼吸性にも異常は見られない。

【右心系】頸静脈拍動：a波、v波ともにほとんど正常である。
【左心系】頸動脈拍動：PW＞TW
　　　　　心尖拍動：E波はS1の直後に触れる。
　　　　　聴診所見：心基部でS1＜S2で肺動脈弁部位に広い分裂（+）、心尖部でS1＞S2。
【胸部X線所見】異常なし。
【心電図所見】
1. V1のQRS波はM型となる。
2. QRS群の時間は0.12秒以上となる。
3. V1でT波は陰性となる。
4. 電気軸は右軸となることが多い。

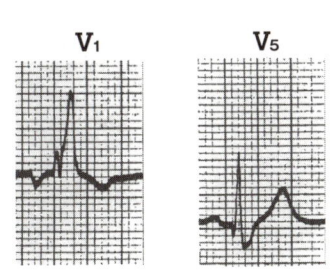

S3 S3 Gallop

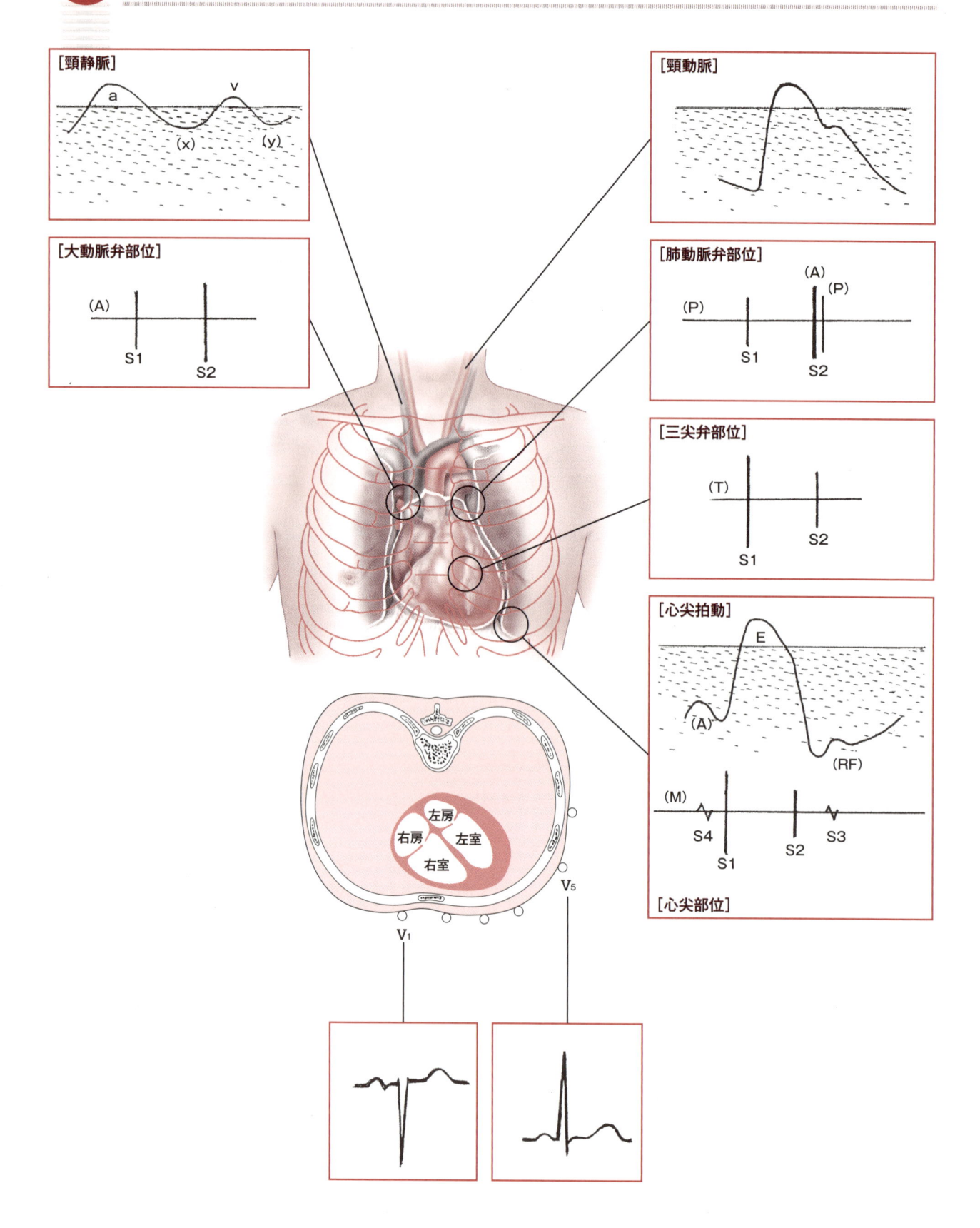

DVD A-5

[頸静脈]

[頸動脈]

[大動脈弁部位]

[肺動脈弁部位]

[三尖弁部位]

[心尖拍動]

[心尖部位]

左房 / 右房 / 左室 / 右室

V_1　V_5

S3ギャロップが聴かれる症例

　膜面型チェストピースで4つの聴診部位を聴いた後、患者を左側臥位にさせて、聴診器のベル型チェストピースに替え、軽く**心尖部位（M）**に当てると、"**DA ta da**"という3つの心音が聴こえてくる。S3は小さな音のため、仰臥位で聴診した場合には聴き逃すことが多いが、左側臥位で必ず聴くことができることを知っておいていただきたい。

　S3は30歳までの成人では、今まで約30%以上聴くことができるといわれていたが、最近では日本人の体格も大きくなった結果、心機能も欧米人並みになり、拡張早期に左房から左室に急速に流入する血液が心尖部に当たりS3を発生させるので、50%に聴かれる。ただし、S3が高齢者の場合には、左心機能不全を表すことになるので、慎重に聴診する必要がある。

病態生理

正常 ➡➡➡ 正常 ➡➡➡ 正常 ➡➡➡ 正常 ➡➡➡ 正常

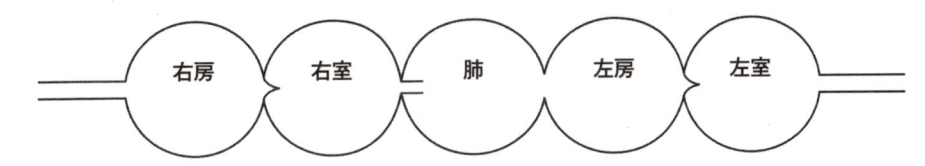

右房 — 右室 — 肺 — 左房 — 左室

身体所見

視診による胸郭の異常もなく、呼吸性にも異常は見られない。

【右心系】 頸静脈拍動：a波、v波ともに正常で、右心系には異常はない。

【左心系】 頸動脈拍動：PW＞TW

　　　　　心尖拍動：E波はS1の直後に触れる。

　　　　　聴診所見：心基部でS1＜S2であり、呼吸性分裂（−）、心尖部でS1＞S2とS3を聴く。

【胸部X線所見】 異常なし。

【心電図所見】

1. V1のS波、V5でR波は正常である。
2. V1のS波＋V5のR波≧40mmである。
3. T波は正常である。
4. その他の所見は正常である。

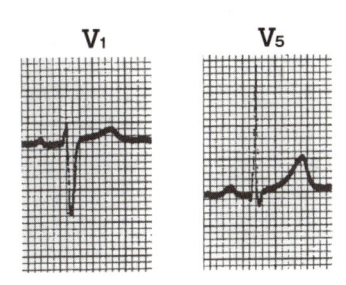

S4　S4 Gallop

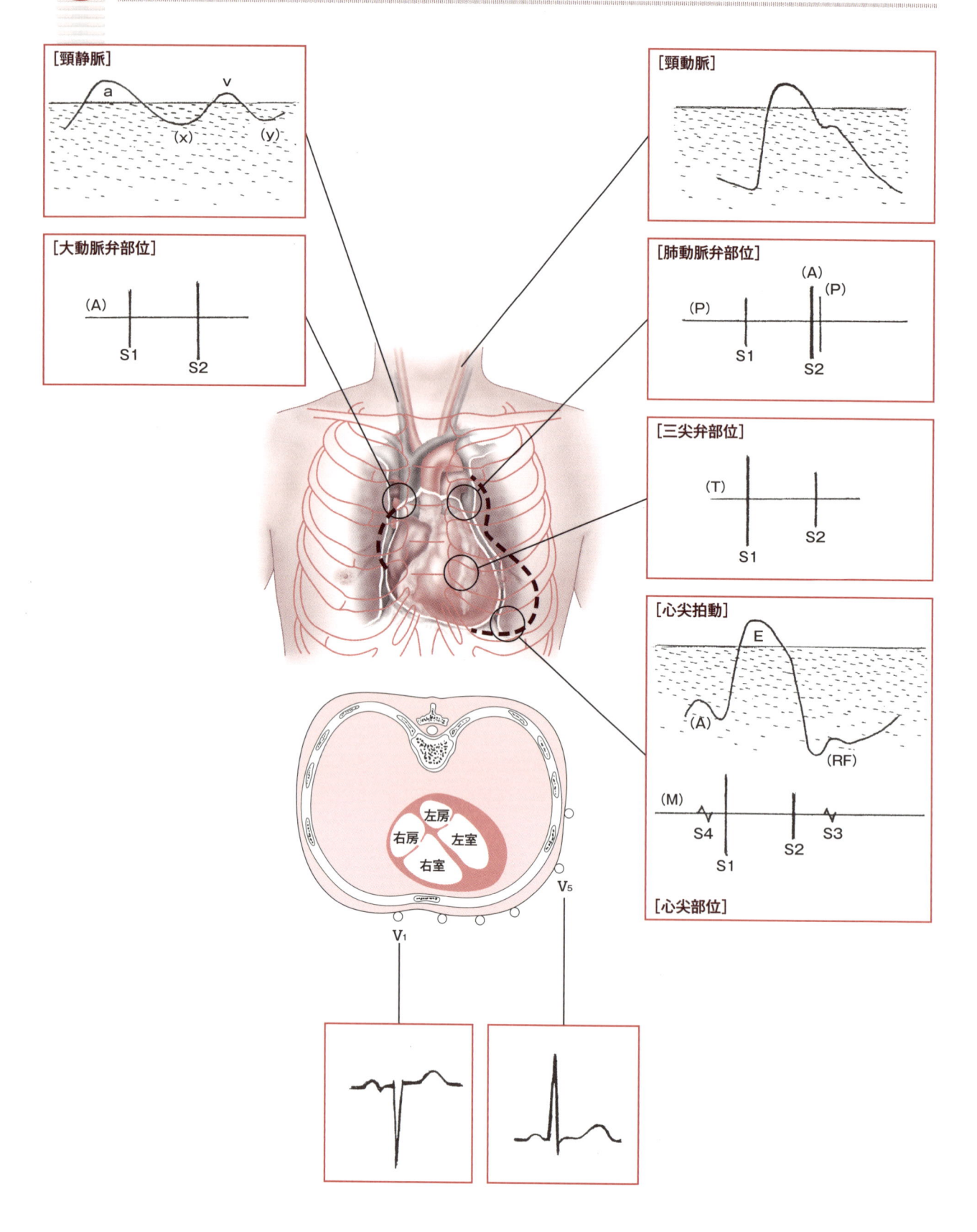

DVD A-6

[頸静脈] a, v, (x), (y)

[頸動脈]

[大動脈弁部位] (A) S1　S2

[肺動脈弁部位] (P) S1　(A)(P) S2

[三尖弁部位] (T) S1　S2

[心尖拍動] E, (A), (RF)

(M) S4　S1　S2　S3

[心尖部位]

左房　右房　左室　右室

V1　V5

S4ギャロップが聴かれる症例

　S3の時と同様、患者を左側臥位にさせて、聴診器のベル型チェストピースを軽く**心尖部位（M）**に当てると、S1の直前に小さな"u"という音が聴こえ、全体の心音を聴くと、"u DA ta"という3つの音が聴こえてくる。S3同様、仰臥位で聴診した場合には聴き逃すことが多いが、左側臥位で必ず聴くことができる。もし、S4が聴かれた場合は動脈硬化性心疾患、心筋症などの心筋の伸展性（compliance）の低下がないか、また完全房室ブロックのような不整脈がないかも考慮に入れる必要がある。S4は若年者で聴かれることは稀である。

　アメリカの学者は「S4は聴くのではなく、触れるものだ」と言う。それは触診によってS4が心尖部で触れるということである。

病態生理

正常 ➡➡ 正常 ➡➡ 正常 ➡➡ 正常 ➡➡ 正常

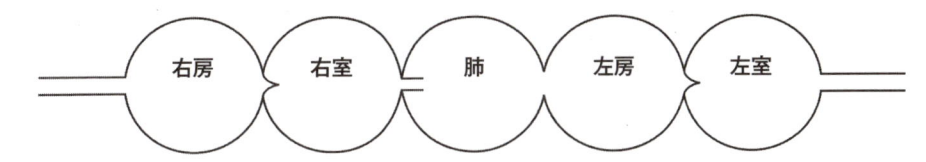

右房　右室　肺　左房　左室

身体所見

視診による胸郭の異常もなく、呼吸性にも異常は見られない。

【右心系】 頸静脈拍動：a波、v波ともに正常。

【左心系】 頸動脈拍動：PW＞TW

　　　　　心尖拍動：A波がS1の直前に触れる。

　　　　　聴診所見：心基部でS1＜S2であり、心尖部でS1の前にS4を聴取（高血圧性心疾患ではS1＜S2となる）。

【胸部X線所見】

心拡大がない場合もあるが、拡張型心筋症では心陰影は拡大する。

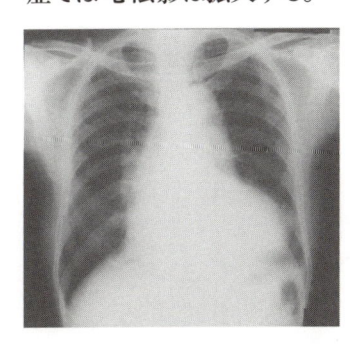

【心電図所見】

1. V1のS波、V5でR波は正常である。
2. V1のS波＋V5のR波≧40mmである。
3. T波は正常である。
4. その他の所見は正常である。

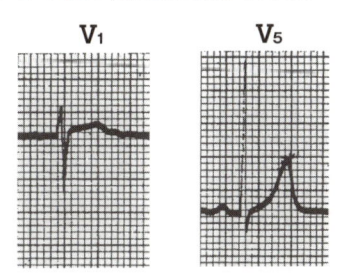

肺動脈駆出音 Pulmonic Ejection Sound

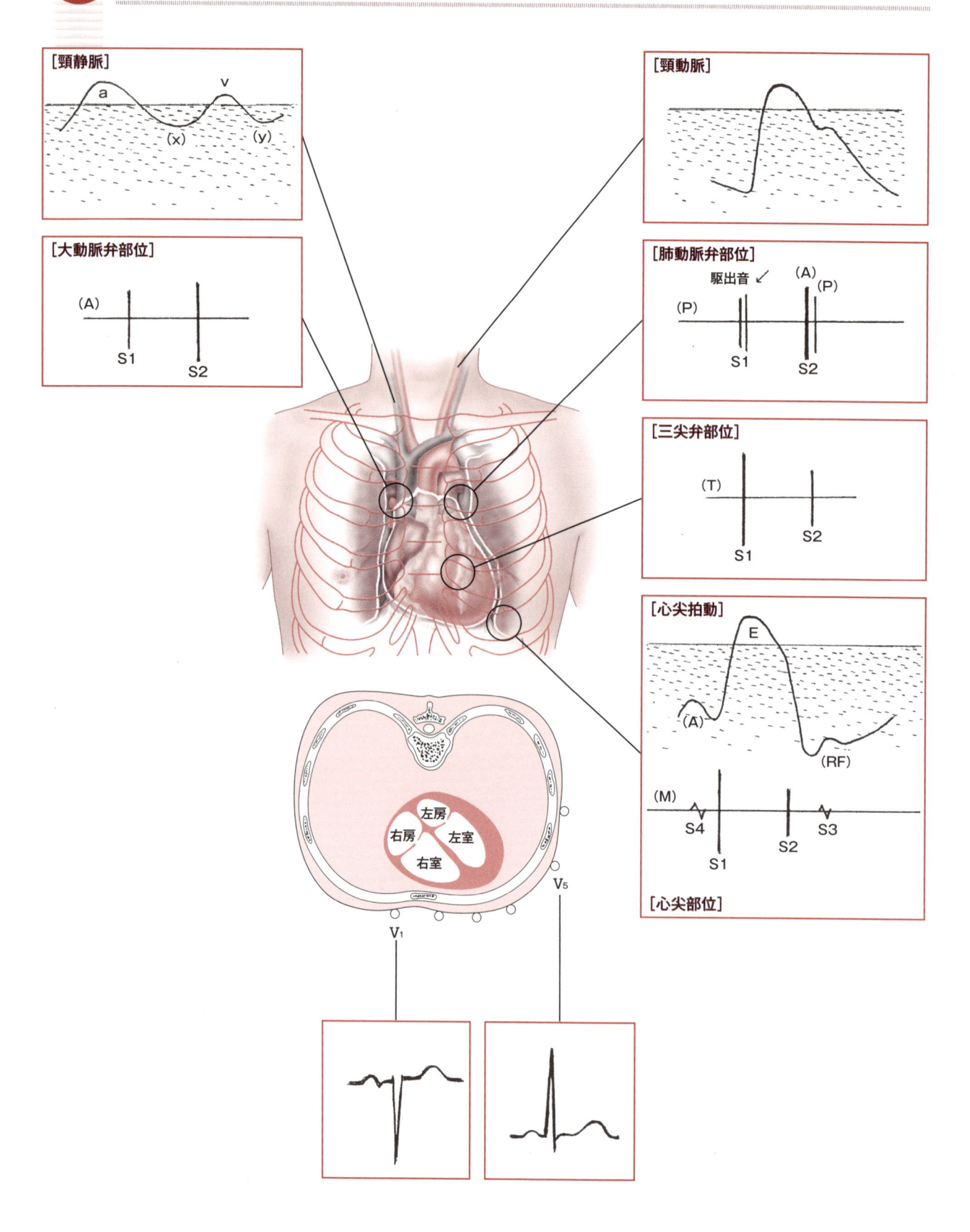

DVD A-7

[頸静脈]

[頸動脈]

[大動脈弁部位]
(A) S1　S2

[肺動脈弁部位]
駆出音↙ (A)
(P)　　　(P)
S1　S2

[三尖弁部位]
(T) S1　S2

[心尖拍動]
E
(A)
(RF)
(M) S4　S1　S2　S3

[心尖部位]

左房　右房　左室　右室

V_1　V_5

肺動脈駆出音が聴かれる症例

　4つの聴診部位を聴診した後、膜面型のチェストピースを**肺動脈弁部位（P）**にピッタリと当てて聴診すればよいが、S1の直後に高調の"**Ku**"という音で、全体を通して聴くと"**da Ku TA**"という音になる。駆出音発生のメカニズムは肺動脈を流れる流量が多い場合に、S1の直後に短く聴かれる。若い人に比較的よく聴かれるが病的意義は少ない。また運動選手の場合にも聴かれることがある。

　三尖弁部位（T）にも伝播することがあり、S1分裂と間違えることがある。しかし、（P）で大きく聴こえるのが肺動脈駆出音であり、（T）部位では小さく聴こえるので鑑別することができる。

病態生理

正常 ➡➡➡ 正常 ➡➡➡ 正常 ➡➡➡ 正常 ➡➡➡ 正常

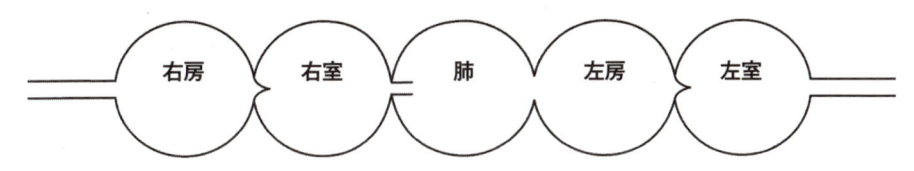

右房　右室　肺　左房　左室

身体所見

視診による胸郭の異常もなく、呼吸性にも異常は見られない。

【**右心系**】頸静脈拍動：a波、v波ともに正常。

【**左心系**】頸動脈拍動：PW＞TW

　　　　　心尖拍動：E波はS1の直後に触れる。

　　　　　聴診所見：心基部でS1＜S2であり、呼吸性分裂（+）、肺動脈弁部位で収縮早期に駆出音を聴く。

【胸部X線所見】

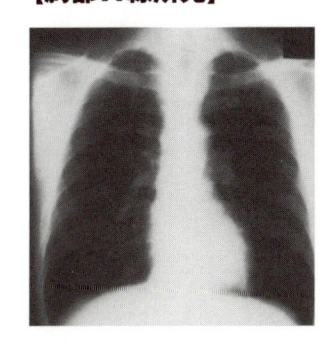

【心電図所見】

1. V1のS波、V5でR波は正常である。
2. V1のS波＋V5のR波≧40mmである。
3. T波が高いことがある。
4. その他の所見は正常である。

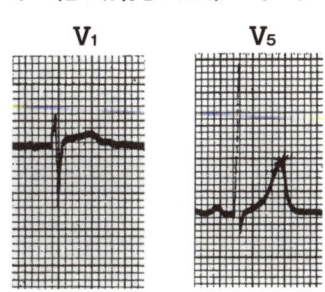

V1　V5

S3・S4ギャロップ S3 and S4 Gallop

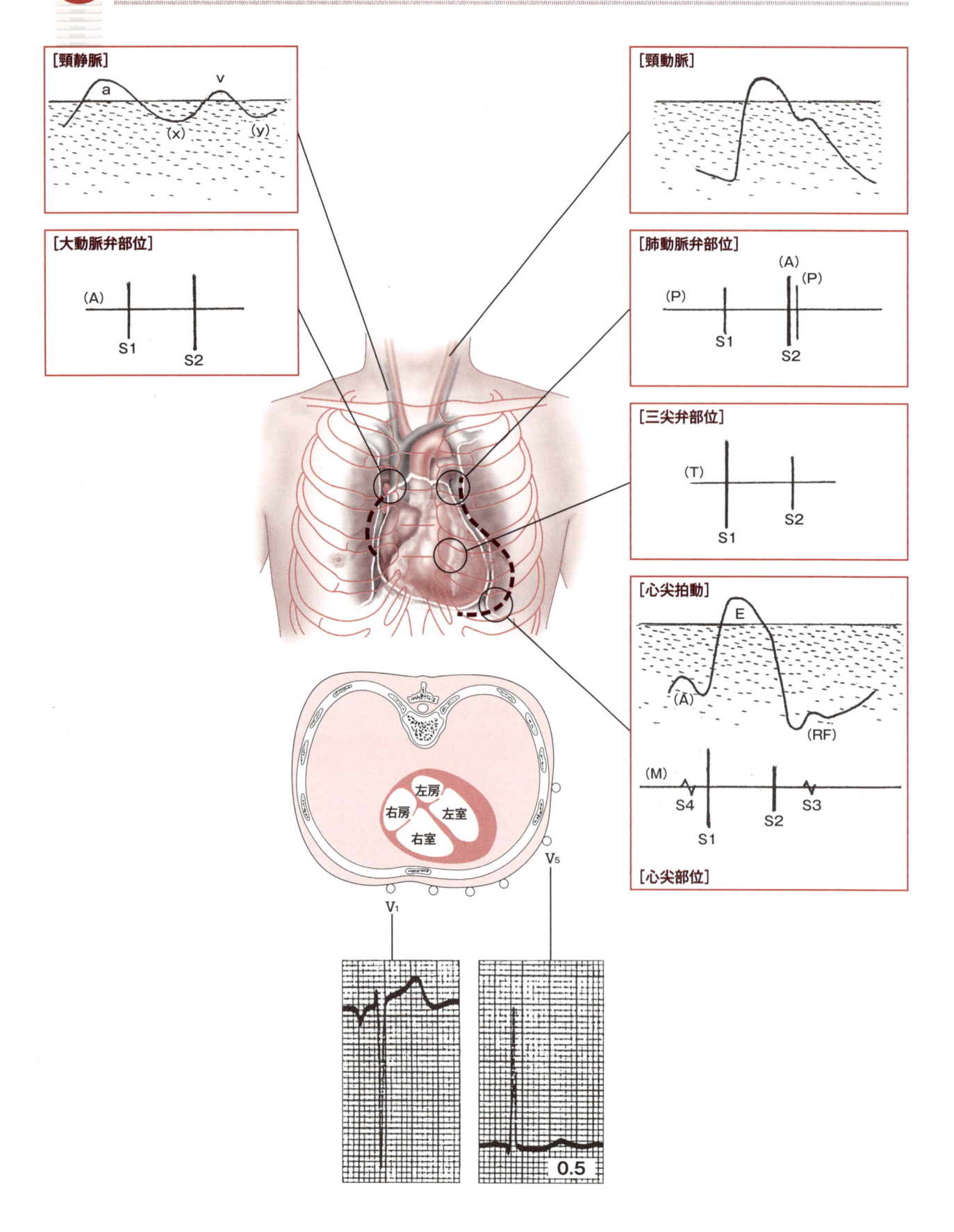

[頸静脈]

[頸動脈]

[大動脈弁部位]
(A) S1　S2

[肺動脈弁部位]
(P) S1　(A)(P) S2

[三尖弁部位]
(T) S1　S2

[心尖拍動]
E, (A), (RF)
(M) S4　S1　S2　S3

[心尖部位]

左房・右房・左室・右室

V_1　V_5　0.5

S3・S4ギャロップ音が聴かれる症例

　患者を左側臥位にして、**心尖部**に聴診器のベル型チェストピースを当てて聴くと、拡張早期に聴こえるのが"**S3**"であり、拡張後期に聴こえるのが"**S4**"である。一心拍の心音全体を聴くと"**u DA ta da**"と聴こえる。このS3の聴かれる奔馬性調律をS3 gallop rhythm、S4の聴かれるものをS4 gallop rhythmと言う。もし、S3＋S4が聴かれる場合はS3・S4 gallop rhythmあるいはsummation gallop rhythmと呼ぶ。左室筋の収縮力が著しく低下したうっ血性心不全や高血圧性心疾患、虚血性心疾患患者に、このリズムを聴くことができる（私が心臓病患者シミュレータ「イチロー」に入力したのは、2回の心筋梗塞を起こし、2回目の発作後にできた心室瘤を切除した患者の心音である）。

―― 病態生理 ――

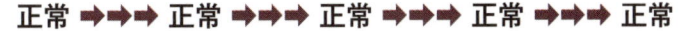

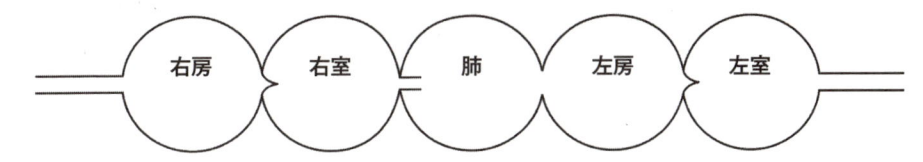

正常 ➡➡➡ 正常 ➡➡➡ 正常 ➡➡➡ 正常 ➡➡➡ 正常

右房　　右室　　肺　　左房　　左室

―― 身体所見 ――

胸壁を触診すると、3回の心尖拍動が触れる。

【右心系】頸静脈拍動：a波、v波ともに正常。
【左心系】頸動脈拍動：PW＞TW
　　　　　心尖拍動：E波はS1の直後に触れる。左室肥大では左側下方に偏位する。
　　　　　聴診所見：心基部でS1＜S2であり、呼吸性分裂（＋）で、心尖部でS4・S1＞S2とS3を聴く（高血圧、虚血性心疾患に多い）。

【胸部X線所見】
左室陰影の拡張が見られる。

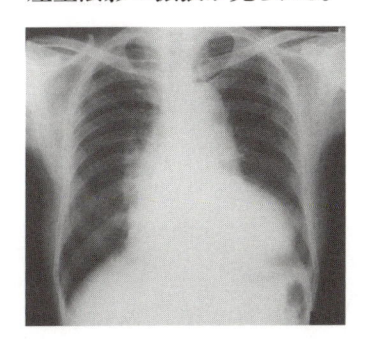

【心電図所見】
1. V1のS波が深く＜V5でR波が高い。
2. V1のS波＋V5のR波≦40mmである。
3. ST部分及びT波が低下することがある。
4. その他の所見は正常である。

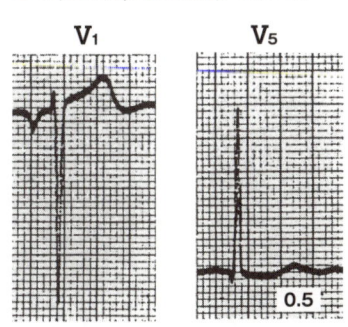

クリック音 Midsystolic Click Sound

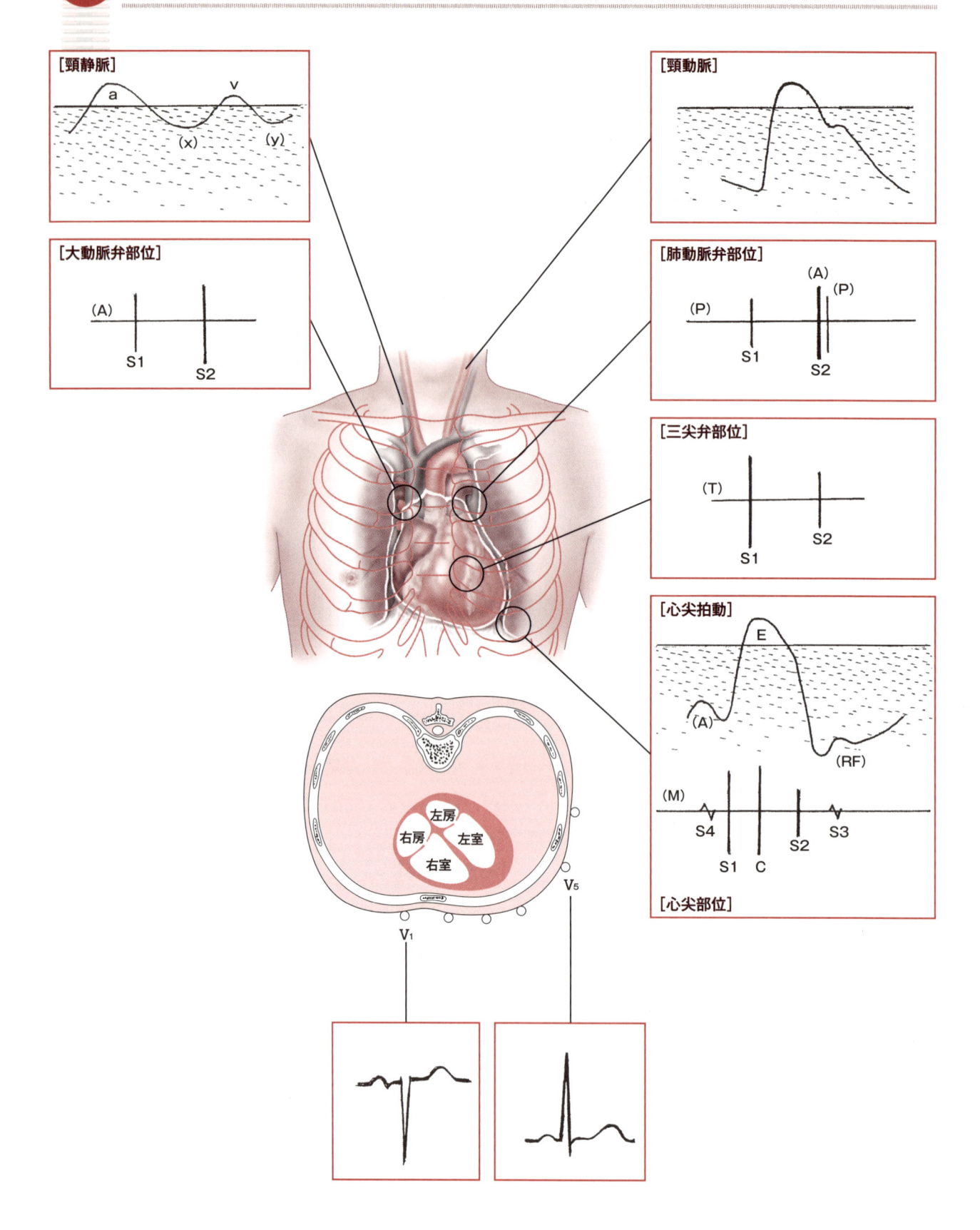

DVD A-9

[頸静脈]

[頸動脈]

[大動脈弁部位]
(A) S1　S2

[肺動脈弁部位]
(P) S1　(A)(P) S2

[三尖弁部位]
(T) S1　S2

[心尖拍動]
E, (A), (RF)

(M) S4　S1　C　S2　S3

[心尖部位]

左房／右房／左室／右室

V₁　　V₅

収縮中期クリック音の聴かれる症例

　4つの聴診部位を聴いていくと、**心尖部（M）で収縮中期**にハッキリと高調の"**KU**"という心音を聴くことができる。一般に女性のほうが男性よりも多く、一心拍での心音は"**DA Ku ta**"と聴こえる。患者の自覚症状もなく健常者でも聴かれるが、「**僧帽弁逸脱**」（**MVP**＝mitral valvular prolapse）の症例に聴かれることが多い。直ちに治療の対象にならないことが多く、定期的に経過を観察すればよい。ただ、非常に敏感な患者は動悸や、不整脈を訴えることもあり、内科的治療よりも外科的治療の対象となる症例もある。この場合は、血栓予防のためにワルファリンカリウム内服が必要となる。

病態生理

正常 ➡➡➡ 正常 ➡➡➡ 正常 ➡➡➡ 正常 ➡➡➡ 正常

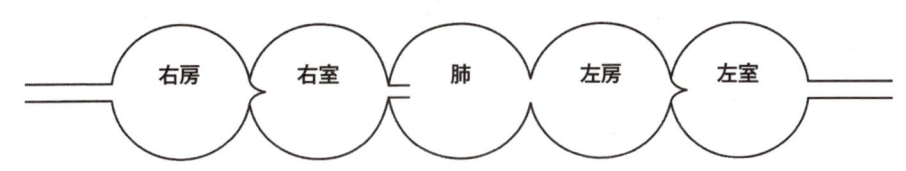

右房 — 右室 — 肺 — 左房 — 左室

身体所見

視診による胸郭の異常もなく、呼吸性にも異常は見られない。

【右心系】 頸静脈拍動：a波、v波ともに正常。

【左心系】 頸動脈拍動：PW＞TW

　　　　　心尖拍動：E波はS1の直後に触れる

　　　　　聴診所見：心基部でS1＜S2であり、呼吸性分裂（＋）、心尖部でS1と収縮中期にクリック音を聴く。

【胸部X線所見】

正常の場合が多い。

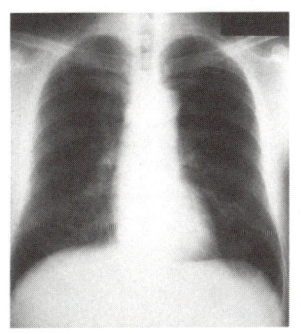

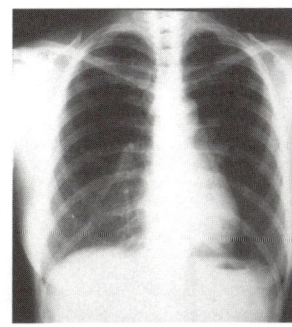

【心電図所見】

1. V1のS波、V5でR波は正常である。
2. V1のS波＋V5のR波≧40mmである。
3. ST部分及びT波は正常である。
4. その他の所見は正常である。

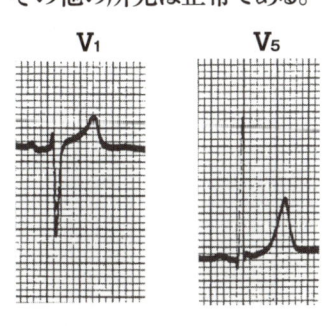

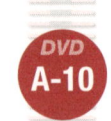

無害性雑音 Innocent Murmur

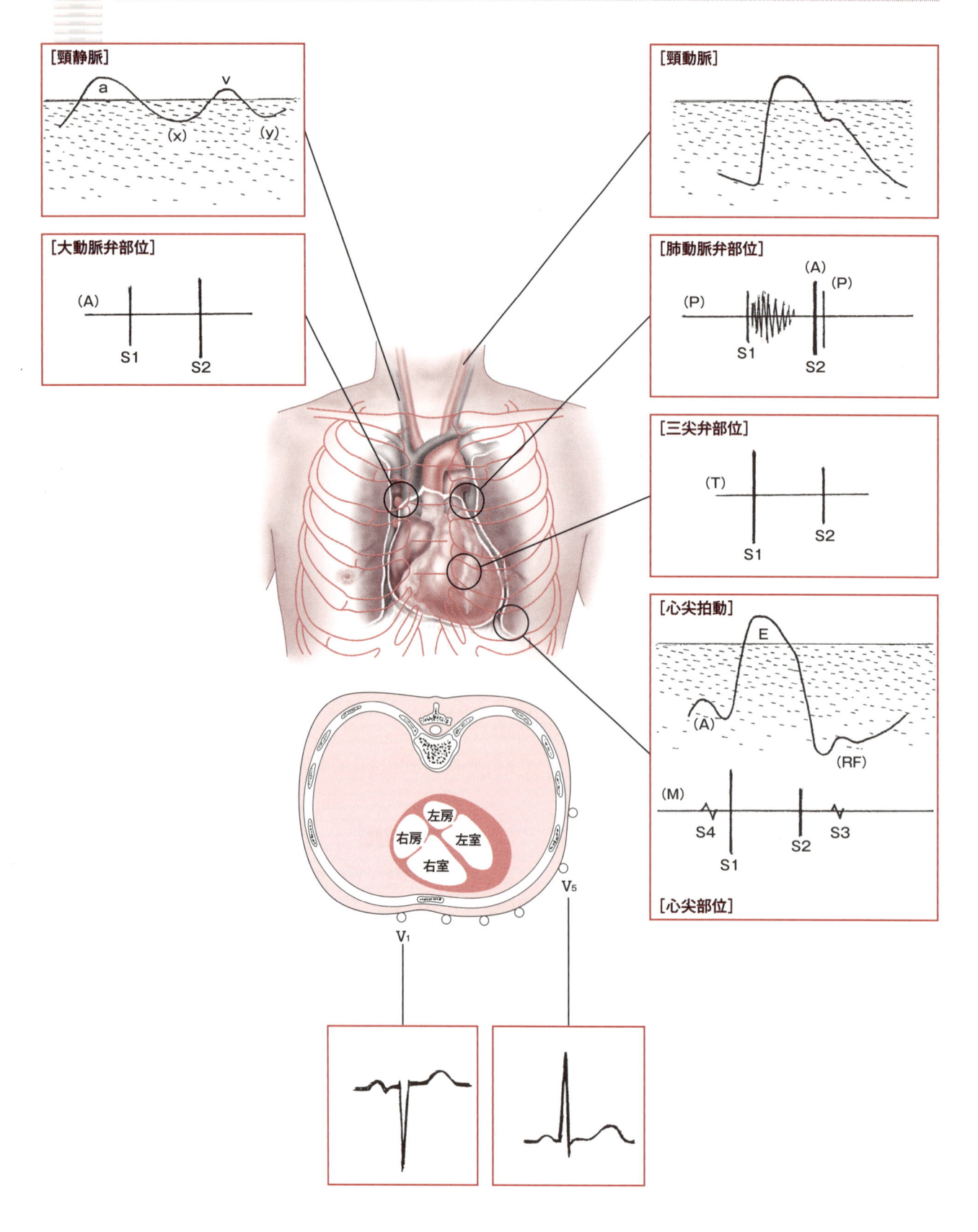

[頸静脈]

[頸動脈]

[大動脈弁部位]

[肺動脈弁部位]

[三尖弁部位]

[心尖拍動]

[心尖部位]

無害性雑音の聴かれる症例

「心音と心雑音を鑑別する」ことが、以後の症例において重要になってくる。一般に心音の持続時間は短く、心雑音の持続時間は長い音である。4つの聴診部位での最強点（PMI=point of maximum intensity）は、**肺動脈弁部位（P）**であり、膜面型チェストピースをピッタリと当てて聴くと、S1直後の収縮早期に柔らかい駆出性雑音を聴くことができる。一心拍の音は"da hAa TA"と聴こえてくる。

また、S2の呼吸性分裂を聴くことができる。これは健常者の成人に見られる「無害性雑音」（innocent murmur）、または「生理的雑音」（physiological murmur）で10歳までの子供では90%に聴かれるため、血流雑音（hemic murmur）とも呼ばれる。

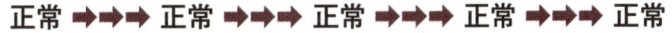

病態生理

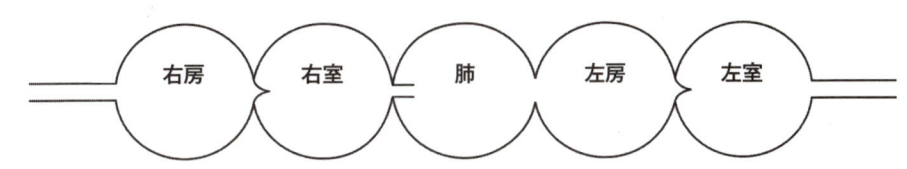

正常 ➡➡ 正常 ➡➡ 正常 ➡➡ 正常 ➡➡ 正常

右房　右室　肺　左房　左室

身体所見

視診による胸郭の異常はなく、呼吸性にも異常は見られない。

【右心系】 頸静脈拍動：a波、v波ともに正常。

【左心系】 頸動脈拍動：PW＞TW

心尖拍動：E波はS1の直後に触れる。

聴診所見：心基部でS1＜S2であり、呼吸性分裂（+）、心尖部でS1＞S2収縮早期に柔らかい駆出性雑音を聴く。

【胸部X線所見】

正常である。

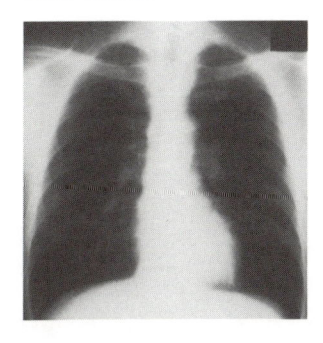

【心電図所見】

1. V1のS波、V5でR波は正常である。
2. V1のS波＋V5のR波≧40mmである。
3. T波が高いことがある。
4. その他の所見は正常である。

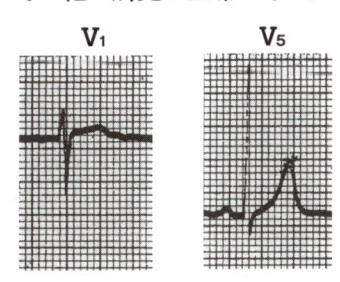

大動脈弁狭窄（AS） Aortic Stenosis

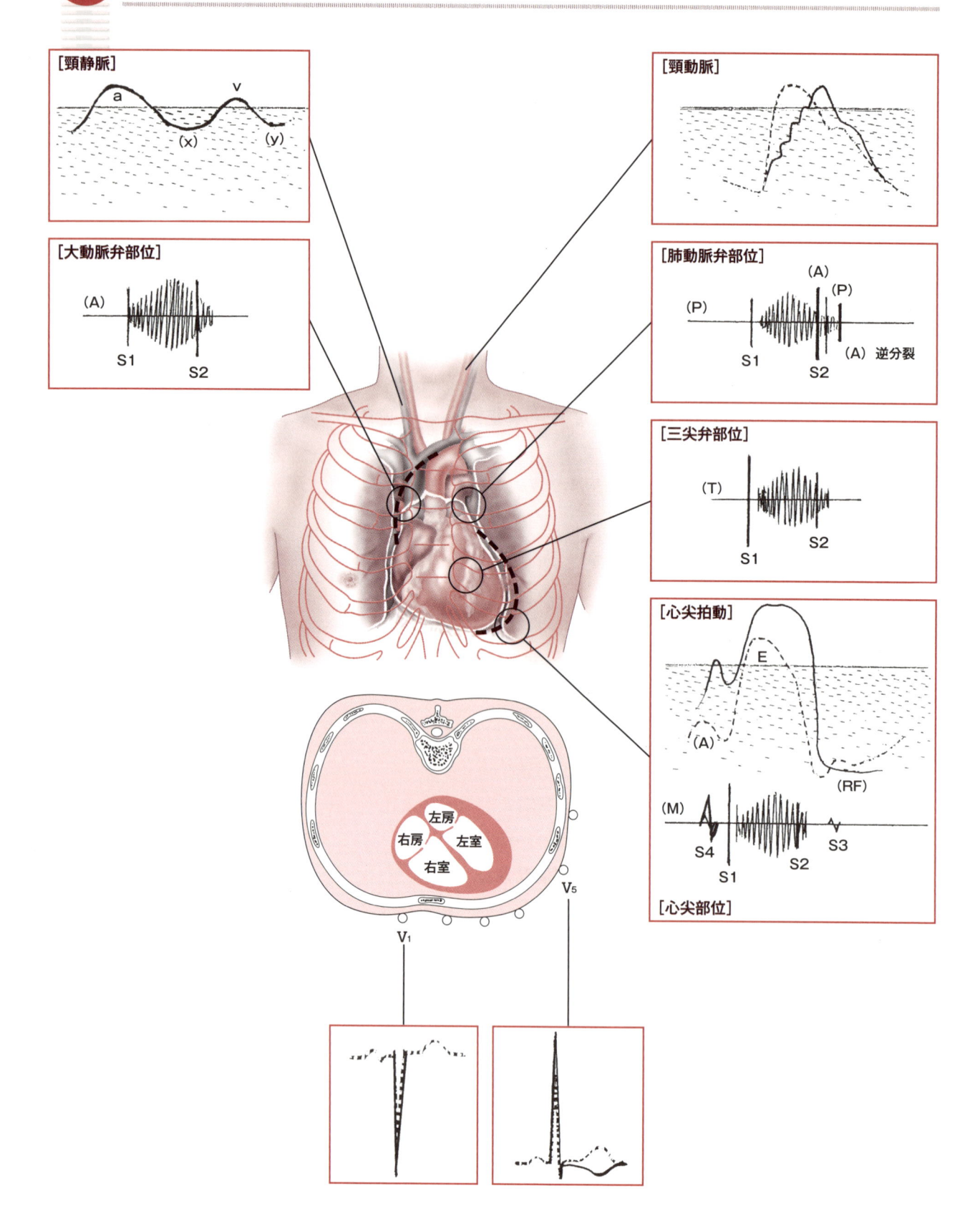

[頸静脈]

[頸動脈]

[大動脈弁部位]
(A) S1 S2

[肺動脈弁部位]
(P) (A) (P) S1 S2 (A) 逆分裂

[三尖弁部位]
(T) S1 S2

[心尖拍動]
E (A) (RF)
(M) S4 S1 S2 S3

[心尖部位]

左房 右房 左室 右室

V_1　V_5

大動脈弁部位に駆出性雑音の聴かれる症例

これまで、健常者にも聴かれる心音・心雑音を見てきたが、ここからは各心疾患を診ていこう。左心系の症例では視診や触診によって、ハッキリした所見が見られないことが多く、そのため、視診や触診を行わず、聴診所見に依存する傾向がある。

健常者の無害性収縮期雑音は収縮早期駆出性雑音が聴かれるが、器質性心疾患でよく聴かれる「大動脈弁狭窄」(AS=aortic stenosis)では血圧も低くなり、**大動脈弁部位(A)** に聴診器を当てると、その雑音の最大のピークは収縮中期から後期にあり、この雑音は**右頸動脈**にも放散するほか、肺動脈弁部位、三尖弁部位、心尖部位にも放散する。頸動脈を触診すると「振戦」を触れる。心雑音の性質は "da GhAĀa Ta" という、鋸で木を切る時の音にも似た雑音である。ただし、高齢者の場合は、大動脈弁狭窄ではなく硬化によって雑音が生じる場合が多く、この場合雑音は(A)に限局し、あまり放散は見られない。

病態生理

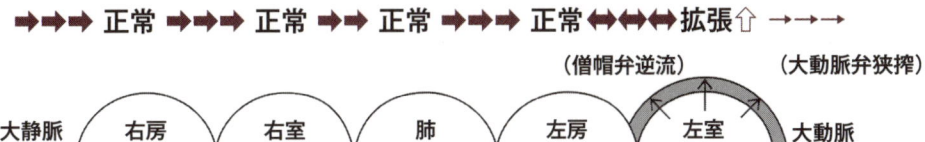

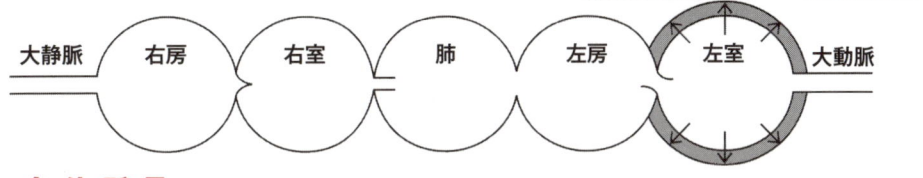

➡➡➡ 正常 ➡➡➡ 正常 ➡➡ 正常 ➡➡➡ 正常 ⬅➡⬅➡⬅➡ 拡張⇧ →→→

(僧帽弁逆流)　　　(大動脈弁狭窄)

大静脈　右房　右室　肺　左房　左室　大動脈

身体所見

胸郭の異常はないが、視診で大動脈弁部位に拍動を見ることがある。

【右心系】頸静脈拍動：a波、v波ともに正常。
【左心系】頸動脈拍動：鈍く触れ「振戦」を伴う。
　　　　心尖拍動：A波が鋭く大きく触れる。収縮期に持続の長い抬起性の拍動。
　　　　聴診所見：心基部でS2が逆分裂し大動脈から心尖部に粗い低音～中音の収縮中期～後期に駆出性雑音を聴く。心尖部でS1の分裂（大動脈駆出音）。

【胸部X線所見】

上行大動脈に狭窄後部拡大が著明となる。左室陰影は軽度に拡張する。

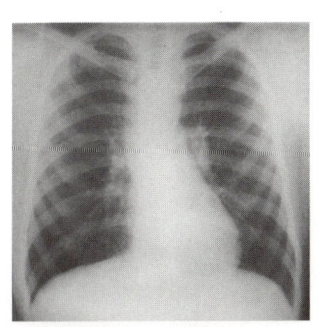

大動脈弁狭窄（正面像）

【心電図所見】

1. I、V5は高いR波とST部分の低下とT波の陰性化「収縮期負荷」を示す。
2. V1のS波＋V5のR波≦40mm。
3. T波が陰性化するのは、中等度以上の大動脈弁狭窄が長期に続いたため。

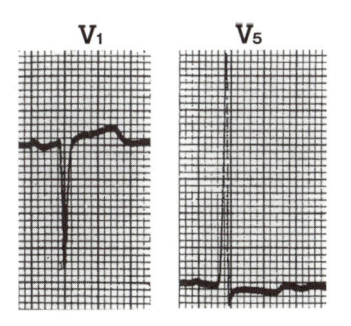

V1　　V5

僧帽弁閉鎖不全（MR） Mitral Regurgitation

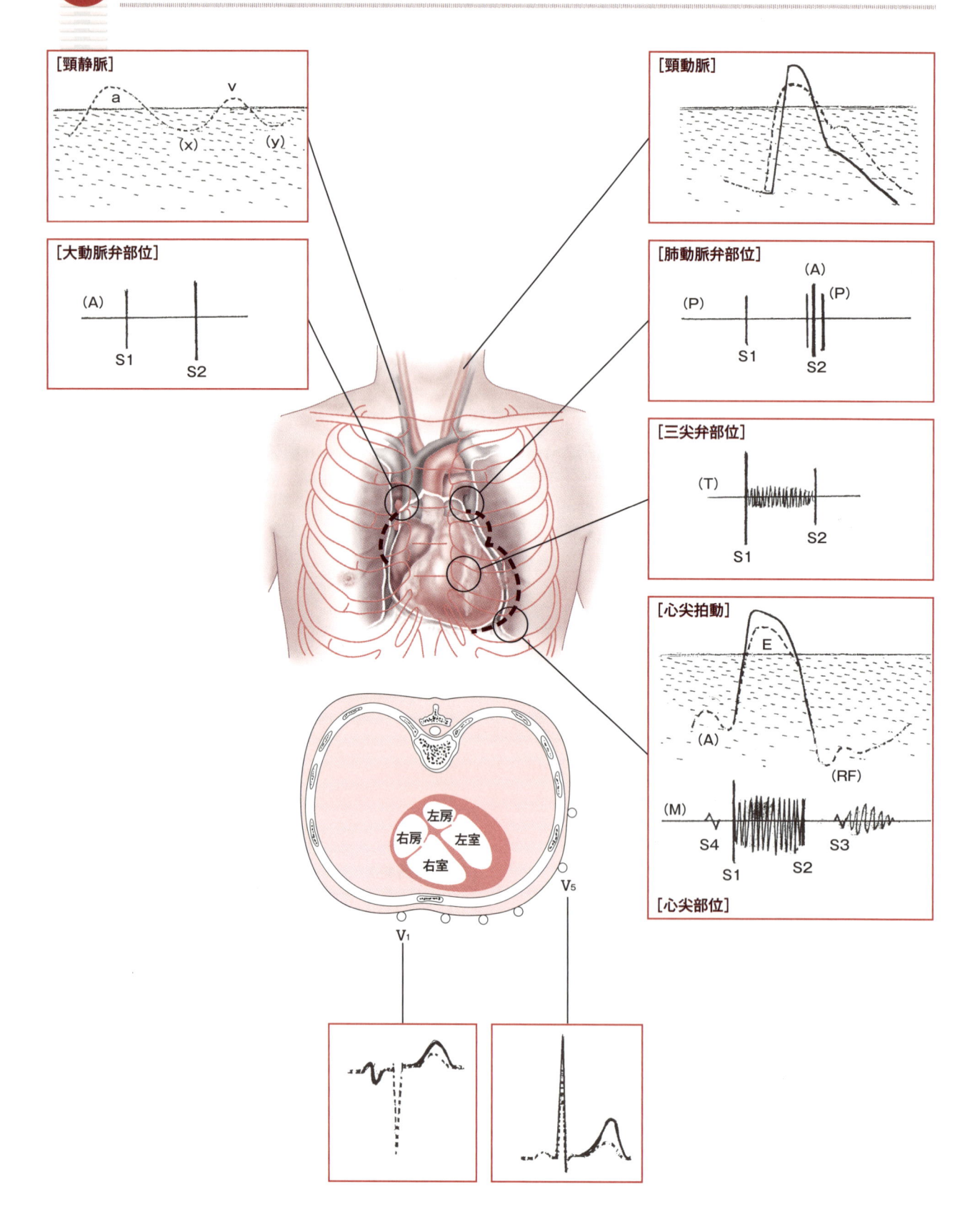

B-2

[頸静脈]

[頸動脈]

[大動脈弁部位]
(A) S1 S2

[肺動脈弁部位]
(P) S1　(A)(P) S2

[三尖弁部位]
(T) S1　S2

[心尖拍動]
E (A) (RF)

[心尖部位]
(M) S4 S1 S2 S3

左房　右房　左室　右室

V_1　V_5

全収縮期逆流性雑音の聴かれる症例（1）

　（A）（P）（T）（M）各部位を聴診器の膜面型チェストピースで聴くと、**心尖部（M）**から胸部左下方にかけて、全収縮期逆流性雑音（Ⅲ～Ⅳ/Ⅵ度）の心雑音を聴くことができる。これは「**僧帽弁閉鎖不全**」（**MR**＝mitral regurgitation）である。軽度では全収縮期逆流性雑音のみだが、中等度ではS3を聴取し、高度のものではS3に続いて拡張中期ランブリング雑音を伴う。これは僧帽弁閉鎖不全の症例であるが、一心周期の聴診所見は軽度では"DHAAATa"、中等度で"DHAAATa da"、高度では"DHAAATA drrru"と聴こえる。また中等度以上ではスリルを触診できる。鑑別すべき疾患は「心室中隔欠損」と「三尖弁閉鎖不全」である。

　リウマチ熱はかつて若年者に見られたが、現在では抗生物質の初期投与により完治するようになった。しかし、高齢者では若い頃に罹患した心弁膜症が慢性化している場合が多く、心不全を起こすため、外科的治療の対象となる。

---- 病 態 生 理 ----

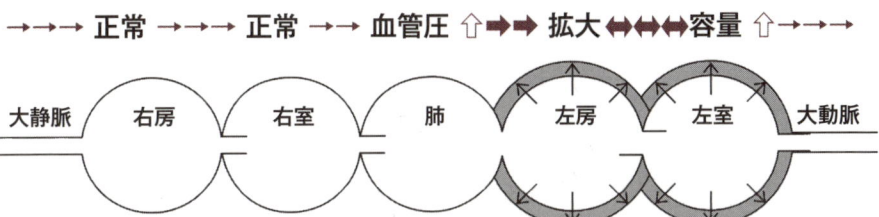

→→→ 正常 →→→ 正常 →→ 血管圧 ⇧ ➡ 拡大 ⇔⇔⇔ 容量 ⇧→→→

大静脈　右房　右室　肺　左房　左室　大動脈

---- 身 体 所 見 ----

僧帽弁顔貌で、顔面紅潮（mitral hue）が見られる。

【右心系】 頸静脈拍動：a波、v波ともに正常。

【左心系】 頸動脈拍動：脈は小さく「速脈」。

　　　　　心尖拍動：胸部左側外方に触れ、RF波＝S3を触知する。

　　　　　聴診所見：心尖部にS1からS2にかけて全収縮期雑音、中等度ではⅢ音、高度では拡張中期ランブルを聴く。心基部でS1の亢進とS2分裂を聴く。

【胸部X線所見】

心陰影は左房と左室拡張が著明となり、左下方に拡大する。

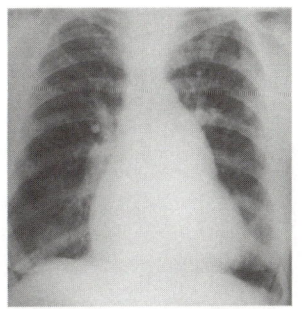

僧帽弁閉鎖不全（正面像）

【心電図所見】

1. Ⅱで幅の広いP波「2峰性」とV1では「2相性」となり、左房負荷を示す。
2. R波はⅠとV5で高く左室肥大型を示す。
3. ST部分やT波は正常だが、時にはT波が高くなり、拡張期負荷所見を示す。

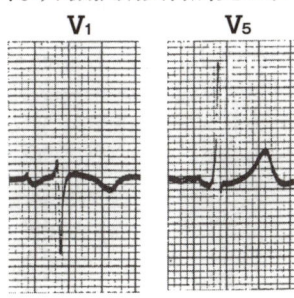

V1　V5

三尖弁閉鎖不全（TR） Tricuspid Regurgitation

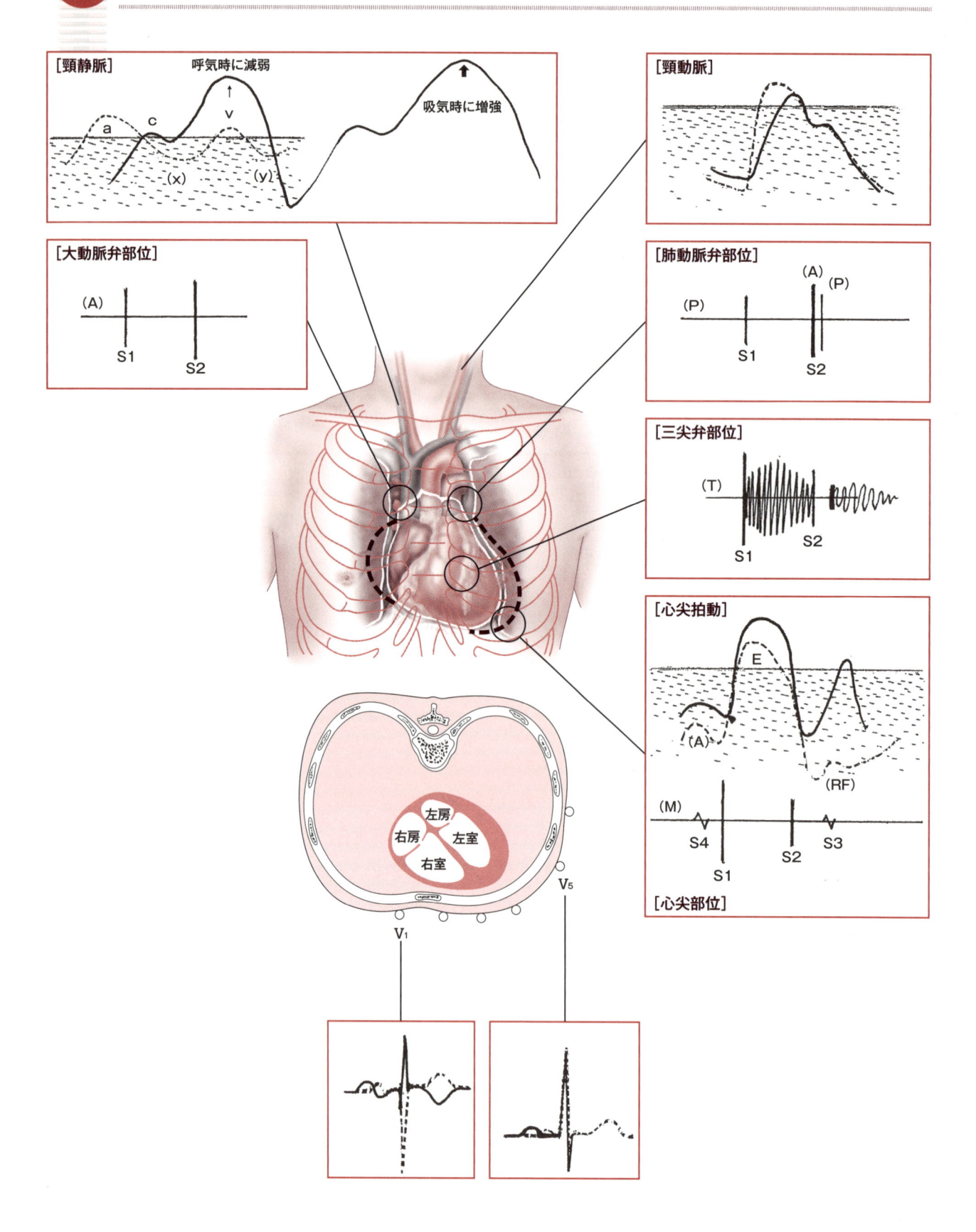

DVD B-3

[頸静脈] 呼気時に減弱 / 吸気時に増強
a, c, v, (x), (y)

[頸動脈]

[大動脈弁部位] (A) S1 S2

[肺動脈弁部位] (P) S1 (A)(P) S2

[三尖弁部位] (T) S1 S2

[心尖拍動] E (A) (RF) / (M) S4 S1 S2 S3
[心尖部位]

左房 右房 左室 右室

V_1　V_5

全収縮期逆流性雑音の聴かれる症例（2）

　心弁膜疾患では比較的まれな症例ではあるが、まず、視診で診断がつくのはこの疾患が代表的なものだ。患者を仰臥位から上体を10～20度起こし、片手の指先で橈骨動脈拍動を触れると、心室収縮とともに内頸静脈が拍動し、特に吸気時にv波が怒張する「**c-v波**」が見られる。これが「**三尖弁閉鎖不全**」（**TR**=tricuspid regurgitation）に特徴的な所見である。

　また触診により胸骨左縁下部に押し上げるような挙上性（lifting）の右室拍動を触れる。聴診所見は胸骨左縁下部（T）に、吸気時に"DAHAAAATA"と全収縮期雑音が増強し、呼気時に"dahaaaata"と減弱する"Rivero-Carvallo"現象が起こる。

　時に、拡張中期に右室性ランブル音が聴かれる。

―― 病態生理 ――

怒張 ←← 拡張 ←→←→ 肥大 →⇒→ 正常 →⇒→ 正常 →⇒→ 正常 →⇒→

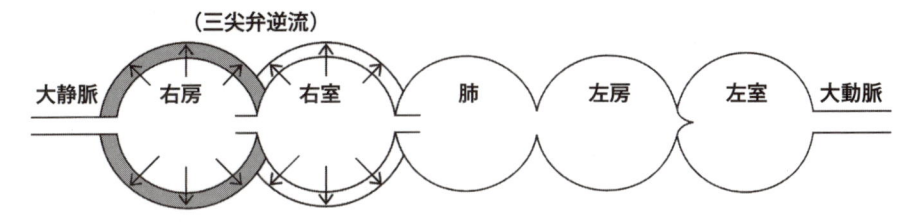

（三尖弁逆流）

大静脈　右房　右室　肺　左房　左室　大動脈

―― 身体所見 ――

上に述べた身体所見が特徴的である。

【右心系】頸静脈拍動：v波が増高し、特に吸気時に怒張する（c-v波＋深いy谷）。
【左心系】頸動脈拍動：小脈で1峰性と2峰性の「交代脈」が触れる。
　　　　 心尖拍動：胸骨左縁下部に押し上げるような挙上性（lifting）の右室拍動を触れる。
　　　　 聴診所見：胸骨左縁下部に全収縮期雑音が聴かれ、吸気時に増強し呼気時に減弱する"Rivero-Carvallo"現象が起こる。

【胸部X線所見】
1. 心陰影全体が拡張する。
2. 右房拡大が著明となる。

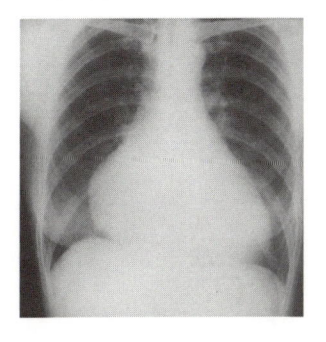

【心電図所見】
1. QRS群は不完全右脚ブロック型を示す。
2. 移行帯がV4とV5の間にあるのは、心臓が時計軸回転しているためである。

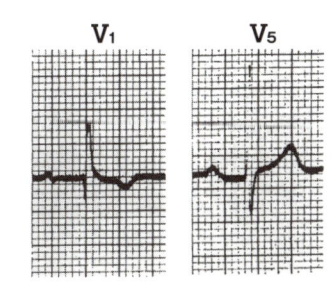

V_1　V_5

僧帽弁狭窄（MS）Mitral Stenosis

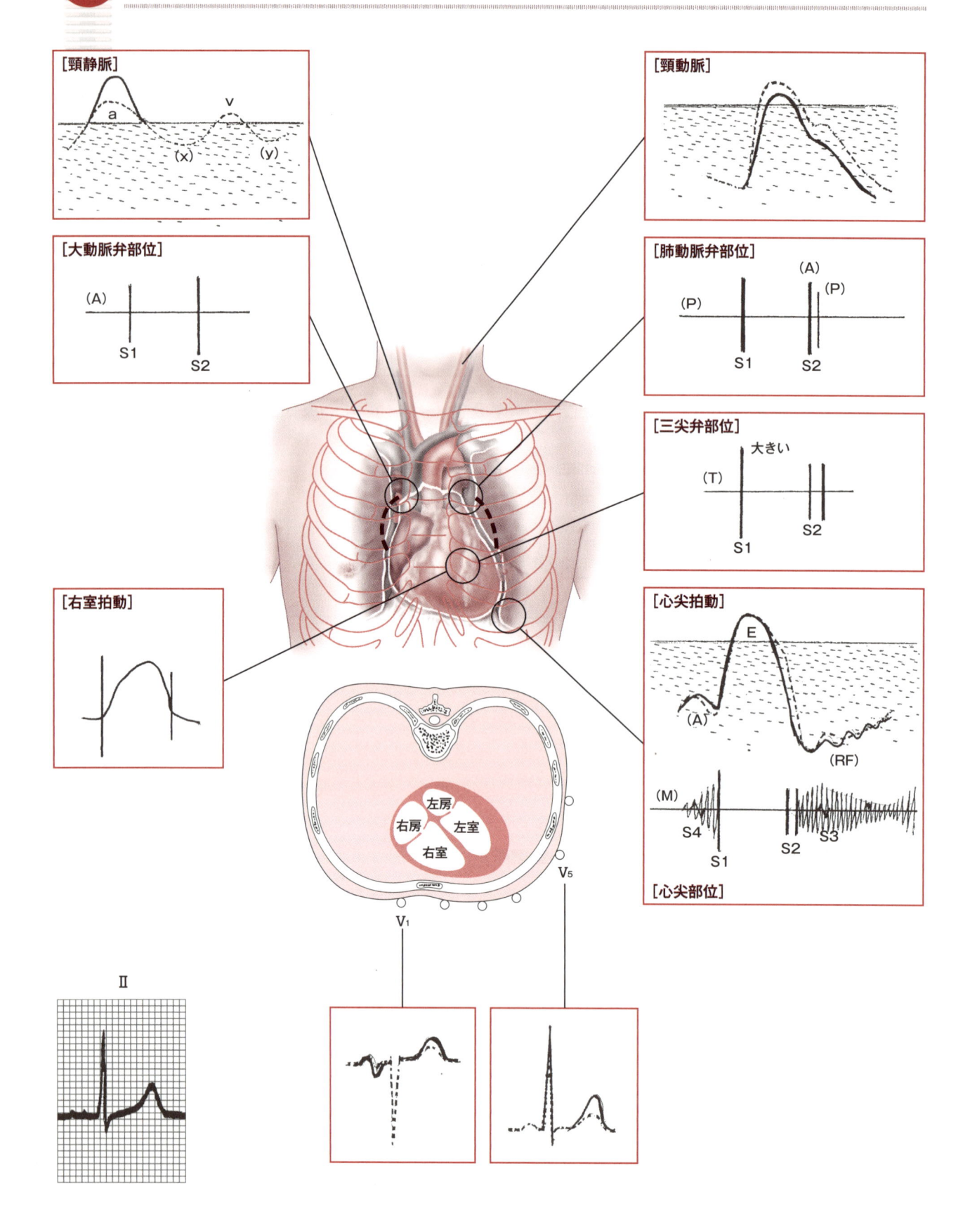

[頸静脈]

[頸動脈]

[大動脈弁部位]
(A)
S1　S2

[肺動脈弁部位]
(P)　(A)(P)
S1　S2

[三尖弁部位]
大きい
(T)
S1　S2

[右室拍動]

[心尖拍動]
E
(A)
(RF)
(M)
S4　S1　S2　S3
[心尖部位]

左房　右房　左室　右室

Ⅱ

V1　V5

拡張中期ランブル雑音が聴かれる症例

　胸部の触診により胸骨右縁、第3肋間に下から胸壁を押し上げるような抬起性拍動（lifting）が触れる。(A)(P)(T)(M)各部位をベル型チェストピースで聴診すると、(A)(P)では亢進したS1と(T)で僧帽弁開放音(OS)、**心尖部**(M)では亢進したS1の直前に前収縮期雑音と、S2の直後にOSから次のS1に続く拡張中期ランブリング雑音が聴かれる「**僧帽弁狭窄**」(MS＝mitral stenosis)である。聴診により"fDA Tlarrru"と聴かれる。

　僧帽弁閉鎖不全と同様、従来はリウマチ熱によって発症するものが大半を占めていた。高齢者に見られる症例は、若い頃にリウマチ熱に罹患した症例で、抗生物質による初期治療が100％完治に至らなかったものが慢性化しているため、左房内圧の上昇と肺動脈楔入圧が高く、将来、心不全を起こす可能性があり、外科的治療の対象となる。

―― **病 態 生 理** 〈三尖弁→心尖部位〉――

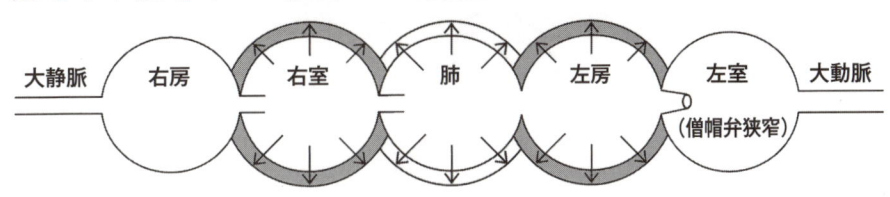

圧 ⇧ ➡➡ 圧 ⇧ ➡➡➡ 肥大 ➡➡ 血管圧 ⇧ ➡➡ 拡大 →→→ 正常 →→→

大静脈　右房　右室　肺　左房　左室　大動脈
（僧帽弁狭窄）

―― **身 体 所 見** ――

顔面紅潮が見られ、「スリル」を触知し、胸骨左縁に右室拍動を触れる。

【**右心系**】頸静脈拍動：a波がv波に比べて著しく増高。
【**左心系**】頸動脈拍動：小さく触れ「小脈」。
　　　　　心尖拍動：拡張期に「スリル」を触知し、胸骨左縁に右室拍動を触れる。
　　　　　聴診所見：三尖弁部位で「開放音」(OS)、心尖部でI音の亢進、拡張中期ランブル、
　　　　　　　　　　前収縮期雑音を聴く。呼吸性分裂（＋）、心尖部でS1＞S2。

【胸部X線所見】

正面像で左房拡大による二重陰影と、右室肥大が見られ、肺動脈の怒張が見られる。また、慢性化により肺毛細管の怒張（Kerley B line）が見られる。

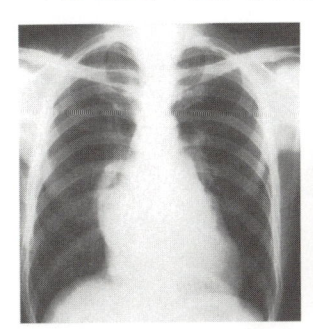

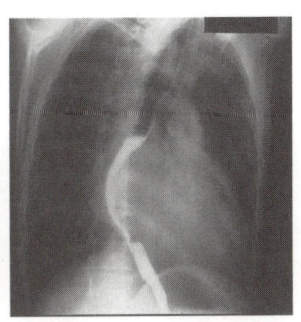

【心電図所見】

1. ⅡでP波は幅が広く「2峰性」、V1で「2相性」を示し、陰性部分が深い。
2. QRS群は右室肥大型で右軸偏位を示す。
3. V5のS波が大きく、V1のR波が増高。
4. QRSは不完全右脚ブロック型を示す。

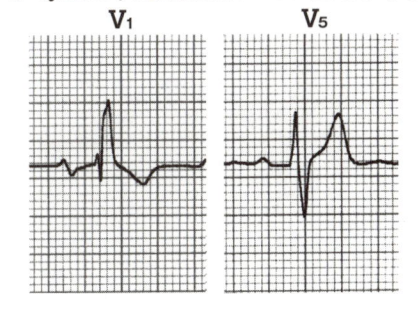

大動脈弁閉鎖不全（AR） Aortic Regurgitation

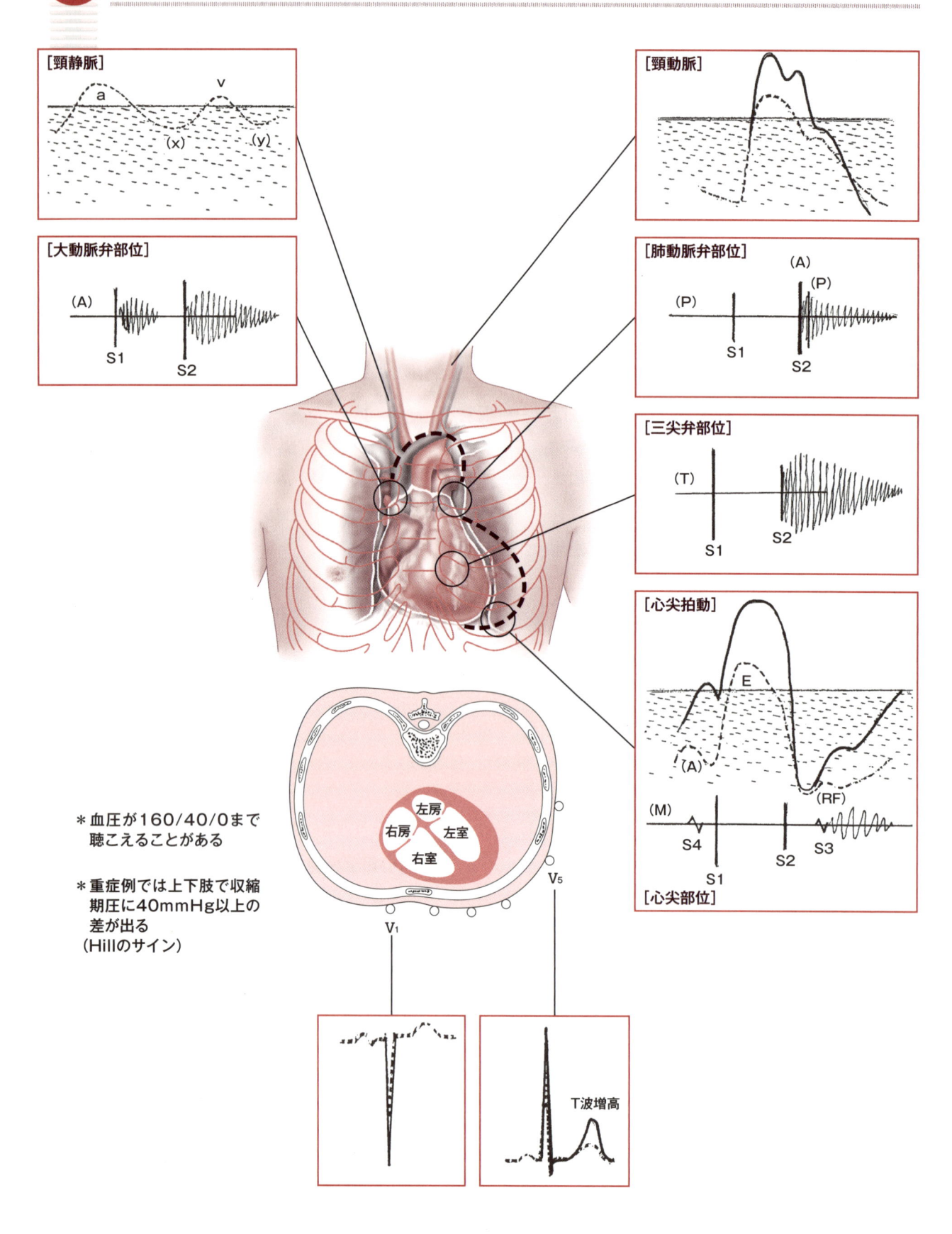

[頸静脈]

[頸動脈]

[大動脈弁部位]
(A) S1 S2

[肺動脈弁部位]
(P) S1 (A)(P) S2

[三尖弁部位]
(T) S1 S2

[心尖拍動]
E
(A)
(M) (RF)
S4 S1 S2 S3
[心尖部位]

左房／右房／左室／右室

＊血圧が160/40/0まで聴こえることがある

＊重症例では上下肢で収縮期圧に40mmHg以上の差が出る（Hillのサイン）

V1

V5
T波増高

拡張早期逆流性雑音の聴かれる症例

　患者の頸動脈の触診では2峰性脈を触れる。**大動脈弁部位（A）**では収縮期の血液量増大により、収縮早期駆出性雑音と拡張早期逆流性雑音が聴かれ、**三尖弁部位（T）**では拡張早期から強度の漸減性雑音が聴かれる「**大動脈弁閉鎖不全**」（AR=aortic regurgitation）である。典型的な心雑音は"**da hA TAAAAAA**"と聴くことができる。重症例では心尖部（M）に拡張中期ランブル（Austin-Flint）雑音"**da hA TARRRRu**"を聴取することができる。

　僧帽弁疾患と同様、従来はリウマチ熱によって発症するものが大半を占めていたが、最近では高齢者に最も多く見られる弁膜症であり、病因は動脈硬化性変化による大動脈弁の硬化から弁尖が破綻し、拡張期の始まり（S2）とともに大動脈から左室内に血液が逆流する「大動脈弁逆流」である。その他の病因には動脈硬化、胸部への圧迫や外傷、二弁性大動脈弁、マルファン症候群（Marfan syndrome）、感染性心内膜炎などがある。

── 病態生理 ──

→→→ 正常 →→ 正常 →→ 正常 →→ 正常 ➡➡➡ 拡大 ⬅➡⬅➡

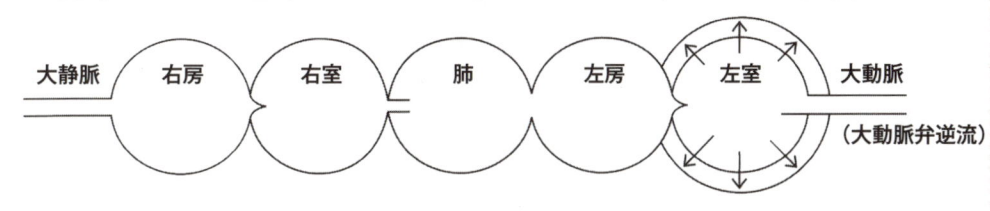

大静脈　右房　右室　肺　左房　左室　大動脈
（大動脈弁逆流）

── 身体所見 ──

胸部には特に所見はないが、心尖拍動が左側下方に偏位して大きく触れる。

【右心系】頸静脈拍動：a波、v波ともに正常。
【左心系】頸動脈拍動：立ち上がりの速いPWとTWの2峰性脈を触れる。
　　　　　心尖拍動：胸部の左側下方に拡大し、大きく触知する。
　　　　　聴診所見：大動脈弁部位→三尖弁部位にかけて収縮期駆出性雑音と拡張早期から漸減性雑音が聴かれる。大動脈弁閉鎖不全の重症例では、心尖部で拡張中期ランブル（Austin-Flint）を聴取する。

【胸部X線所見】

左室拡張により、心陰影は大きく左肺野の外側下方に拡張する。

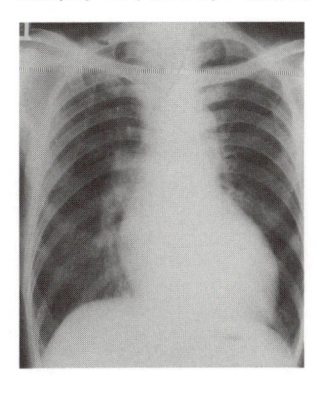

【心電図所見】

1. IとV5のR波は増高し、左室肥大型を示す。
2. Q波は深く、陰性U波がV5に見られる。
3. V1のS波＋V5のR波≦40mmである。

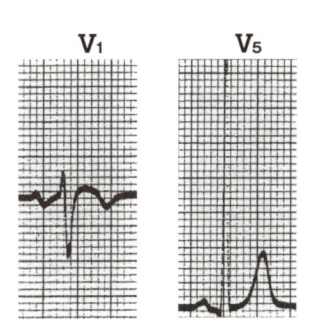

B-6 大動脈弁下部狭窄（HCM） Subaortic Stenosis(hypertrophic cardiomyopathy)

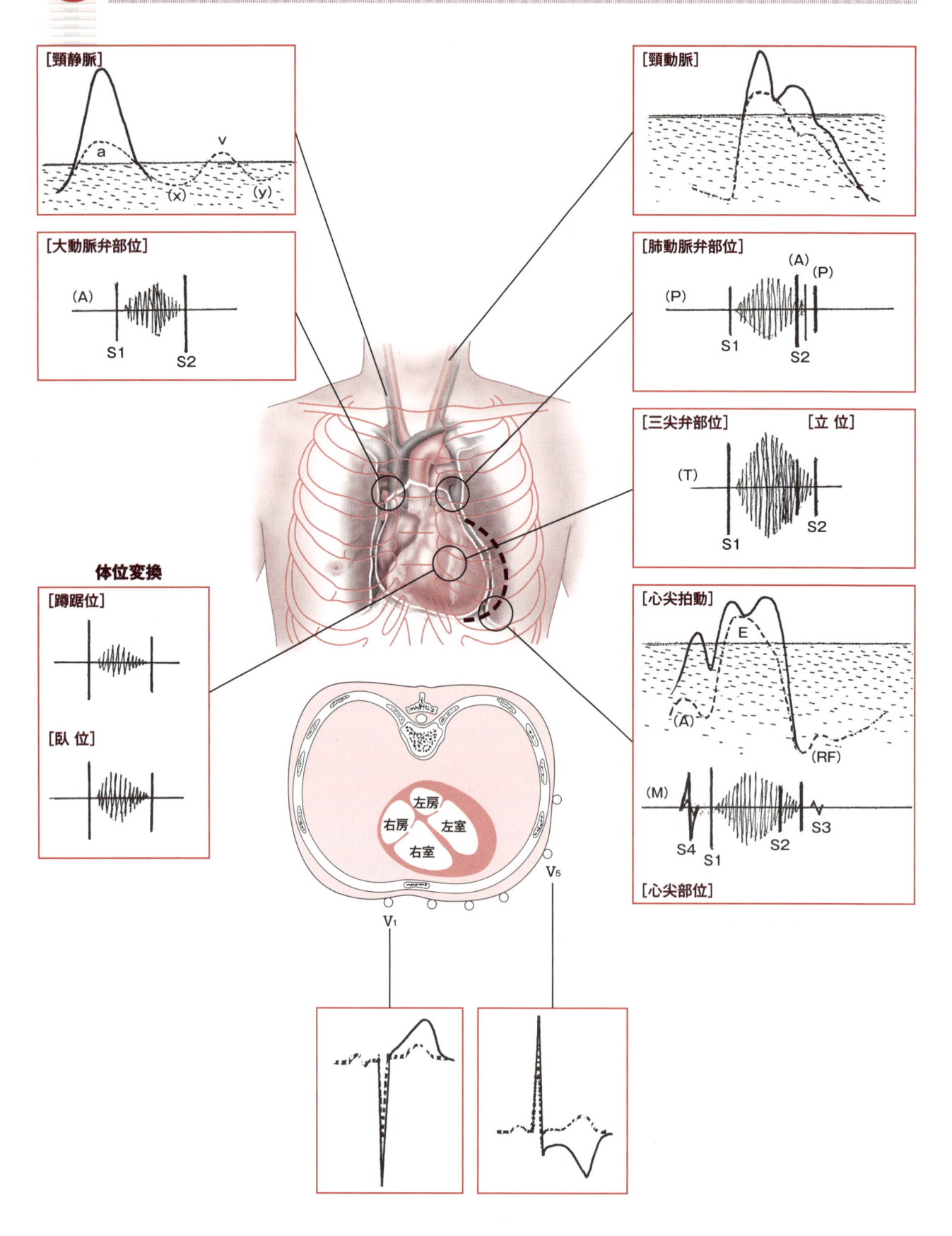

[頸静脈]

[頸動脈]

[大動脈弁部位]
(A) S1 S2

[肺動脈弁部位]
(P) (A) (P) S1 S2

[三尖弁部位]　[立位]
(T) S1 S2

体位変換

[蹲踞位]

[臥位]

[心尖拍動]
E (A) (RF)
(M) S4 S1 S2 S3

[心尖部位]

左房 右房 左室 右室

V_1　V_5

三尖弁部位に収縮中期駆出性雑音の聴かれる症例

　視診による特徴的な変化は見られないが、頸動脈拍動は2峰性脈で速い立ち上がり（TW）と、ゆっくりした（DW）を触れる。胸壁の触診により左傍胸骨縁・第3肋間にスリルを触れることがある。心尖拍動は、あまり左下方に偏位しないが、3峰性拍動（A波の増高＋収縮期の2峰波）を触れる「ピーク・アンド・ドーム型」（peak-and-dome）で、肥大型心筋症（**HCM**）のうち、弁下部直下に線維性の膜様構造物があり、ここに狭窄のある「**大動脈弁下部狭窄**」（subaortic stenosis）である。大動脈弁自体は正常であるが、しばしば大動脈弁逆流（AR）を合併することがある。

　大動脈弁下部狭窄の聴診所見は（T）に最強点のある収縮中期駆出性雑音が"da ghAAAaa ta"と聴こえ、逆流を合併すれば"da ghAAAAa tahaaa"と拡張早期にも雑音が聴こえるが、この雑音は（A）にも伝播する。興味のあることは、患者に「蹲踞位」を取らせると心雑音は増強し、「立位」により減弱する。これにより、大動脈弁狭窄と鑑別することができる。

病態生理

圧 ⇧ ➡ 正常 ➡➡ 正常 ➡ 血管圧 ⇧ ➡ 正常 ➡➡ 肥大 →→→

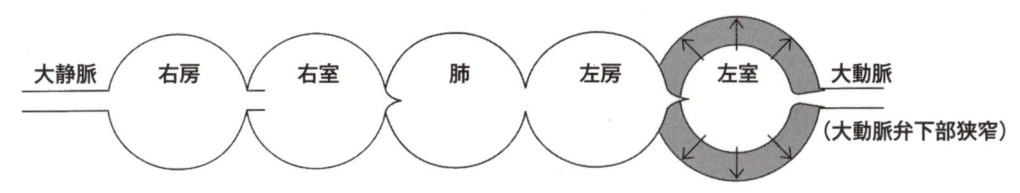

大静脈　右房　右室　肺　左房　左室　大動脈
（大動脈弁下部狭窄）

身体所見

先天性心疾患あるいは、遺伝性傾向の見られる疾患と考えられている。

【**右心系**】頸静脈拍動：a波が増高し、x谷が浅い。
【**左心系**】頸動脈拍動：2峰性脈で最初立ち上がり速く（TW）、後の波が（DW）である。
　　　　　心尖拍動：3峰性（A波の増高＋収縮期の2峰波）を触れる。
　　　　　聴診所見：三尖弁〜心尖部にかけS4と漸増漸減型の収縮期雑音を聴取。心基部ではS2の逆分裂が聴かれる。

【**胸部X線所見**】

左室の求心性肥大のため、心臓陰影は拡張しない。

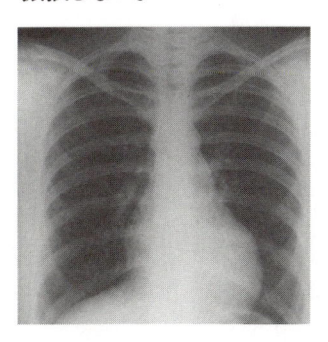

【**心電図所見**】

1. Ⅱ、Ⅲ、aVfとV4〜V6で深いQ波を示す（心室中隔の肥厚による）。
2. V1〜V3で高いR波を示す。

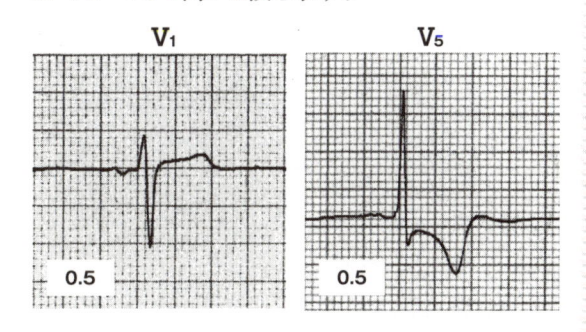

肺動脈弁狭窄（PS） Pulmonic Valvular Stenosis

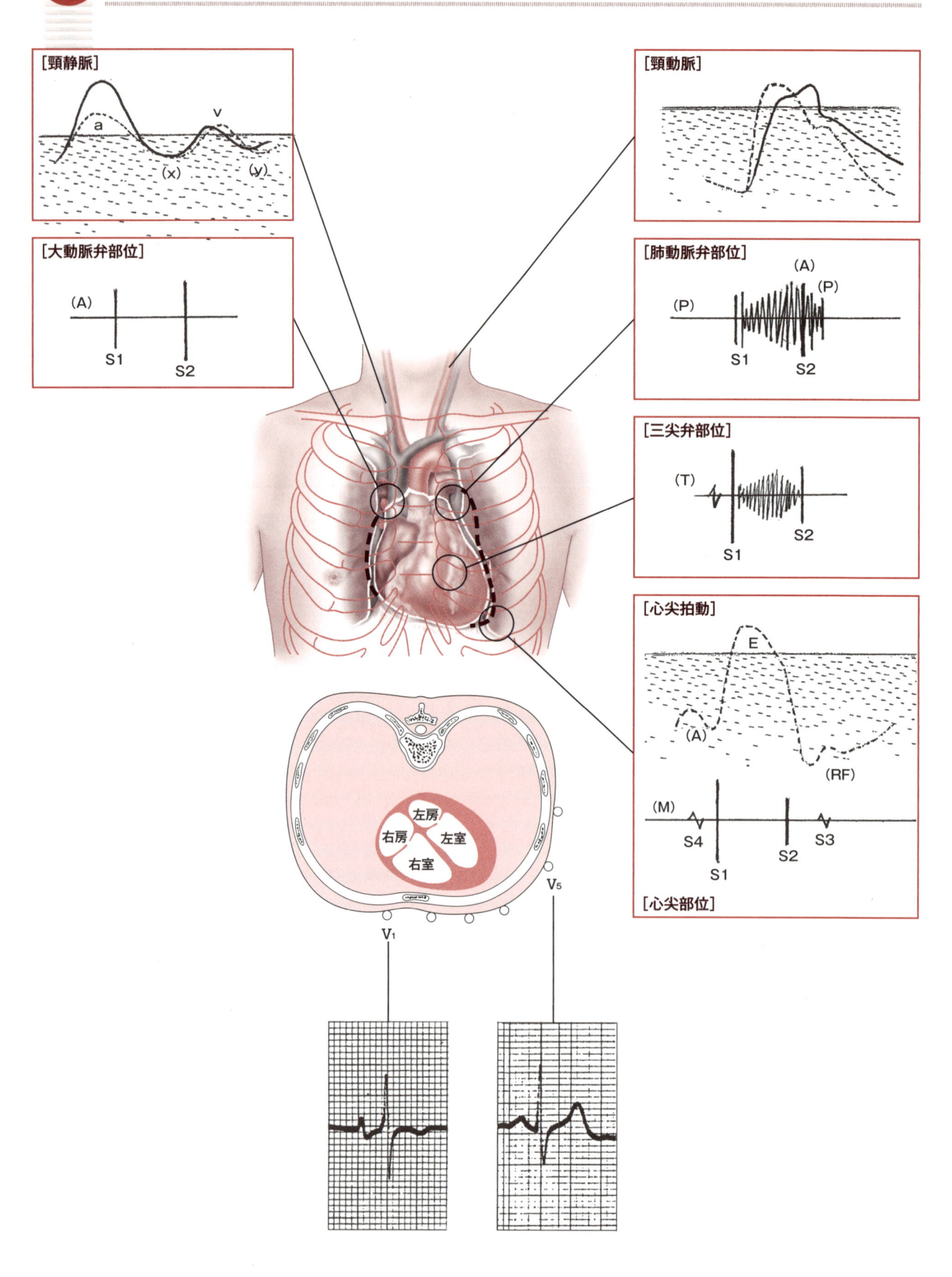

[頸静脈]

[頸動脈]

[大動脈弁部位]

[肺動脈弁部位]

[三尖弁部位]

[心尖拍動]

[心尖部位]

肺動脈弁部位に収縮中期雑音の聴かれる症例

　膜面型のチェストピースを肺動脈弁部位(P)に当てて聴診すると、S1の直後から高調の"**da gGAAAtA**"という心雑音が聴かれる。駆出音発生のメカニズムは狭窄を起こした肺動脈弁(あるいは肺動脈が漏斗状に細くなっているもの)部位で、S1の直後から始まる収縮中期から後期にかけて雑音が発生する。

　これは先天性心疾患で見られる「**肺動脈弁狭窄**」(**PS**=pulmonic valvular stenosis)である。軽度では発育に影響しないが、中等度以上のものは、右室の求心性肥大が見られ、三尖弁も右室の圧負荷のために三尖弁逆流を起こす。心房中隔の卵円孔を介して右→左シャントがあり、静脈血が体循環に入るため、発育も悪く、顔面や口唇にはチアノーゼが見られる。また、前胸部の左傍胸骨縁で右室拍動を触れる。

病態生理

圧 ⇧ ➡➡ 正常 ➡➡➡ 肥大 →→ 血管圧 ↓ →→→ 正常 →→→ 正常 →→→

(肺動脈弁狭窄)

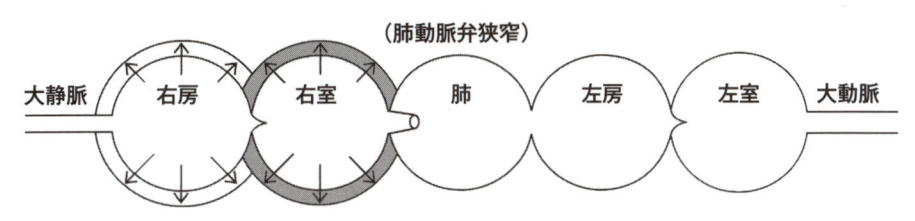

大静脈　右房　右室　肺　左房　左室　大動脈

身体所見

チアノーゼがあり、中等度以上の症例では発育が悪い。

【**右心系**】頸静脈拍動：a波がv波に比べて増高する。

【**左心系**】頸動脈拍動：頸動脈は拍動は小さく「小脈」(small pulse)を示す。

　　　　　心尖拍動：前胸部で右室拍動を触れる(right ventricular lifting)。

　　　　　聴診所見：肺動脈弁部位で収縮中期駆出性雑音(漸増漸減性)が大きく聴かれ、雑音がS2の広い分裂にかぶさる。

【**胸部X線所見**】
1. 軽度では肺動脈幹の狭窄後部拡大。
2. 左主肺動脈の突出。

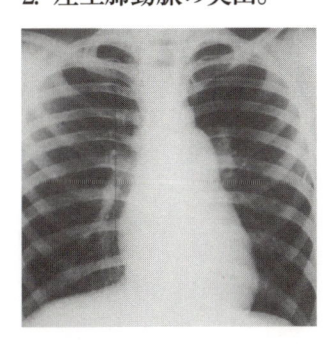

【**心電図所見**】
1. P波は、Ⅱ、ⅢとV1〜V3で鋭く、テント型を示す。
2. R波はV1で高く、S波がV5で深い(右室圧負荷による肥大である)。
3. V1のR/S波とV5のR/S波の比率は、ほぼ「1:1」である。
4. 電気軸は右軸偏位である。

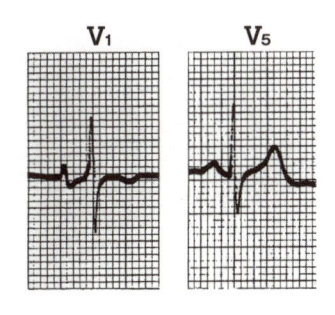

僧帽弁狭窄閉鎖不全（MSR） Mitral Steno-Regurgitation

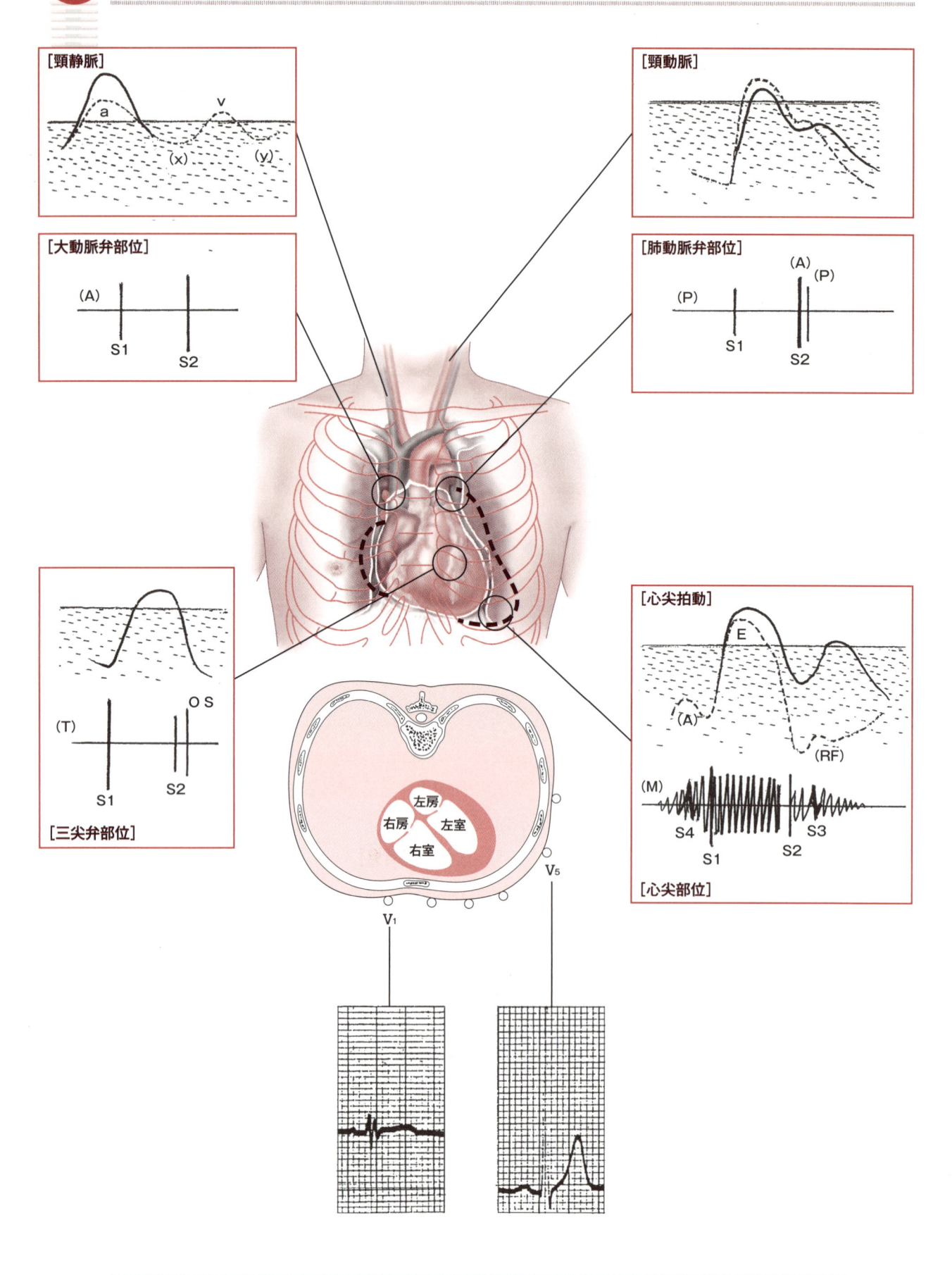

[頸静脈] a, v, (x), (y)

[頸動脈]

[大動脈弁部位] (A) S1 S2

[肺動脈弁部位] (P) S1 (A)(P) S2

[三尖弁部位] (T) S1 S2 OS

[心尖拍動] E (A) (RF)
(M) S4 S1 S2 S3
[心尖部位]

左房 / 右房 / 左室 / 右室

V_1 V_5

収縮期・拡張期に心雑音の聴かれる症例

　視診により、頸静脈波のa波がv波よりも増高しているのが見られる。頸動脈拍動は小脈で「交代脈」を触れる。胸壁を触診すると胸骨左下方に持続性の、押し上げるような**抬起性拍動**（heaving）を触れる。

　聴診すると、**三尖弁部位**（T）から**心尖部**（M）にかけて、全収縮期逆流性雑音（Ⅲ～Ⅳ/Ⅵ度）と**S3、S4**を伴い、高度のものではS3に続いて拡張中期ランブリング雑音が聴かれる。聴診所見は**"DHAAATa dRRRrru"**と聴こえ、また中等度以上ではスリルを触診できる。これは「**僧帽弁狭窄閉鎖不全**」（MSR=mitral steno-regurgitation）である。胸部X線所見では著明な左室陰影の左下方への拡張が見られる。心不全に伸展する可能性が大きく、外科的治療の適応となる。

病態生理

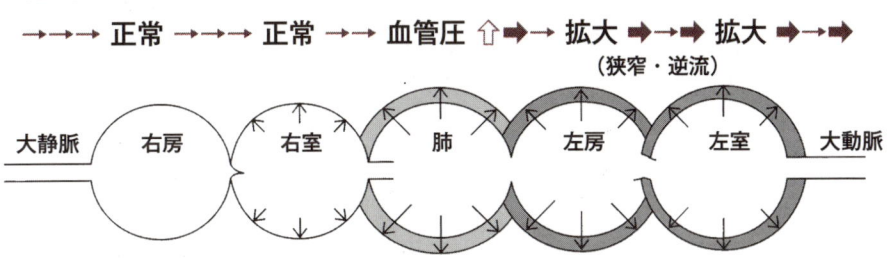

→→→ 正常 →→→ 正常 →→ 血管圧⇧ ➡→ 拡大 ➡➡ 拡大 ➡→➡
（狭窄・逆流）

大静脈　右房　右室　肺　左房　左室　大動脈

身体所見

【**右心系**】頸静脈拍動：a波はv波に比べて増高する。
【**左心系**】頸動脈拍動：小脈で「交代脈」が触れる。
　　　　　心尖拍動：胸骨左下方に持続した抬起性（heaving）の左室拍動を触れる。
　　　　　聴診所見：胸骨左縁下部に全収縮期雑音と拡張期ランブル雑音が聴かれ、時にS3とS4も聴かれる。

【**胸部X線所見**】
著明な左室陰影の左下方への拡張が見られる。

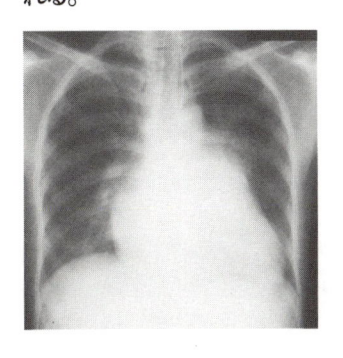

【**心電図所見**】
1. QRS群は不完全右脚ブロック型を示す。
2. 心房細動を示す場合が多い。

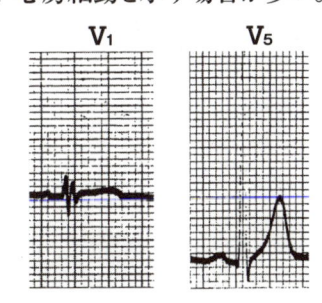

心房中隔欠損（ASD） Atrial Septal Defect

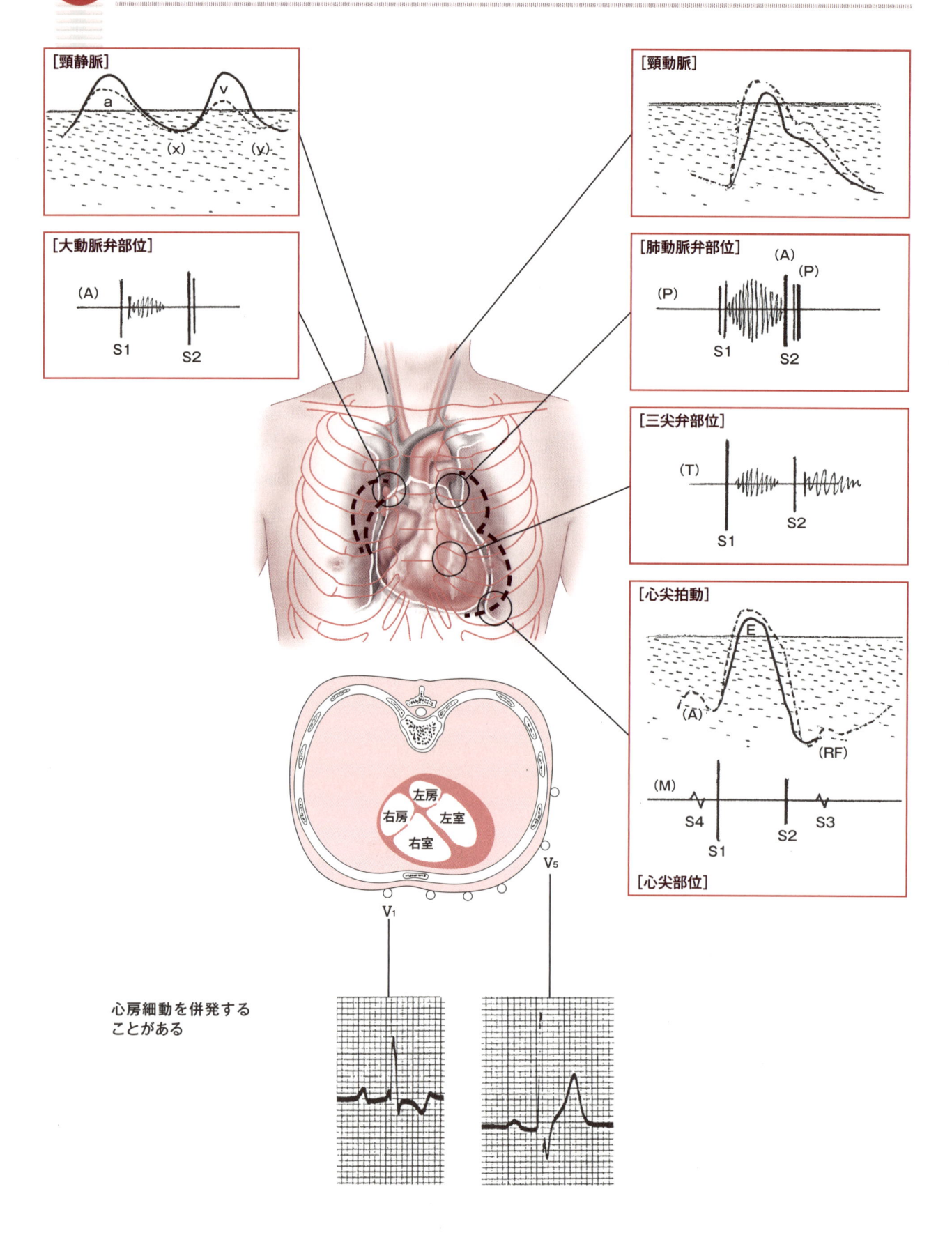

[頸静脈]

[頸動脈]

[大動脈弁部位]
(A) S1 S2

[肺動脈弁部位]
(P) (A)(P) S1 S2

[三尖弁部位]
(T) S1 S2

[心尖拍動]
E (A) (RF)
(M) S4 S1 S2 S3
[心尖部位]

右房 左房 左室 右室

V1　V5

心房細動を併発する
ことがある

肺動脈弁部位にS2の固定性分裂が聴かれる症例

　学童の健康診断で見逃されやすいのは、収縮早期に聴かれる駆出性雑音である。聴診器で慎重に4つの聴診部位を聴いていくと、視診により頸静脈拍動のv波がa波より増高し（a波とv波は2峰性）、右房と右室の容量負荷を示す。これは吸気時には全身から右房に還る静脈血量が増え、左房から右房へ流入するシャント量が減少するが、呼気時では右房に還る静脈血量が減り、左房から右房へ流入するシャント量が増大するためである。

　聴診すると肺動脈弁部位（P）で明らかに収縮早期に柔らかい駆出性雑音が聴こえる。続いて、吸気・呼気でS2の分裂が変動するかどうかを聴いてみるとほとんど変動がない。これが**「心房中隔欠損」**（ASD=atrial septal defect）であり、S2の**固定性分裂**（fixed split）を示す。S2の大動脈成分ⅡAとⅡBの間隔は**0.05秒**である。聴診所見は"**da hAA TaLa**"と聴こえる。また、三尖弁部位（T）で右室性の拡張期ランブル雑音を聴く。

病態生理

圧 ⬆➡➡ 拡張 ➡➡➡ 肥大 ➡➡ 血管圧 ⇧→→ 正常 →→→ 正常 →→→

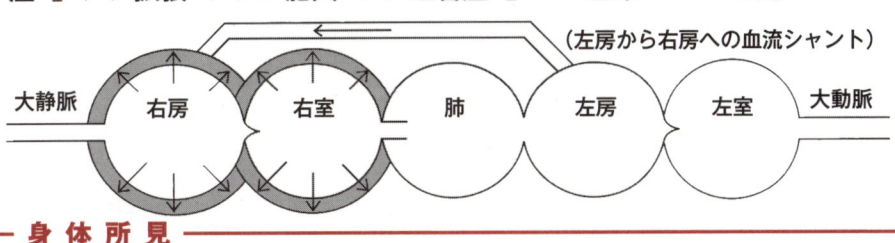

（左房から右房への血流シャント）

大静脈　右房　右室　肺　左房　左室　大動脈

身体所見

【右心系】 頸静脈拍動：v波がa波よりやや増高し（a波とv波は2峰性）で、右房と右室の容量負荷を示す。

【左心系】 頸動脈拍動：PW＞TWで正常である。

　　　　　心尖拍動：胸骨左縁に右室拍動を触れる。

　　　　　聴診所見：肺動脈弁部位で収縮中期雑音（相対的肺動脈狭窄）とS2の固定性分裂が聴かれ、三尖弁部位で拡張期ランブル雑音が聴かれる。

【胸部X線所見】

1. 肺動脈幹が突出する。
2. 右肺野の肺動脈陰影が増強する。

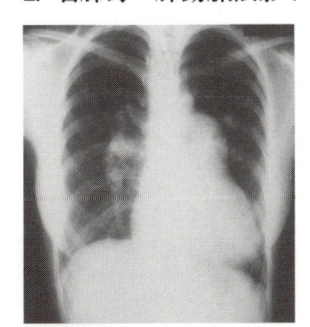

心房中隔欠損

【心電図所見】

1. P波はⅡ、ⅢとV1～V3で鋭くテント型を示す（右房負荷）。
2. QRS群はRSR′型の不完全右脚ブロック型を示す（右室容量負荷）。
3. 心房細動を示すことがある。
4. 電気軸は右軸偏位である。

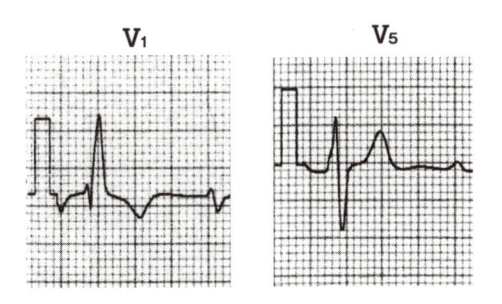

V1　　V5

心室中隔欠損（VSD） Ventricular Septal Defect

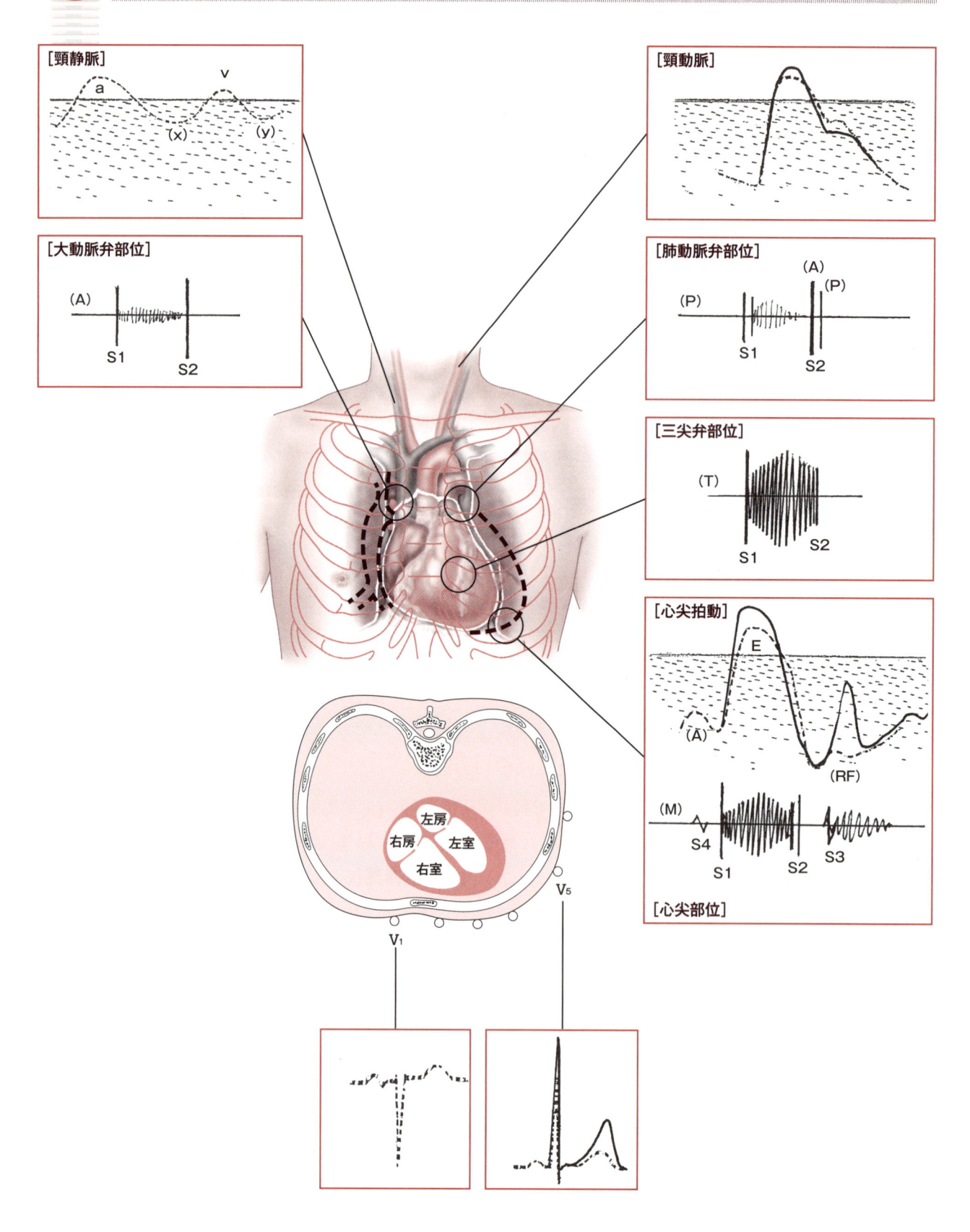

[頸静脈]

[頸動脈]

[大動脈弁部位]
(A) S1 S2

[肺動脈弁部位]
(P) (A)(P) S1 S2

[三尖弁部位]
(T) S1 S2

[心尖拍動]
E (A) (RF)

(M) S4 S1 S2 S3

[心尖部位]

右房　左房　右室　左室

V1　V5

162

傍胸骨縁で、スリルと共に全収縮期雑音の聴かれる症例

　先天性心疾患では心房中隔欠損と同様、全体の10%前後に見られるものであるが、視診により、患者の胸部は「鳩胸」（pigeon breast）や脊椎側彎症を伴うことがある。これは**「心室中隔欠損」**（VSD=ventricular septal defect）であり、全身発育もよくない場合が多い。視診による**「掌紋」**（palmar dermatoglyphics）の**軸三角の偏位率**は先天性心疾患では64%と高率であった（文献10）。

　前胸部を触診すると、著明なスリルを傍胸骨縁に触れる。聴診所見は三尖弁部位（**T**）から前胸部全体にかけてLevine分類のⅢ/ⅥからⅤ/Ⅵ度の、全収縮期逆流性雑音"DAHAAATA"を聴くことができる。聴診所見は、左室→右室へのシャント量の多い症例では心尖部で拡張中期ランブル雑音を聴く。

―― **病態生理** ――

正常 →→ 正常 ⇒⇒ 肥大 ⇒⇒ 血管圧 ⇑→→ 正常 →→→ 肥大 →→→
　　　　　　　　　　　　（左室から右室への血流シャント）

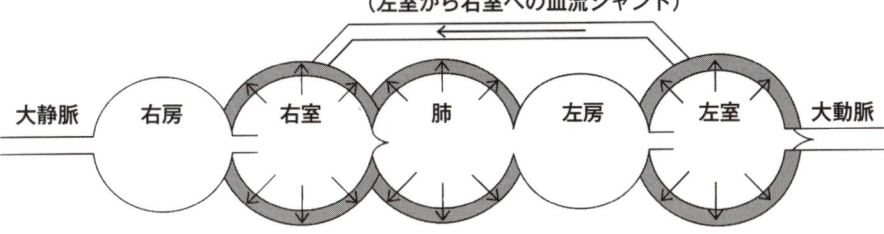

大静脈　右房　右室　肺　左房　左室　大動脈

―― **身体所見** ――

【**右心系**】頸静脈拍動：a波、v波ともに正常。
【**左心系**】頸動脈拍動：PW・TWも正常。
　　　　　心尖拍動：心尖部から前胸部全体にかけて「スリル」を伴う拍動を触れる。
　　　　　聴診所見：胸骨左縁下部に全収縮期雑音を聴き、心尖部ではⅢ音と拡張中期ランブルを聴く。

【**胸部Ｘ線所見**】
1. 左房・肺動脈幹が突出する。
2. 肺動脈陰影が増強する。

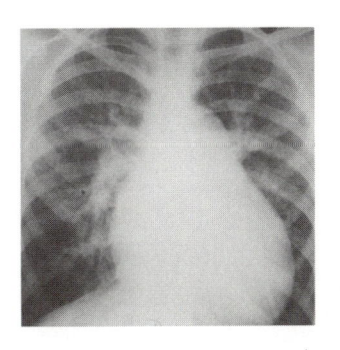

【**心電図所見**】
正常の場合もあるが、ⅠとV5のR波が増高し、左室容量負荷→両室肥大→右室肥大の所見となる。

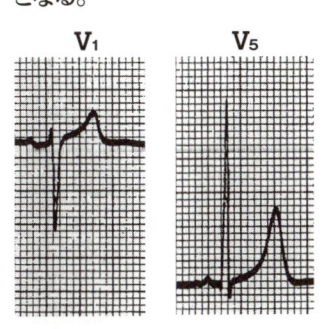

急性僧帽弁閉鎖不全（AMR） Acute Mitral Regurgitation

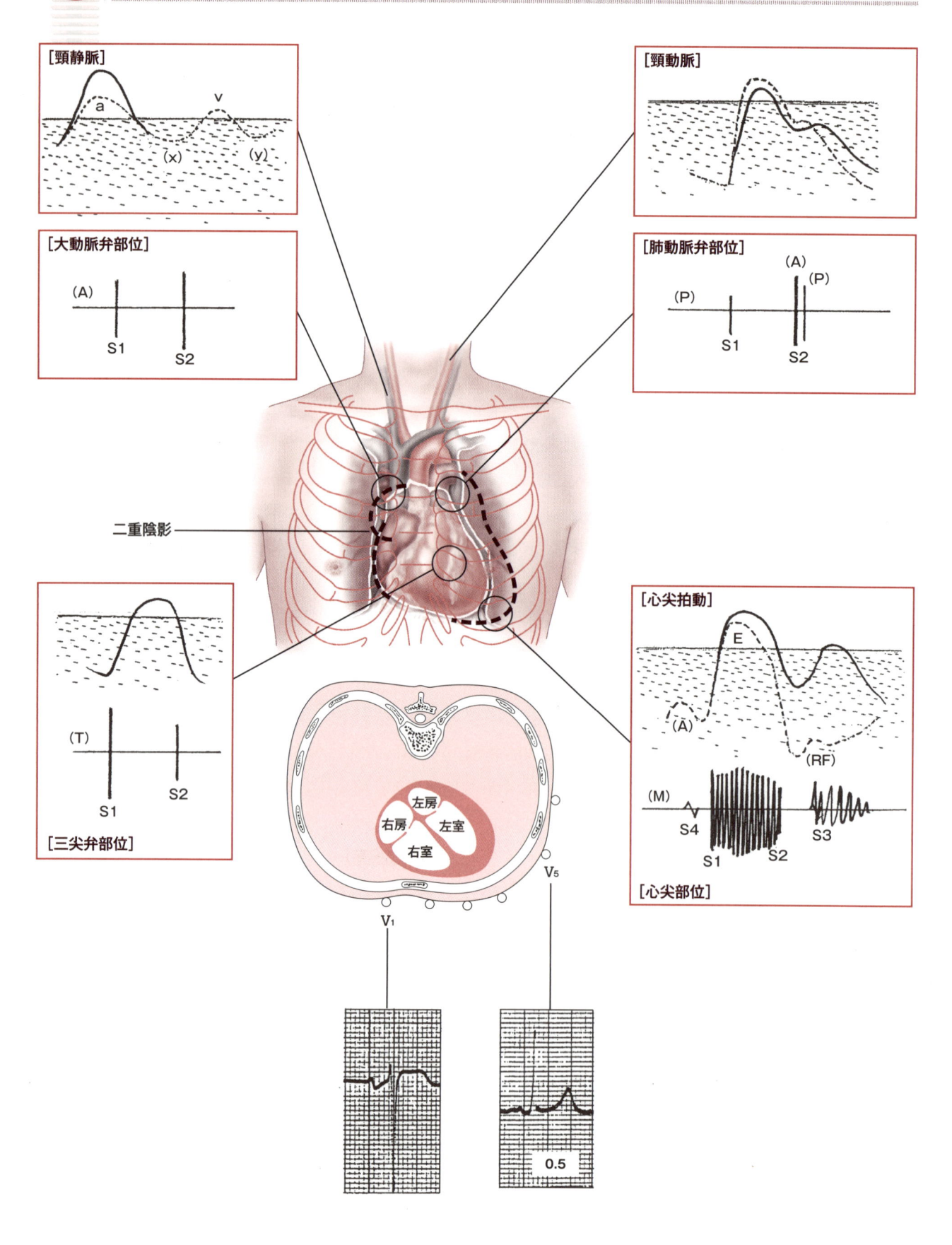

[頸静脈]

[頸動脈]

[大動脈弁部位]
(A)
S1　S2

[肺動脈弁部位]
(P)　(A)(P)
S1　　S2

二重陰影

[三尖弁部位]
(T)
S1　S2

[心尖拍動]
E
(A)
(RF)
(M)
S4　S1　S2　S3

[心尖部位]

左房
右房　左室
右室

V_1　V_5

0.5

心尖部で急に、全収縮期逆流性雑音が聴かれた症例

　今まで心臓症状のなかった人が、急に激しい運動をしたり、マラソンなどの持続性運動の最中に急に呼吸困難を起こしたり、重症例では死亡に至ることがある。これらの多くは急性心不全によるものだが、原因として弁膜疾患か、心筋症を考えなければならない。もし患者が呼吸困難と肺水腫を起こし、聴診すると肺野に喘鳴と心尖部で全収縮期逆流性雑音が聴かれた場合は、「**急性僧帽弁逆流**」(**AMR**=acute mitral regurgitation) が考えられる。

　聴診所見は"DAHAAAAATA"とⅢ/Ⅵ度以上の雑音が聴かれる。まず、胸部Ｘ線では心陰影の拡張が著明となり、左房拡大により二重陰影が見られるのが特徴である。しかし、時には心拡張が見られず、急性肺水腫による肺血管陰影の増強したものもある。緊急の外科的治療が必要となることが多い。

病態生理

➡➡➡ 正常 ➡➡➡ 正常 ➡➡➡ 正常 ➡➡➡ 拡大 ⬅⬅⬅ 拡大 ⇧→→

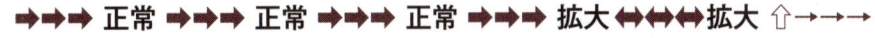

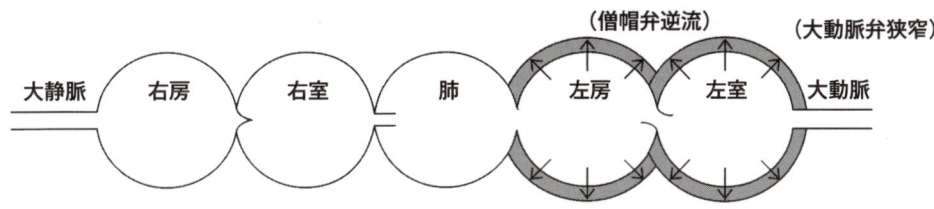

大静脈　右房　右室　肺　左房（僧帽弁逆流）　左室　大動脈（大動脈弁狭窄）

身体所見

【右心系】頸静脈拍動：a波が著明に増高。
【左心系】頸動脈拍動：脈は小さく「速脈」。
　　　　心尖拍動：左外方に偏位、RF波を触知。
　　　　聴診所見：心尖部にS1からS2にかけて全収縮期雑音、Ⅲ音を聴く。

【胸部Ｘ線所見】
1. 心陰影の拡張が著明となる。
2. 左房拡大により二重陰影が見られる。

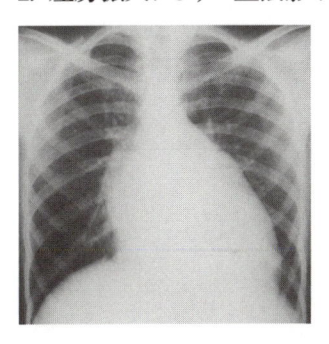

【心電図所見】
1. Ⅱ誘導で幅の広いP波「2峰性」とV1で「2相性」を示す。
2. R波はⅠ誘導とV5で高く、左室肥大型を示すが、正常の場合もある。
3. ST部分やT波は正常である。

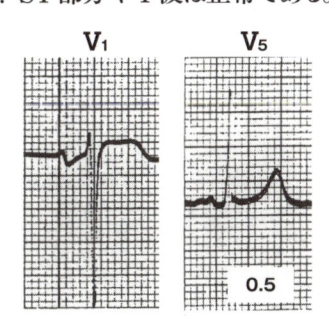

動脈管開存（PDA） Patent Ductus Arteriosus

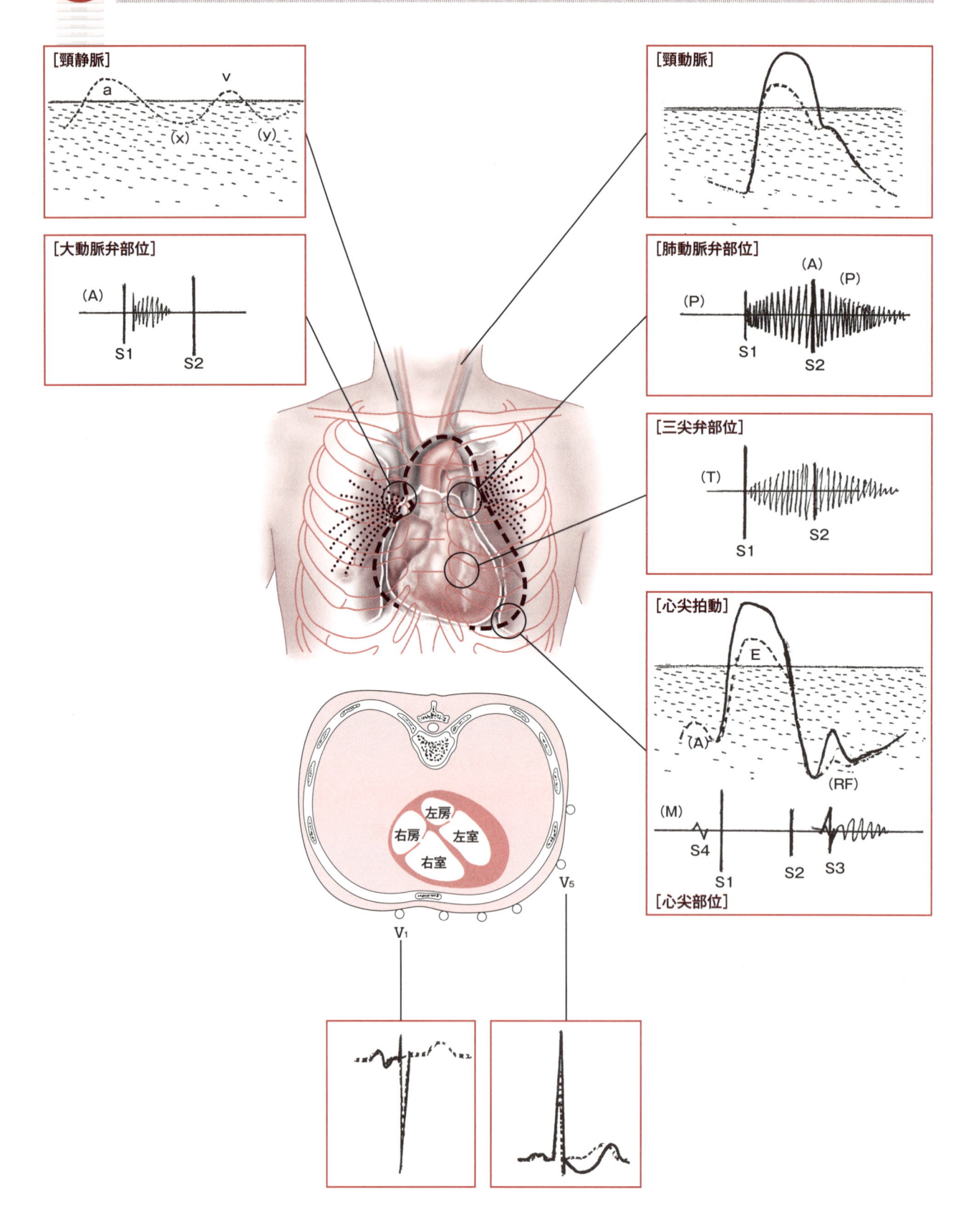

[頸静脈]

[頸動脈]

[大動脈弁部位]

[肺動脈弁部位]

[三尖弁部位]

[心尖拍動]

[心尖部位]

肺動脈弁部位にスリルを触れる症例

　小児の診察を行う場合、必ず注意しなければならないのは、先天性心疾患の有無である。先天性心疾患は正常分娩で生まれる子供1000名のうち、5〜6名に見られるが、小児の外観には変化がなくても、もし生下時より、肺動脈弁部位（P）に触診によりスリルを触れる場合は「**動脈管開存**」（**PDA**=patent ductus arteriosus）を考える。

　動脈管開存では肺血流量が増加し、肺血管は拡張する。肺静脈還流も増加するため、左房・左室が拡張する。右室への血流は増加しないので、右室の拡大は見られない。肺動脈弁部位（P）に聴診器を置き、収縮期から拡張期にまたがる強大な連続性雑音 "dGAAATAAAAAA" が聴かれた場合、診断は間違いない。私も何例かを経験したが、幼児期に外科的に動脈管を結紮・切断する必要がある。予後は良好であり、その後の成長には影響はない。

病態生理

正常 →→ 正常 →→ 正常 ➡➡➡ 拡張 ➡➡➡ 拡張 ➡➡➡ 拡張 ➡➡➡

（大動脈から肺動脈への血流シャント）

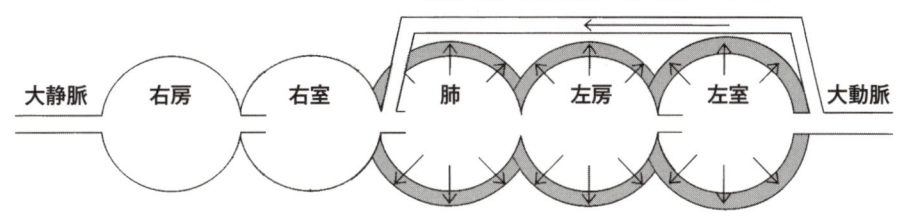

大静脈　右房　右室　肺　左房　左室　大動脈

身体所見

【右心系】頸静脈拍動：a波、v波ともに正常。
【左心系】頸動脈拍動：立ち上がりが鋭く「速脈」。
　　　　　心尖拍動：左外方に偏位する。
　　　　　聴診所見：心基部でスリルと共に強大な連続性雑音を聴く。

【胸部X線所見】
1. 大動脈弓が拡張する。
2. 主肺動脈が怒張する。
3. 心陰影が拡張する。
4. 肺血管陰影が増強する。

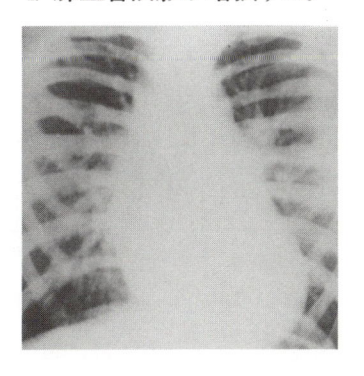

【心電図所見】
II、V1で2峰性・2相性のP波と、I、V5でのR波の増高が見られる。

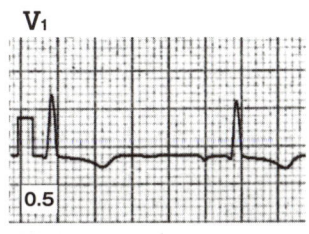

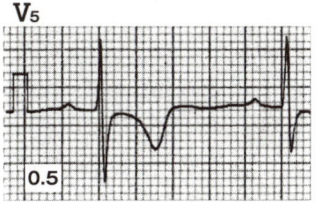

僧帽弁逸脱（MVP） Mitral Valvular Prolapse

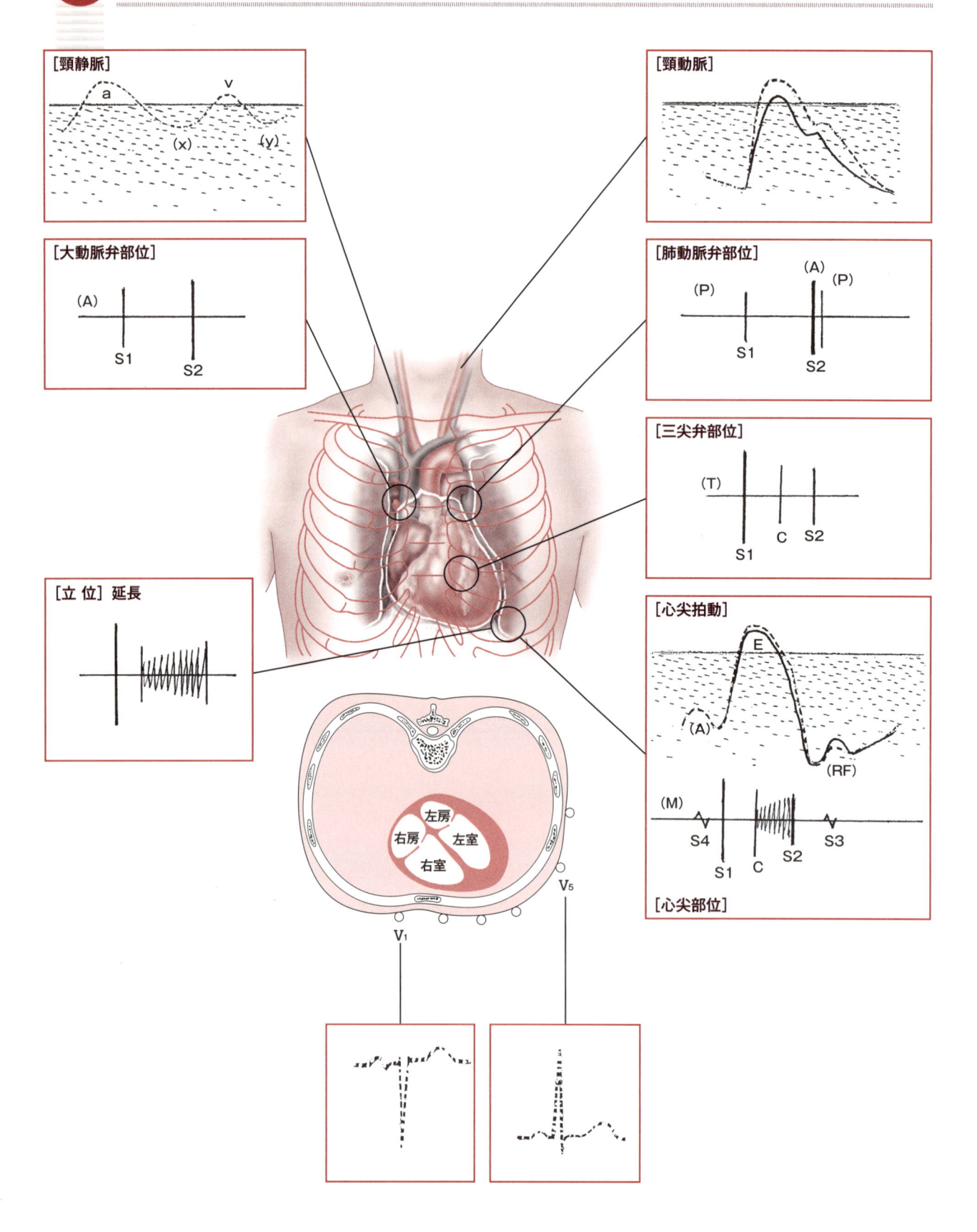

B-13

[頸静脈]

[頸動脈]

[大動脈弁部位]
(A)
S1　S2

[肺動脈弁部位]
(P)　(A)(P)
S1　　S2

[三尖弁部位]
(T)
S1　C　S2

[立位] 延長

[心尖拍動]
E
(A)
(RF)

(M)
S4　S1　C　S2　S3

[心尖部位]

左房／右房／左室／右室

V1　V5

心尖部に、収縮中期クリック音と収縮後期雑音が聴かれる症例

外来でよく遭遇する心疾患の1つで、男性よりも女性のほうが数倍多く見られる。動悸などを自覚するため、心電図では異常もなく「心臓神経症」と診断されるケースが多い。

視診による患者の外観や胸部には異常がなく、触診でも異常は見られないが、聴診により心尖部（M）に収縮中期クリック音と収縮後期逆流性雑音を聴く。この雑音は立位で延長し、"Da KAAAAAta"と聴こえる。これが「**僧帽弁逸脱**」（MVP=mitral valvular prolapse）である。僧帽弁の付属器官である腱索が延長することによって起こり、一般に予後はよく、精神安定剤により症状は改善されることが多い。しかし、時には腱索に対する縫縮術を行うこともある。

病態生理

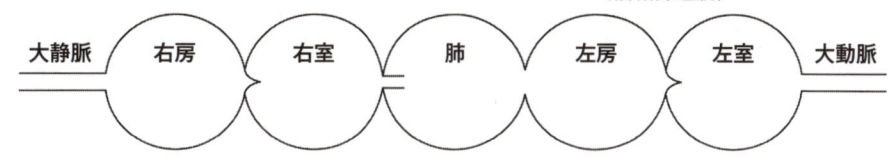

➡➡➡ 正常 ➡➡ 正常 ➡➡➡ 正常 ➡➡➡ 正常 ➡➡➡ 正常
（僧帽弁逸脱）

大静脈　右房　右室　肺　左房　左室　大動脈

身体所見

【右心系】 頸静脈拍動：a波、v波ともに正常。

【左心系】 頸動脈拍動：正常だが、小脈、速脈になる場合もある。
　　　　　　心尖拍動：E波はS1の直後に触れる。
　　　　　　聴診所見：心基部ではS1＜S2であり、正常。心尖部で収縮中期クリック音＋収縮後期雑音を聴く（立位で雑音は延長する）。

【胸部X線所見】

正常である。

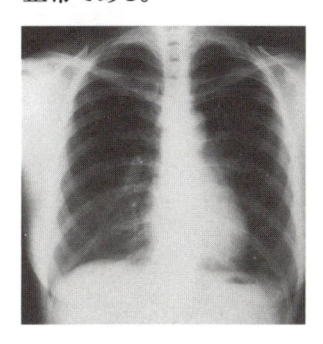

【心電図所見】

1. 正常の場合が多いが、洞頻脈のこともある。時に上室性期外収縮や心室期外収縮が見られることもある。
2. Ⅱ、Ⅲ、aVfでST部分が下降する。
3. Ⅱ、Ⅲ、aVFでT波が陰性となることもあり、下壁虚血を疑う。
4. その他の所見は正常である。

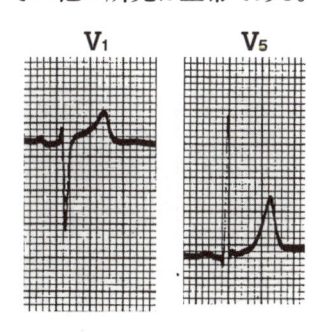

拡張型心筋症（DCM） Dilated Cardiomyopathy

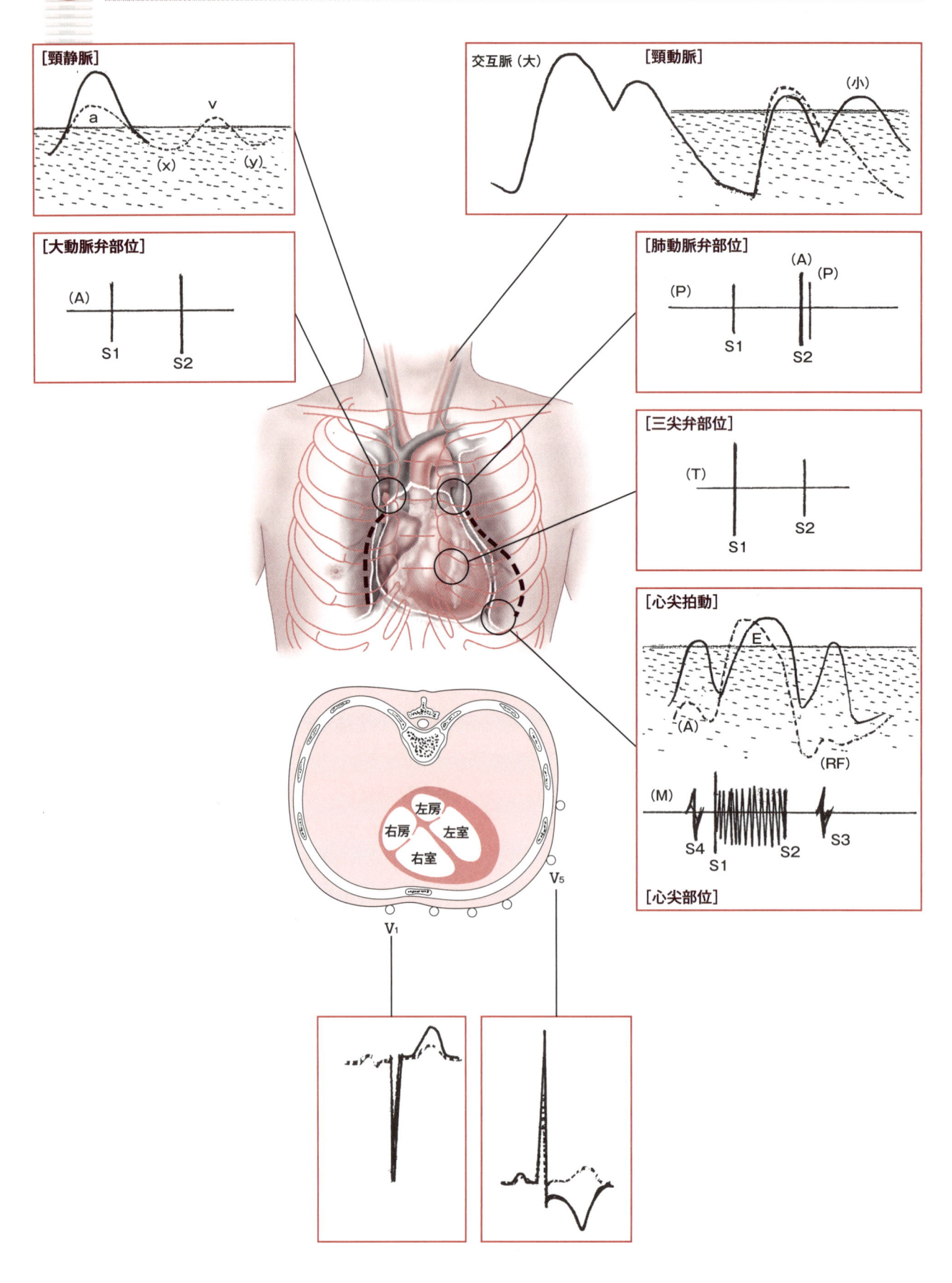

[頸静脈]

[頸動脈] 交互脈（大）（小）

[大動脈弁部位] (A) S1 S2

[肺動脈弁部位] (P) S1 (A)(P) S2

[三尖弁部位] (T) S1 S2

[心尖拍動] E (A) (RF)

(M) S4 S1 S2 S3

[心尖部位]

左房　右房　左室　右室

V1　V5

心拡大と全収縮期逆流性雑音とS3、S4を伴う症例

　近年、心エコー図の発達とともに診断されるようになった心疾患の1つに「心筋症」がある。それは従来の胸部X線所見や、心電図だけでは特定診断が難しかったのが理由である。そのため「原発性心筋疾患」「非特異性心肥大」「続発性心筋疾患」などさまざまな診断名が付けられた。現在、「肥大型心筋症」「拡張型心筋症」「拘縮性心筋症」と三大別され、そのほか原因のハッキリしている心筋症には「高血圧性心筋症」「アルコール性心筋症」と病因を冠した心筋症と名付けている。

　心尖拍動が左下方に拡大し、全収縮期逆流性雑音および、**S3とS4**を伴っている場合は「**拡張型心筋症**」（DCM=dilated cardiomyopathy）であり、"u DAHAAAta da"と聴こえる。しかし、臨床的には全く心音が正常のこともあるので注意を要する。

病態生理

圧 ⇑ ➡ 拡大 → ➡ 拡張 → ➡ 血管圧 ⇑ → ➡ 拡大 → ➡ 拡張 → ➡

（左右心室筋の収縮力低下により心室は拡張）

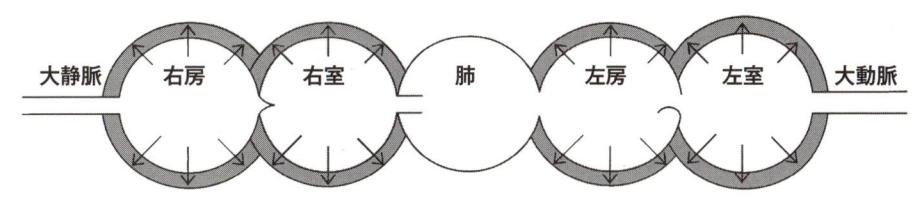

大静脈 — 右房 — 右室 — 肺 — 左房 — 左室 — 大動脈

身体所見

【右心系】頸静脈拍動：a波がv波に比べて著しく増高する。
【左心系】頸動脈拍動：ときに立ち上がりが鋭くなる交互脈を触れる。
　　　　心尖拍動：左外方に偏位する。
　　　　聴診所見：心尖部でスリルと共に強大な全収縮期雑音を聴く。

【胸部X線所見】
1. 心陰影は全体に拡張する。
2. 肺静脈性のうっ血が著明となる。

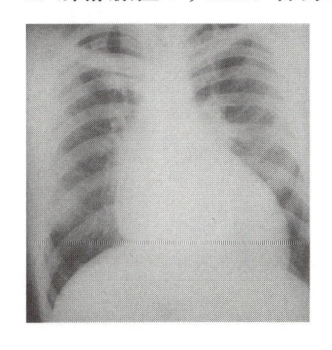

【心電図所見】
1. V1でP波の陰性部分が増大する。
2. QRS群の電位は「低電位」となる。
3. QRS時間が延長し、心室内伝導障害を示す。
4. V1-V3でQS型を示し、R波が減高する。
5. 心房細動や、心室期外収縮を起こす。

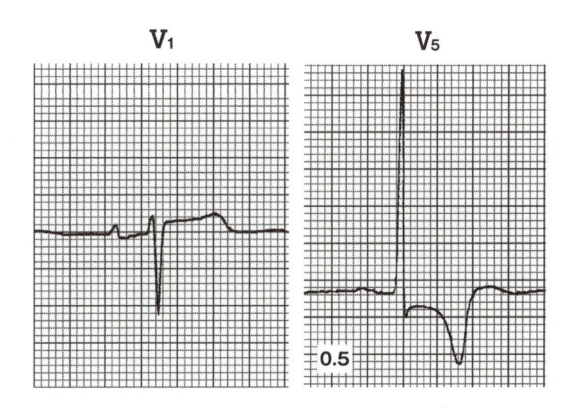

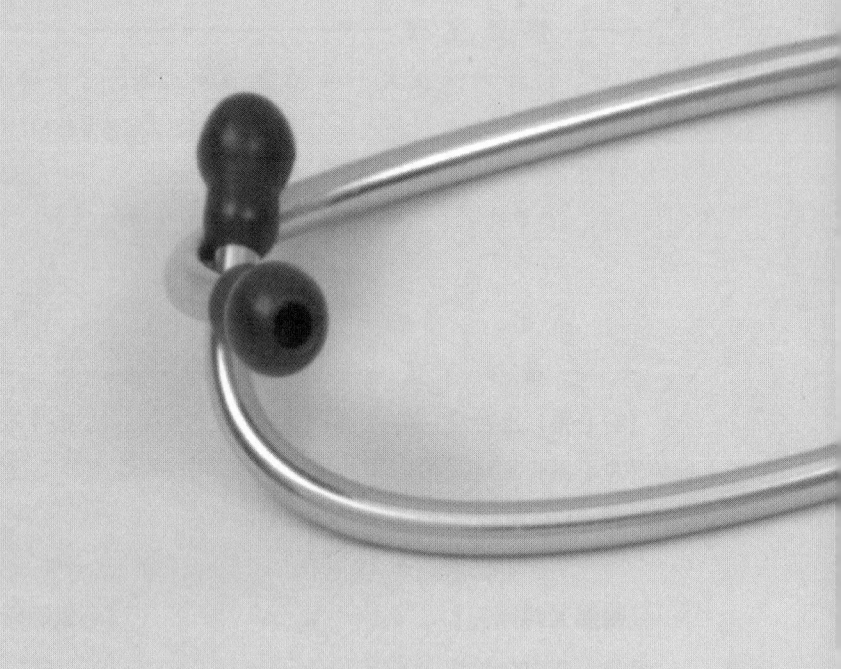

少し古いタイプの Littmann 型
聴診器である。

第7章

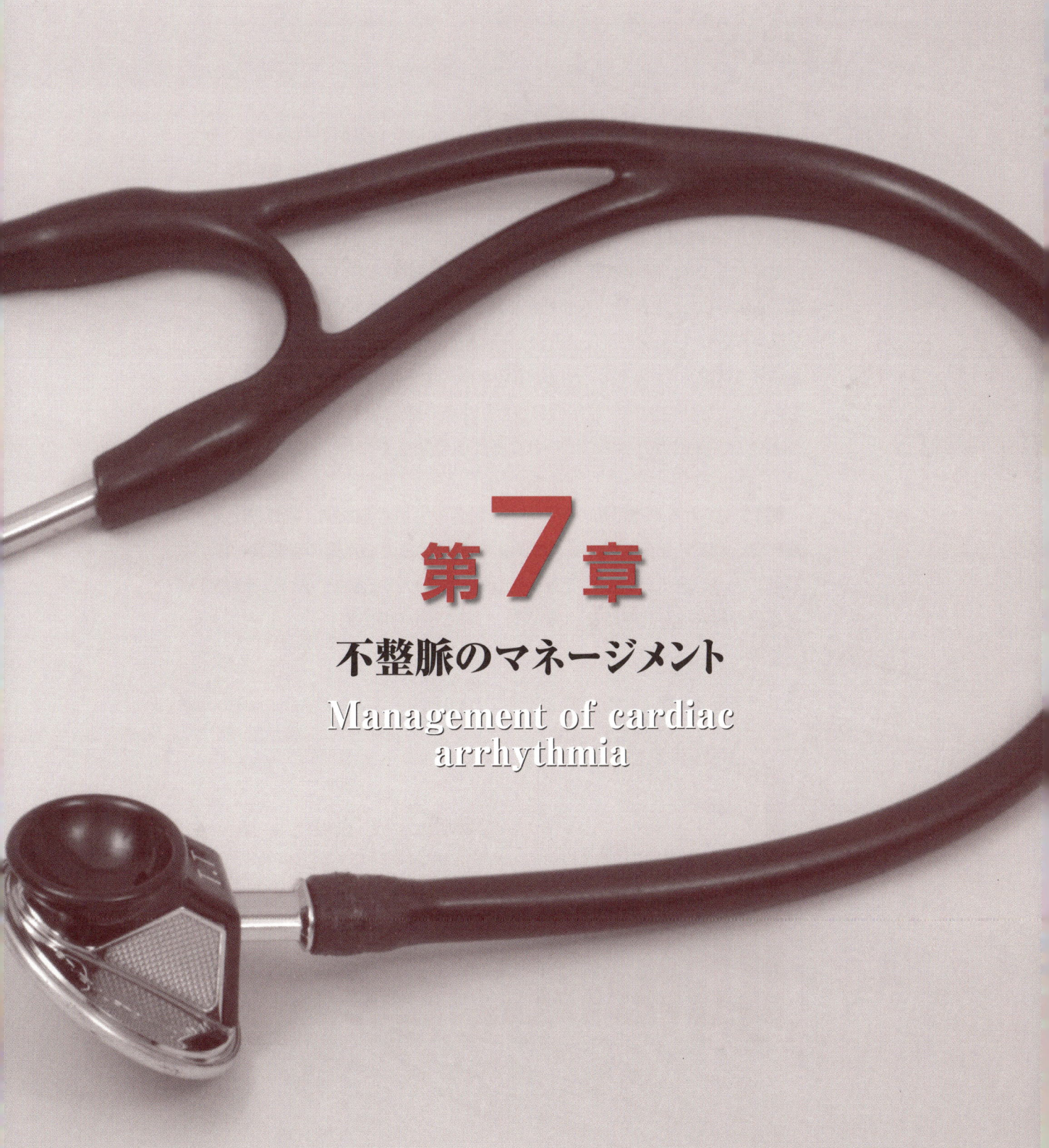

不整脈のマネージメント

Management of cardiac arrhythmia

第7章 外来患者の不整脈807例の解析結果を紹介しよう

不整脈のマネージメント
Management of cardiac arrhythmia

　外来診療で遭遇する不整脈には心室期外収縮や心房期外収縮などがあるが、いずれも予後のよい不整脈である。私は1999年7月より2006年6月までの7年間、外来患者6000例の心電図記録で異常心電図を示した2133例中、不整脈807例を解析したので、その結果をここに紹介しよう（**図1**）。

　解析に先立ち、同一患者で複数の心電図記録を行っている症例は解析対象から除外した。虚血性心疾患など心筋梗塞による心室頻拍、心室細動などを呈する心臓性緊急患者（cardiac emergency patient）は、循環器専門病院に直ちに搬送されるため、入院患者のデータは解析には含まれていない。したがって、当クリニックでの7年間にわたる外来心臓病患者から得られたデータは、大学病院や専門病院で得られた不整脈の発症率とは異なる。

　図1で見られるように、私のクリニックで患者の平均年齢は66.4歳で、最も頻度の高いのは完全右脚ブロック（26.5%）であり、従来の心電図の教科書には、右脚ブロックは先天性で良性であると記載されていたが、解析の結果、その基礎疾患の約46%が高血圧など、後天性によることが判明した。

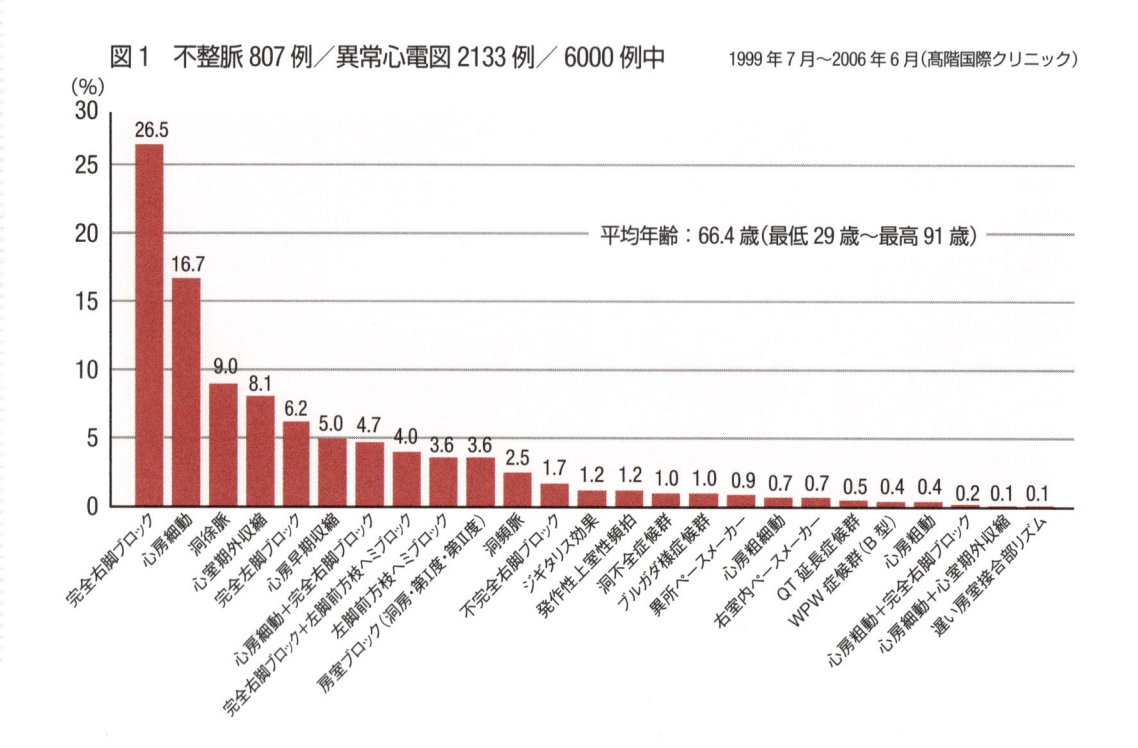

図1　不整脈807例／異常心電図2133例／6000例中　　1999年7月〜2006年6月（髙階国際クリニック）

平均年齢：66.4歳（最低29歳〜最高91歳）

項目	%
完全右脚ブロック	26.5
心房細動	16.7
洞徐脈	9.0
心室期外収縮	8.1
完全左脚ブロック	6.2
心房早期収縮	5.0
心房細動＋完全右脚前方枝ヘミブロック	4.7
完全右脚ブロック＋左脚前方枝ヘミブロック	4.0
房室ブロック（洞房；第Ⅰ度, 第Ⅱ度）	3.6
洞頻脈	3.6
不完全右脚ブロック	2.5
ジギタリス効果	1.7
発作性上室性頻拍	1.2
洞不全症候群	1.2
ブルガダ様症候群	1.0
異所性ペースメーカー	1.0
心房粗動	0.9
右室内ペースメーカー	0.7
QT延長症候群	0.7
WPW症候群（B型）	0.5
心房粗動	0.4
心房細動＋完全右脚ブロック	0.4
心房細動＋心室期外収縮	0.2
遅い房室接合部リズム	0.1
	0.1

174

次に多く見られたのは心房細動（16.7%）、洞徐脈（9.0%）、心室期外収縮（8.1%）、完全左脚ブロック（6.2%）、心房早期収縮（5.0%）の順となっている（その他の不整脈の発症頻度は図1を参照）。

わが国では2000年にSicilian Gambitの分類に基づく「抗不整脈薬選択のガイドライン」が提示され、2001年に「不整脈の非薬物治療ガイドライン」が日本循環器学会から発表された。その後、2004年に「不整脈薬物治療に関するガイドライン」（文献14）が提示されている。さらに、ACC/AHA/ESCから2002年に「心房細動患者のマネージメント」や「植え込み型人工ペースメーカーと抗不整脈機器の使用に関するガイドライン」などが発表されている。

① 不整脈の定義・概念

ここで不整脈の定義と概念を確認したい。心臓への自律神経興奮による脈拍数の過剰な増加や減少、あるいは心臓内での刺激発生部位の異常や刺激伝導系の異常により不整脈を生じる。しかし、左・右完全脚ブロックは、心臓の刺激伝導系における障害・伝導遅延で心拍は正常であり、リズムの不整は見られない。

不整脈の発生原因には、次のようなものがある。

1) 心房・心室のレートの増減により、「徐脈性不整脈」と「頻脈性不整脈」が見られる。

2) 心房・心室の心周期に異常が起こる場合は、「心房期外（早期）収縮」と「心室期外（早期）収縮」が見られる。

3) 心房・房室接合部・心室内で起こる異所性興奮が、器質的・機能的に心房・心室内へ再進入する結果、発作性頻脈を引き起こす現象を「リエントリー」と呼ぶ。

4) 洞不全症候群と房室ブロックは極端な徐脈であり、また「スポーツ心」には徐脈が多く見られる。

② 不整脈の診断

(1) 不整脈を疑わせる症状や主訴

　臨床的にもっとも多い不整脈は「急性心房細動」であり、患者は動悸や脈の結滞を自覚するが、「心室期外収縮」は時に狭心症を疑わせる症状を訴える場合と、反対に無症状の場合もある。
　「発作性頻脈（心房・房室接合部）」「心房期外収縮」では、動悸がほとんどの患者に共通した症状である。
　「心房（上室性）頻脈」の訴えは動悸だが、「心室頻拍」では心室からほとんど血液が全身に拍出されないため、失神や心不全症状を起こす。
　「徐脈性不整脈」では脱力感やめまい、時には低血圧あるいは失神を起こすことがある。

(2) 初診時に必要な検査

　不整脈の症状を訴える患者に対し、最初に行う検査は標準12誘導心電図である。その他の循環器検査として、胸部X線、ホルター心電図や心エコー図検査、および運動負荷試験などを行うのは二次的検査である。虚血性心疾患、心筋症、その他の心疾患に関しては、一般血液検査や血液化学検査を行い、また電解質異常の有無を調べる。

(3) 鑑別診断

　臨床的に不整脈の鑑別診断には、不整脈の心臓における発生部位を知ることである。それは、次の3つに大別される。
1) 上室性（心房性）
2) 房室接合部
3) 心室性

「不整脈診断に不可欠な3つのポイント」とは、

1) P波を探すこと（Look for P wave）
　　P波がどの誘導にも見られない場合は、心房細動か房室接合部リズム、または心室性リズムである（**図1**：心房細動が男女ともにいちばん多いリズムの異常である）。

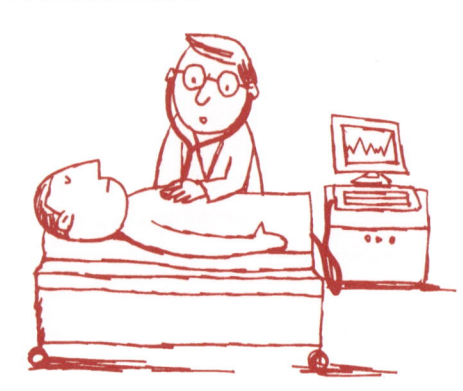

2) QRS群を調べる（Check for QRS complex）

　　正常ではQRS群幅：0.10秒。もし0.12秒以上の場合は心室性か、房室短絡路によるWPW症候群、あるいは心室内変行伝導、または完全左・右脚ブロックか、心室内伝導遅延（心筋梗塞などによる）によると考えられる（**図1**：完全右脚ブロックが女性・男性ともにいちばん多い）。

3) 房室接合部（結節）リズムの有無を見る（Presence of AV junctional rhythm）

　　房室結節の上部、中部、または下部にペースメーカーがあるときは、P波がQRS群の直前にあるか、QRS群に隠れているか、またQRS群の直後に出ているかを見る。

（4）確定診断

　症状や身体所見から得られた不整脈の臨床診断は、標準12誘導心電図やホルター心電図あるいは、電気生理検査によって確定される。

（5）臨床検査項目

1) 標準12誘導心電図をとることが最優先である。

　　正常心電図の場合、①PR間隔：0.12〜0.20秒、②QRS間隔：0.06〜0.10秒、③QT間隔：0.32〜0.40秒であり、④P-P間隔とR-R間隔が等しければ、正常洞リズムと判定できる。先に述べた「不整脈診断に不可欠な3つのポイント」はベッドサイドで不整脈が心臓伝導系のどこから発生しているかを見るうえで極めて大切である（文献7, p.70）。

2) ホルター心電図（長時間記録心電図）

　　就眠中は心臓は副交感神経支配下にあるため、極端な洞徐脈、洞房ブロック、洞静止や心室期外収縮、一過性心室頻拍などが発生することがあり、その解析には欠かすことができない検査である。

③ 不整脈の管理・治療

（1）管理・治療の目標

　一般に外来で直ちに治療を要する不整脈は少なく、頻脈性不整脈の場合でも、精神安定剤や少量のβブロッカー使用により脈拍数が正常化し、自覚症

状が顕著に改善される。また抗不整脈剤は、催不整脈作用や陰性変力作用を起こす可能性があることを認識する必要がある。

Sicilian Gambitの分類は、それぞれの抗不整脈剤の薬理作用を比較したものである。日本循環器学会の「不整脈薬物治療に関するガイドライン」やCD-ROM版「抗不整脈ガイドライン」(抗不整脈ガイドライン委員会、2000)は、この分類をもとにした薬物治療の指針を示している (**表1**)。

表1　Sicilian Gambitが提唱する薬剤分類枠組（日本版）

(小川, 2000)

薬剤	イオンチャネル						受容体				ポンプ	臨床効果			心電図所見		
	Na			Ca	K	If	α	β	M₂	A₁	Na-K ATPase	左室機能	洞調律	心外性	PR	QRS	JT
	Fast	Med	Slow														
リドカイン	○											→	→	●			↓
メキシレチン	○											→	→	●			↓
プロカインアミド		Ⓐ			●							↓	→	●	↑	↑	↑
ジソピラミド			Ⓐ		●				○			↓	→	●	↑↓	↑	↑
キニジン		Ⓐ			●		○		○			→	↑	●	↑↓	↑	↑
プロパフェノン		Ⓐ						●				↓	↓	○	↑	↑	
アプリンジン		Ⓘ		○	○	○						→	→	●	↑	↑	→
シベンゾリン			Ⓐ	○	●				○			↓	→	○		↑	→
ピルメノール			Ⓐ		●				○			↓	↑	○	↑	↑	↑→
フレカイニド			Ⓐ		○							↓	→	○	↑	↑	
ピルジカイニド			Ⓐ									↓→	→	○	↑	↑	
ベプリジル	○			●	●							?	↓	○			↑
ベラパミル	○			●			●					↓	↓	○	↑		
ジルチアゼム				●								↓	↓	○			
ソタロール					●			●				↓	↓	○			↑
アミオダロン	○			○	●		●	●				→	↓	●	↑		↑
ニフェカラント					●							→	→	○			↑
ナドロール								●				↓	↓	○	↑		
プロプラノロール	○							●				↓	↓	○	↑		
アトロピン									●			→	↑	●	↓		
ATP										■		?	↓	○	↑		
ジゴキシン											■ ●	↑	↓	●	↑		↓

遮断作用の相対的強さ：○低　●中等　●高　Ⓐ=活性化チャネルブロッカー　Ⓘ=不活性化チャネルブロッカー　■=作動薬

(2) 治療方法

　不整脈に対する治療方法は、「頻脈性不整脈」「徐脈性不整脈」のいずれに対しても、心拍数を正常範囲内に復帰させることが第一である。

1) 心房細動（**図1**：総数807例中、135例＝16.7％）
　　急性頻拍性心房細動の治療目標は、洞リズムへの復帰が第一優先であり、ジソピラミド（リスモダン®）とジゴキシンを内服させる。2週間以上経過した心房細動は、内服薬での洞リズムへの復帰は難しく、通電による除細動を行う。血栓予防のためにアスピリン錠、ワルファリンカリウム（ワーファリン®など）を1日1回内服させる。

2) 心房粗動（**図1**：3例＝0.4％）
　　心房細動の治療に準じるが、内服薬で洞リズムに復帰させるのは困難なことが多い。したがって、循環器専門医に紹介することを勧める。

3) 洞頻脈（**図1**：20例＝2.5％）
　　原因とは関係なく、正常洞リズムに戻すため、筆者はジアゼパム（セルシン®などの精神安定剤）とβブロッカー（インデラル®）の併用を第一選択とする。基礎疾患には高拍出性心不全の原因となる甲状腺機能亢進、重症貧血、呼吸器疾患や薬物の二次作用によることもあり、これらの原因に対して治療を行う必要がある。

4) 発作性上室性頻拍（**図1**：10例＝1.2％）
　　発作性上室性頻拍は房室結節のリエントリー現象によるものが多いので、ベラパミル（ワソラン®）、βブロッカー（インデラル®）、アデノシン三リン酸二ナトリウム（ATP：アデホス®など）が有効である。

5) 心室期外収縮（**図1**：65例＝8.1％）
　　全く健常者でも心室期外収縮が見られることが多く、特に治療を行わなくてもよい場合がある。自覚症状のある場合には、精神安定剤（セルシン®、バランス®など）を内服させるのがよい。

6) 心房早期収縮：（**図1**：40例＝5.0％）
　　高齢者では反復性の心房早期収縮が見られる場合、心房細動に移行する確率が高いため、ジゴキシン（ハーフジゴキシンKY®など）を内服させ、房室伝導時間を正常に戻しておく必要がある。また自覚症状があれば、患

者さんに十分説明し、精神安定剤（セルシン®、バランス®など）やジソピラミド（リスモダン®）、アプリンジン（アスペノン®など）を処方する。

7）房室ブロック：（**図1**：第Ⅰ～Ⅲ度房室ブロックを含み、29例＝3.6％）

第Ⅰ度房室ブロックは経過観察でよいと思うが、第Ⅱ度房室ブロックでも、全く自覚症状のない場合は、イソプロテレノール（プロタノールL®）を内服させて反応を見る。第Ⅲ度の高度房室ブロック（完全房室ブロック）では、恒久的人工ペースメーカーを挿入することが必要となる。

8）洞不全症候群：（**図1**：8例＝1.0％）

自覚症状の全くない洞不全症候群は、治療の必要はない。失神やめまいなど極端な徐脈による症状が出た場合は、恒久的人工ペースメーカーの植え込みが必要となる。

9）QT延長症候群：（**図1**：4例＝0.5％）

多源性心室期外収縮（torsades de pointes）を起こす可能性があるため、βブロッカーや硫酸マグネシウムを予防的に使用する。

④ マネージメント

頻脈性不整脈の場合、特に発作性上室性頻拍では治療に即効することが多く、すぐに洞リズムに復帰する。最初の再診は1週間隔とし、次回以降は2～4週間隔とする。慢性心房細動、心室期外収縮、洞房ブロックや、房室ブロックも経過を観察し、心室期外収縮などは正常洞リズムに復帰すれば、催不整脈作用を防ぐため、内服を中止する。

高度の房室ブロックや洞不全症候群など自覚症状のある場合、半年以内に内服薬による治療が奏効しないようであれば循環器専門病院に紹介し、電気生理検査を受けるよう指示する。

⑤ 経過・予後

不整脈で直ちに治療を必要とする心臓性緊急患者（cardiac emergency patient）は、全体の約5％に過ぎない。残りの95％の不整脈は、すぐに治療をする必要はない。自覚症状の多寡により精神安定剤が第一選択となるが、心室期外収縮は内服により正常洞リズムに復帰することが多く、予後は極めて良

好である。

⑥ 患者・家族への説明のポイント

1) 心臓の刺激伝導系のイラストを使って、不整脈の説明を行う。

2) 過労、睡眠不足、ストレスを避けることが大切である点を強調する。

3) パーティなど連日の過食や飲酒は控えること。

4) 不整脈は全く健康な人でも起こりうることを説明する。

5) 喫煙者では圧倒的に不整脈、特に上室性不整脈を起こす。

6) 旅行は気分転換になってよいが、無理な日程を組まないこと。

7) 心房細動では血栓予防のため、アスピリンやワルファリンカリウムを内服する必要がある。発作性上室性頻拍は外科的治療ができることを説明する。

8) 抗不整脈剤は、有効な場合と反対にかえって不整脈を起こす場合がある。

9) 体調に変化が起こった時には、主治医に連絡すること。

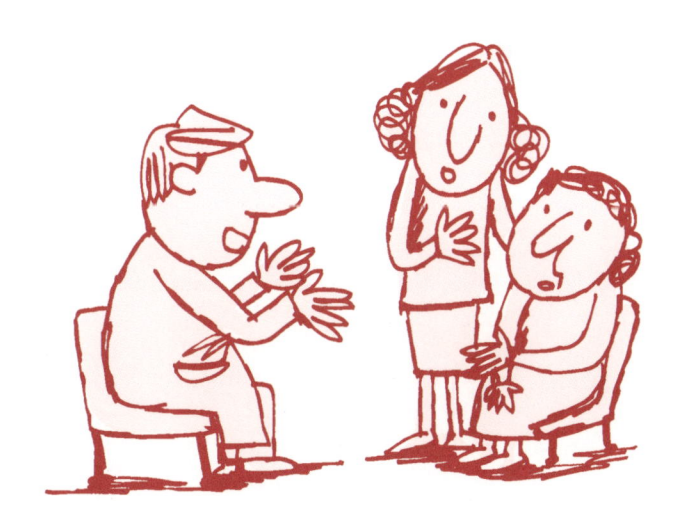

おわりに

　私は、本書を心臓病患者の診かたを紹介する心づもりで書きながら、過去40年間に各地の医師会における講演のため、北海道から沖縄まで飛んだことを思い出した。そして、私が過去半世紀にわたって歩んできた臨床医としての姿勢は一貫して変わっていないと感じた。

　臨床医として患者にアプローチするためには、当然、自らが社会人の一人であるという謙虚な気持ちをもつことは当然だ。1972年に提唱した「臨床における3つの言語」を機会のあるごとに話しているが、「日常語」「身体語」「臓器語」という3つの言語を理解することは、我々が医師として患者を診るうえで、身につけるべき根本的な姿勢であると信じている。

　本書では、まず患者との医療面接の仕方や、外国人患者の診察を想定した臨床英会話を紹介し、私の友人の貴重な症例を取り上げ、POS形式によって書いてみた。そして、今まで私が考えていた臨床教育において指導医の心がけるべきことについての考え方を披露した。また、私が臨床医として経験してきた貴重な体験や、頭に浮かんだ忘れられないエピソードを「コラム」として随所に紹介した。

　初めにも述べたが、本書は循環器病学を全て網羅している教科書ではなく、ガイドブックである。ただ今までの教科書と違っている点は、「医患共尊」という私の医療理念に基づいて書かれた臨床心臓病学へのアプローチの書であるといってよいだろう。

　本書が出版されるにあたって、種々のご助言をいただいた株式会社インターメディカの赤土正幸社長をはじめ、編集者の小沢ひとみさん、DVDを作成してくださった藤本巧さん、そして社団法人臨床心臓病学教育研究会の各理事をはじめ職員の方々や、高階国際クリニックのスタッフの方々をはじめ、多くの方々に心から感謝の意を表したい。

　本書は若い医学生諸君や、研修医のみならず、指導医として活躍しておられる現役の方々にも参考になるだろう。読者の方々は自分のレベルに合わせて、どこからでもお読みになれば結構だと思っている。本書が読者の方々に「今日の素晴らしい知識」（today's pearl）としてベッドサイド心臓病学の友となれば、これに過ぎた喜びはない。

2008年8月

髙階經和

参考文献

1. 竹内一郎：人は見た目が9割．新潮新書，2006．
2. コナン・ドイル：緋色の研究（訳：延原謙）．新潮文庫，1976．
3. 髙階經和：愛とユーモアと人生．丸善株式会社，1997．
4. 髙階經和：ドクターに質問できますか？ インターメディカ，2007．
5. 髙階經和：医師のための英会話（第1・2巻）．鳳鳴堂，1984．
6. 髙階經和：心臓病患者シミュレータ「イチロー」で学ぶベッドサイド診察法．社団法人臨床心臓病学教育研究会，1998．
7. 髙階經和，安藤博信：心臓病へのアプローチ（第4版）．医学書院，1996．
8. 髙階經和：やってみようよ！心電図（第2版・DVD Book）．インターメディカ，2006．
9. 髙階經和：心電図を学ぶ人のために（第4版）．医学書院，2007．
10. 髙階經和：クリニカル・プラクティス・イン・カーディオロジー．日本医歯薬出版，1983．
11. 沢山俊民：イラスト心臓病診断．中外医学社，1996．
12. 髙階經和：POSに基づいた診療録の書き方．ダイナミック・メディシン（第1巻）：2-7〜2-14，西村書店，2003．
13. 髙階經和：CDで学ぶ実践診療英会話．南江堂，1993．
14. 日本循環器学会，ほか：不整脈薬物治療に関するガイドライン．Cir J 68 (Suppl 4) 981, 2004.
15. Major RH : Major's Physical Diagnosis, 8th Edition. WB. Saunders Co.1975.
16. Burch GE : A Primer of Cardiology. Lea & Febiger, 1971.
17. Takashina T and Nakamura K: Palmar Dermatoglyphics in Heart Disease. JAMA 197: 659-692, 1964.
18. Takashina T, et al : The congenital anomalies of the interruption of the aorta-Steidele's complex. American Heart Journal 83:93-99,1972.
19. Takashina T, et al : A new cardiac auscultation simulator. Clin Cardiol 13: 869-872,1990.
20. Bates B : A Guide to Physical Examination, 2nd Ed. Lippincott Co.1979.
21. Takashina T, et al : A new cardiology patient simulator. CARDIOLOGY, 88:408-413, 1997.
22. Barrett MJ, Lacey CS, Sekara AB, Linden EA, Gracely EJ : Mastering cardiac murmur: the power of repetition. Chest 126 : 470-475, 2004.
23. Barrett MJ, Kuzma MA, Seto TC, et al : The power of repetition in mastering cardiac auscultation. Amer J Med 119 : 73-75, 2006.

著者略歴

髙階 經和（たかしな つねかず）

昭和29年	神戸医科大学卒業
昭和33年	米国チュレーン大学内科留学
昭和34年	大阪大学医学部にて医学博士の称号を授与される
昭和37年	淀川キリスト教病院循環器科医長
昭和43年	神戸大学医学部講師（～昭和60年）
昭和44年	髙階クリニック設立（～平成13年）
昭和46年	米国チュレーン大学客員教授
昭和55年	米国心臓病学会会員
昭和56年	大阪府医師会より長年にわたる地区医師会員に対する臨床心臓病学の教育活動が認められ、学術優秀賞を授与される
昭和57年	米国チュレーン大学客員教授
昭和59年	米国マイアミ大学医学部客員教授
昭和60年	大阪大学歯学部麻酔科講師（臨床心臓病学）
昭和60年	社団法人臨床心臓病学教育研究会を発足し、会長に就任（～現在）
昭和60年	米国心臓病協会国際評議員
平成12年	米国アリゾナ大学医学部客員教授
平成13年	医療法人仙養会 髙階国際クリニック院長
平成19年	日本医学教育学会において奨励賞を授与される
平成20年	近畿大学医学部客員教授

ドクター・タカシナの心臓病患者の診察ガイドブック

2008年9月10日　初版第1刷発行

[著　者]　髙階經和
[発行者]　赤土正幸
[発行所]　株式会社インターメディカ
　　　　　〒102-0072　東京都千代田区飯田橋2-14-2
　　　　　TEL.03-3234-9559　FAX.03-3239-3066
　　　　　URL.http://www.intermedica.co.jp
[印　刷]　凸版印刷株式会社

ISBN978-4-89996-199-4
定価はカバーに表示してあります。